DVD見ながらできる!

背骨・骨盤
ゆがみ直し
健康法

D1825978

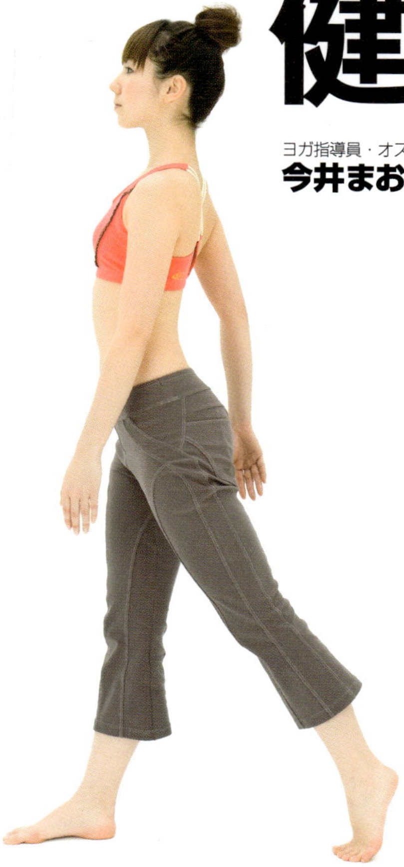

ヨガ指導員・オステオパシー療法士
今井まお・監修

西東社

はじめに

最近、どうも疲れが取れにくい。
体がむくんで、太りやすくなった気がする。
体調が優れないけれど、病院に行くほどではないし。

そんな悩みを抱えつつ、
「体質かしら」
「歳をとったってこと？」
と諦めている人はいませんか？

もしかしたら、それは背骨や骨盤がゆがんでいるせいかもしれません。

人の体は毎日さまざまな動作をすることで
少しずつゆがんでいきます。
ただ、その程度のゆがみなら

本来は睡眠や運動によって自然に改善できるのです。

しかし毎日が忙しく、
また大きなストレスにさらされるようになった現代社会においては、
ゆがみは改善されにくく、少しずつたまっていってしまいます。
その結果が、体調不良となって現れているのかもしれません。

まずは筋肉をゆっくりと伸ばし、
体をゆらゆらと揺らして、全身のゆがみをリセットしましょう。
体がのびのびと軽やかになった気がしませんか？
そして日頃使わない筋肉を少しだけ鍛えて、
ゆがみにくい体をつくっていきましょう。

体を動かしたあと、いつもよりちょっと気分がよくなったら、
それはゆがみのない体への第一歩を踏み出したということ。
きっと毎日が楽しく感じられるようになっていきますよ。

カラダバランス調整サロン プラナ・ガーデン 代表
今井まお

CONTENTS

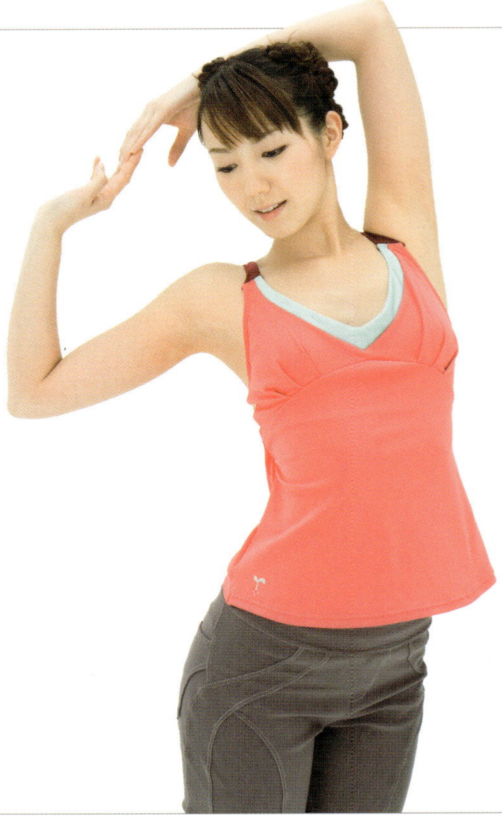

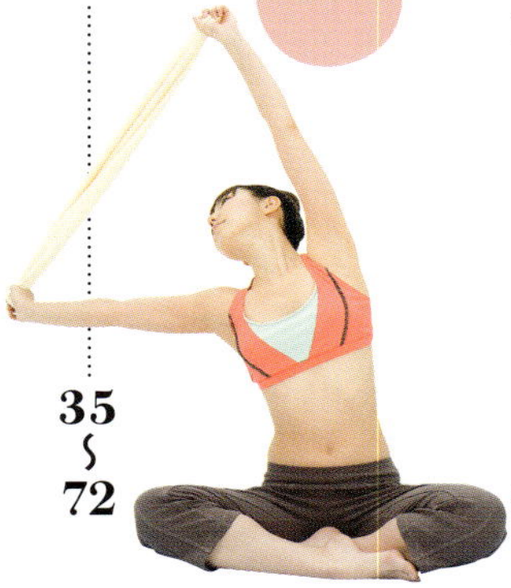

※DVDマークの付いたページのエクササイズは、付録のDVDに収録されています。

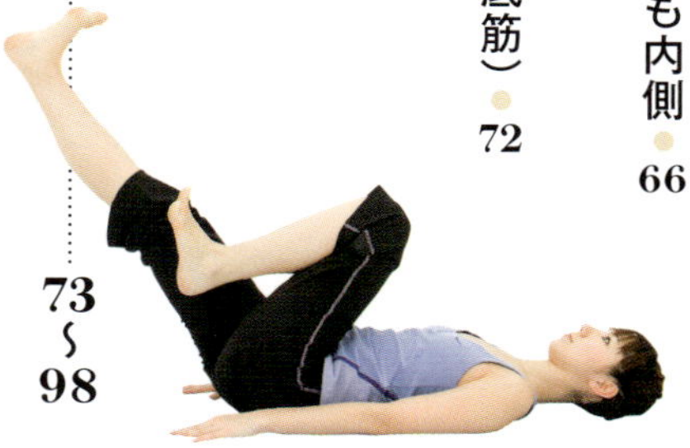

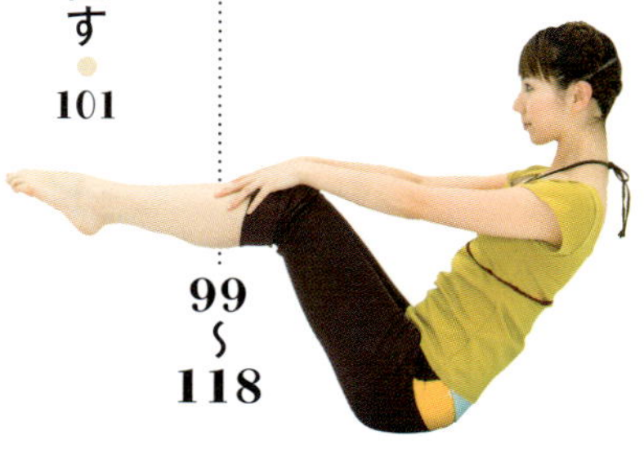

本書の使い方

本書では体のゆがみを取るエクササイズが自宅等で気軽に行えるように、
豊富な写真とポイントを押さえた解説で紹介しています。
けれども、やり方を間違えると、目的とは反対に体を痛めてしまう場合があります。
本書の使い方を必ず一読して、正しいエクササイズを行うよう心がけましょう。

Prologue
ゆがみを知ろう (P11~18)

体のゆがみについてわかりやすく説明します。ゆがみの原因や体に与える影響を理解しておくと、各エクササイズの意味がよりわかり、正しい効果を得られやすくなります。

Chapter 1
体のゆがみをチェックしよう (P19~34)

正しい姿勢とはどのようなものか、どのようなゆがみ方があるのかなどを知り、実際に体を動かしてチェックをしてみましょう。

Chapter 2
ゆがみを調整しよう (P35~72)

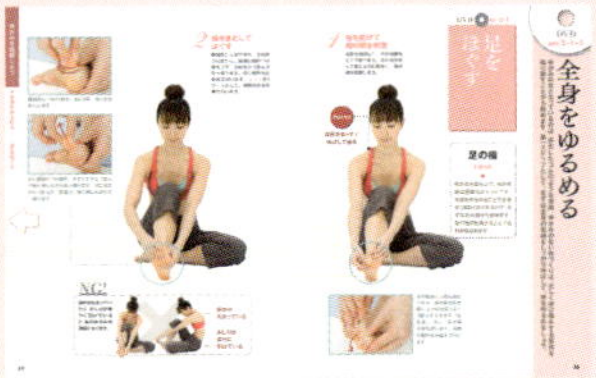

体のゆがみを取るための、全身をゆるめる→骨盤を調整する→筋肉を鍛えるの３つのステップが用意されています。ひと通り行うのがおすすめですが、いきなり全部はキツイという人は、最初の２つのステップだけでもかまいません。

Chapter 3
体の不調を解消しよう (P73~98)

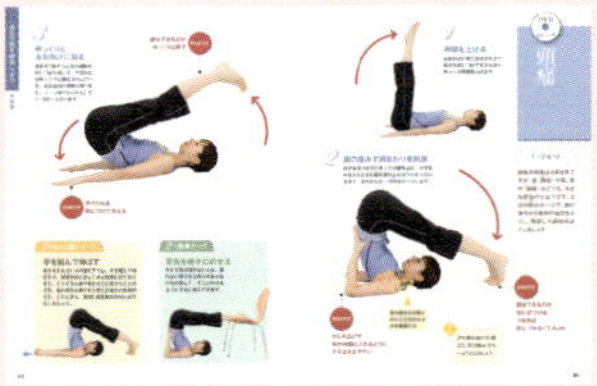

肩こりや頭痛、腰痛など、多くの人が悩まされている体の不調を改善するためのエクササイズです。**Chapter 2** をひと通り行った後に、自分に当てはまる項目を選んで行うとよいでしょう。また、時間がないときなどは、**Chapter 3** のエクササイズだけを選んで行っても効果が感じられます。

Chapter 4
キレイな体をつくろう (P99~118)

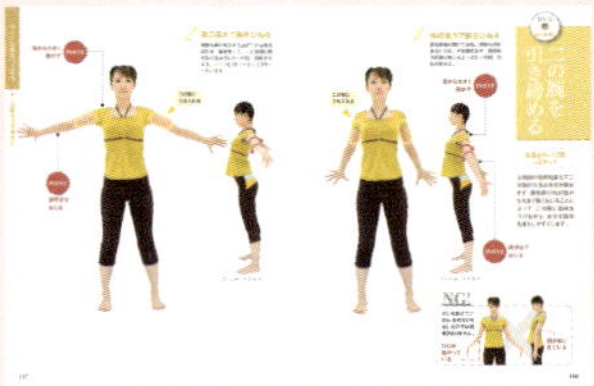

まっすぐな脚や引き締まったおなかなど、美しいボディラインをつくるためのエクササイズです。**Chapter 2** をひと通り行った後に、自分に当てはまる項目を選んで行うとよいでしょう。また、時間がないときなどは、**Chapter 4** のエクササイズだけを選んで行っても効果が感じられます。

Chapter 5
ゆがみにくい体をキープしよう (P119~127)

エクササイズでゆがみをリセットしたら、立つ、歩く、座る、寝るといった毎日の基本動作を見直すことで、ゆがみのない体を維持しましょう。

ページの見方

簡単ポーズ

基本のエクササイズを、より簡単に、やりやすくしたポーズです。基本のエクササイズの姿勢が取りづらい人は、こちらの「簡単ポーズ」を行ってみてください。

POINT

エクササイズを行ううえで気をつけてほしい重要なポイントを説明しています。

呼吸マーク

基本的に深い呼吸を繰り返しながらエクササイズを行いますが、特に呼吸に合わせて行ったほうがよい動きに関しては、「はく」「すう」マークで示しています。

DVDマーク

付録のDVDにもエクササイズの動きが収録されています。DVDのメニュー画面から、この番号を選んで再生しましょう。

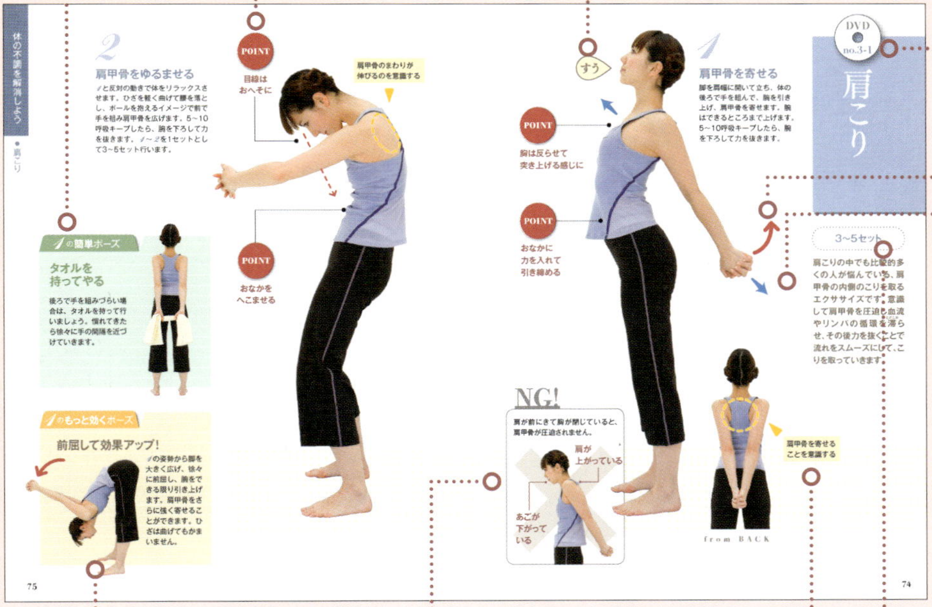

赤色矢印

体を動かす方向を示しています。

水色矢印

力を入れる方向を示しています。

もっと効くポーズ

より高い効果やプラスαの効果が期待できる、上級者向けのエクササイズです。基本のエクササイズの姿勢が簡単に行える人は、こちらの「もっと効くポーズ」を試してみてください。

NG!

絶対にしてはいけない、しかしよくしてしまいがちな、間違ったポーズを示しています。このポーズでは、効果が得られないだけでなく、場合によっては体を痛めてしまうことも。注意して行いましょう。

意識する部位

エクササイズを行ったとき、どの部分に効いてくるかを示しています。ここに意識を向けて行うことが、最も重要です。

目安となる回数

このエクササイズを何回行えばよいか、目安となる回数を示しています。ただ、この回数にあまりとらわれる必要はありません（→P37参照）。自分が気持ちいいと感じることを最優先させましょう。

DVDの使い方

DVDマークの付いたページのエクササイズは、付録のDVDに収録されています。
特に「Chapter 2ゆがみを調整しよう」のページは、DVDを見ながら
すべてのエクササイズがいっしょに行えるようになっています。
書籍とDVDを組み合わせて活用し、正しくエクササイズを行いましょう。

DVDをプレーヤーにセットする

DVDをプレーヤーにセットし、再生ボタンを押してください。
オープニング映像に続いて、メインメニューが表示されます。

メイン メニュー

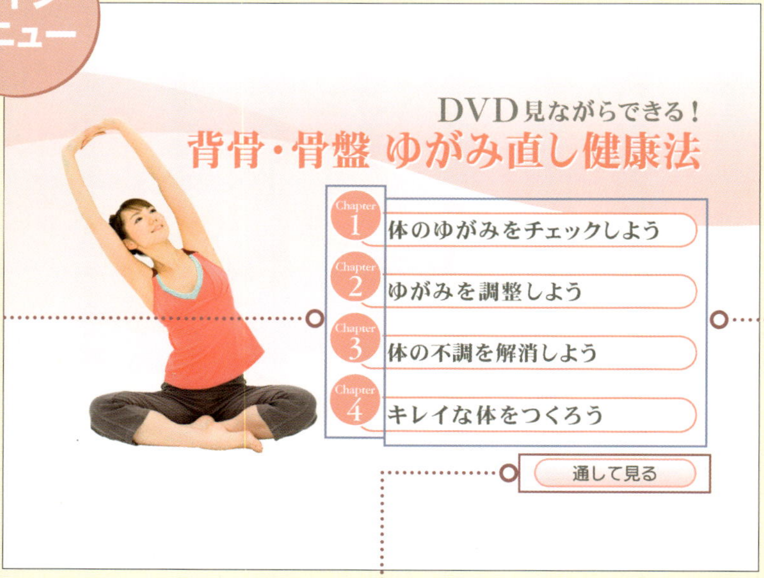

DVD見ながらできる！
背骨・骨盤 ゆがみ直し健康法
Chapter 1 体のゆがみをチェックしよう
Chapter 2 ゆがみを調整しよう
Chapter 3 体の不調を解消しよう
Chapter 4 キレイな体をつくろう
通して見る

本書の**Chapter1**、**2**、**3**、**4**と連動していることを示しています。

「通して見る」を選ぶと、収録されているすべてのメニューを最初から通して見ることができます。

再生したい項目を矢印キーで選んで決定ボタンを押してください。「**Chapter1**　体のゆがみをチェックしよう」を選ぶと、すぐに体のゆがみチェック法（本書ではP32～34）が再生されます。**Chapter 2～4**を選ぶと、それぞれのメニュー画面が表示されます。

ゆがみを調整しようのメニュー画面

Chapter 2

(本書ではP36～72)

「足をほぐす」「おなか」など、やりたい項目を選んで、個別に再生できます。

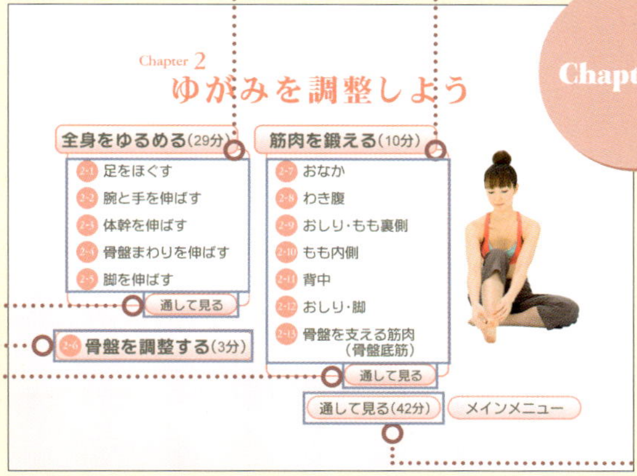

Chapter 2
ゆがみを調整しよう
全身をゆるめる(29分)
2-1 足をほぐす
2-2 腕と手を伸ばす
2-3 体幹を伸ばす
2-4 骨盤まわりを伸ばす
2-5 脚を伸ばす
通して見る
2-6 骨盤を調整する(3分)
筋肉を鍛える(10分)
2-7 おなか
2-8 わき腹
2-9 おしり・もも裏側
2-10 もも内側
2-11 背中
2-12 おしり・脚
2-13 骨盤を支える筋肉(骨盤底筋)
通して見る
通して見る(42分)
メインメニュー

ゆがみを調整する3ステップ、「全身をゆるめる」「骨盤を調整する」「筋肉を鍛える」のそれぞれを通しで再生できます。

ここを選択すると、この章のすべてのエクササイズを連続して再生できます。約42分かかります。

体の不調を解消しようのメニュー画面

Chapter 3

(本書ではP74～98)

「肩こり」「頭痛」など、やりたい項目を選んで個別に再生できます。

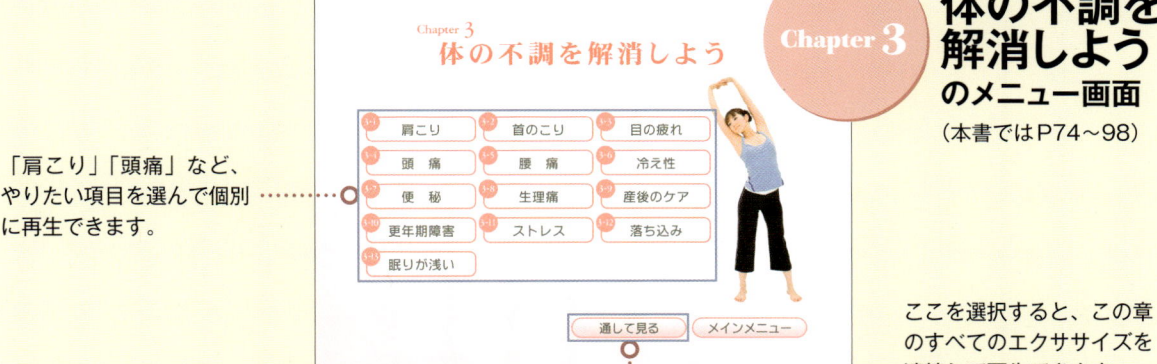

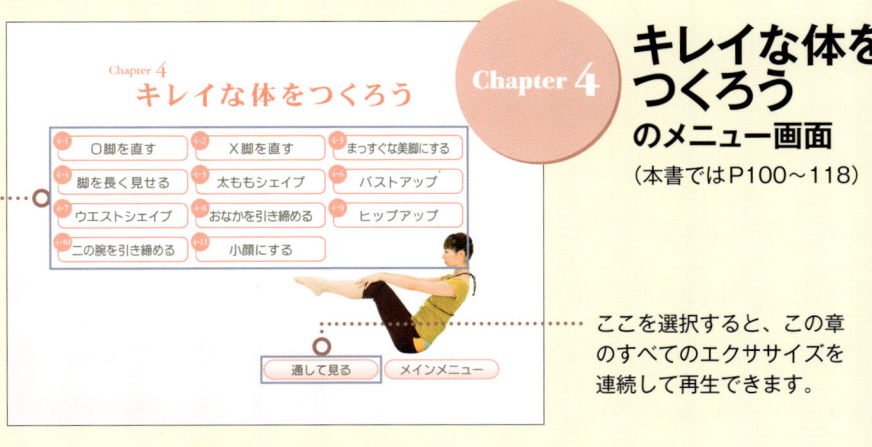

Chapter 3
体の不調を解消しよう
3-1 肩こり
3-2 首のこり
3-3 目の疲れ
3-4 頭 痛
3-5 腰 痛
3-6 冷え性
3-7 便 秘
3-8 生理痛
3-9 産後のケア
3-10 更年期障害
3-11 ストレス
3-12 落ち込み
3-13 眠りが浅い
通して見る
メインメニュー

ここを選択すると、この章のすべてのエクササイズを連続して再生できます。

キレイな体をつくろうのメニュー画面

Chapter 4

(本書ではP100～118)

「O脚を直す」「脚を長く見せる」など、やりたい項目を選んで個別に再生できます。

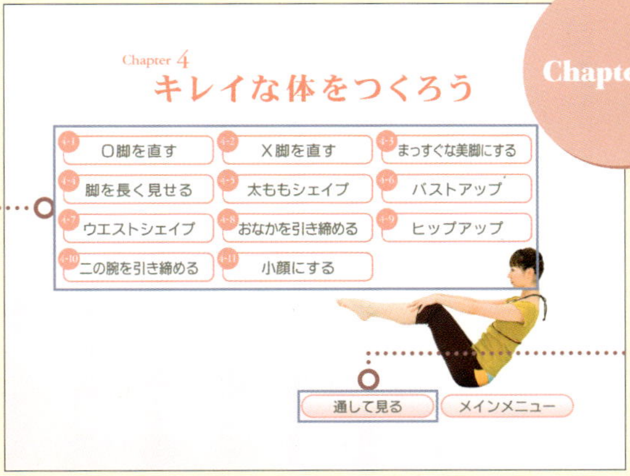

Chapter 4
キレイな体をつくろう
4-1 O脚を直す
4-2 X脚を直す
4-3 まっすぐな美脚にする
4-4 脚を長く見せる
4-5 太ももシェイプ
4-6 バストアップ
4-7 ウエストシェイプ
4-8 おなかを引き締める
4-9 ヒップアップ
4-10 二の腕を引き締める
4-11 小顔にする
通して見る
メインメニュー

ここを選択すると、この章のすべてのエクササイズを連続して再生できます。

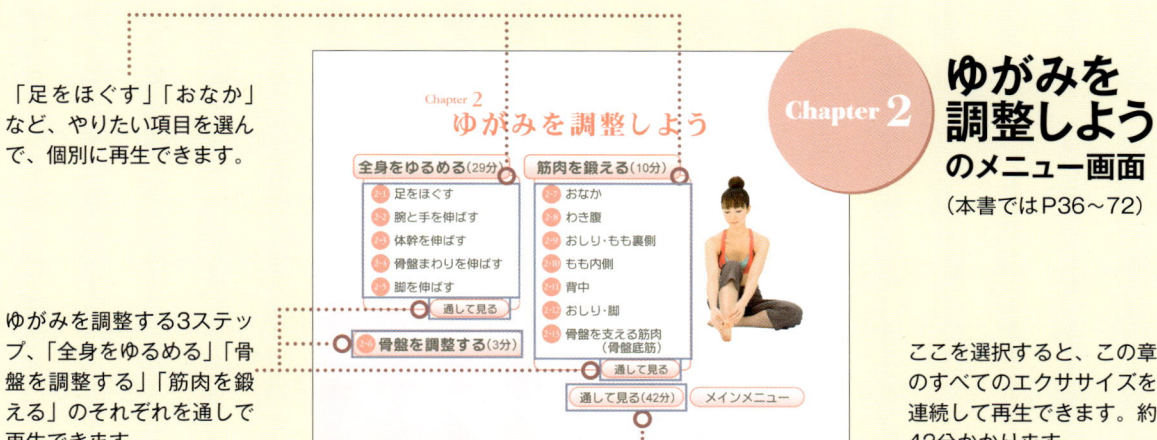

エクササイズの画面の一例

例えば、Chapter 2 の「2-5 脚を伸ばす」を選んでみると…

ナレーション

体のどの部分の伸びを意識すればよいか、どこに気をつけて行えばよいかは、ナレーションが教えてくれます。DVDの流れに合わせて、気持ちよく体を動かしましょう。

画面左上に現在流れているエクササイズのタイトルが表示されます。目安となる回数も表示されます。

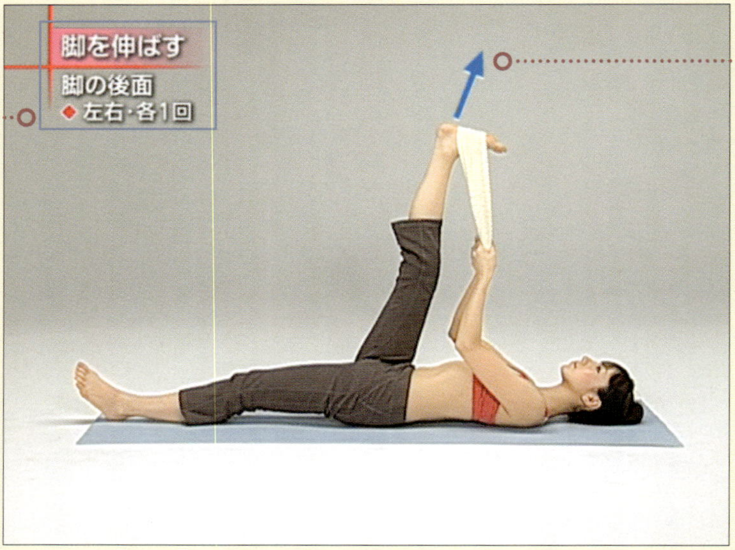

画面上に出てくる水色の矢印は力を入れる方向を示しています。

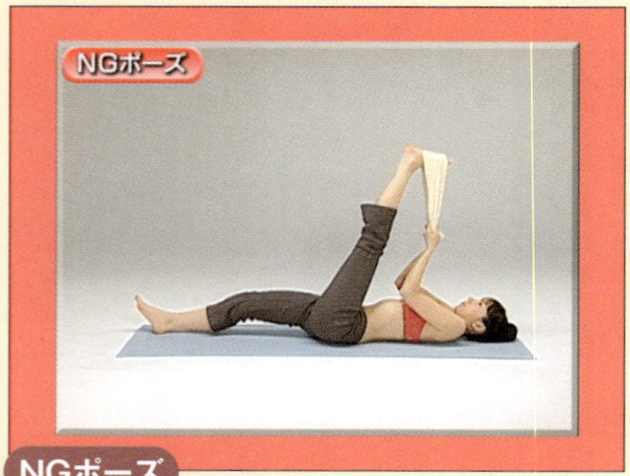

NGポーズ

画像の途中でNGポーズの画面に切り替わることがあります。ここでは、絶対にしてはいけない、しかしよくしてしまいがちな、間違ったポーズを示しています。このポーズでは、効果が得られないだけでなく、場合によっては体を痛めてしまうこともありますので、十分注意しましょう。

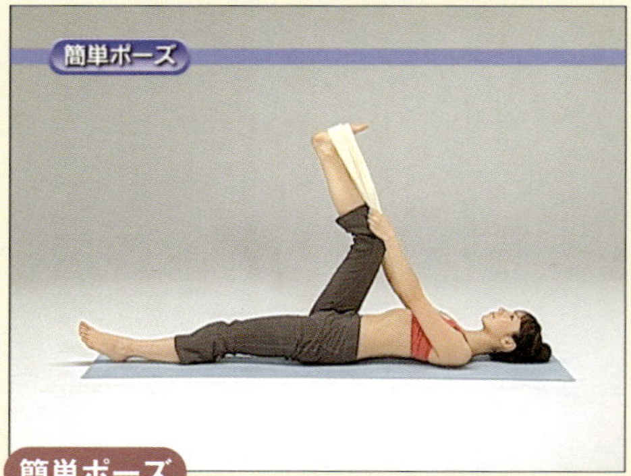

簡単ポーズ

画像の途中で簡単ポーズの画面に切り替わることがあります。基本のエクササイズの姿勢が取りづらい人は、こちらの「簡単ポーズ」で行ってみてください。決して無理をせず、自分の今の状態に合ったエクササイズを行いましょう。

Prologue

ゆがみを知ろう

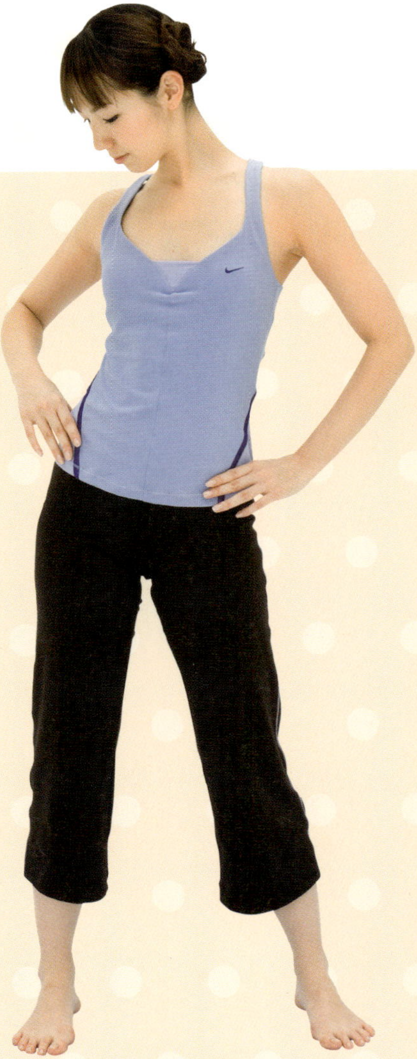

あなたの体はゆがんでいませんか?
自分では気づいていないけれど、実はゆがんでいるという人は意外に多いものです。
持病だとあきらめていた頭痛や腰痛も、体のゆがみを取ることで改善されることもあります。
ゆがみの原因や体への影響、改善方法を知って、
日々の生活をより快適にしましょう。

ゆがみはどうして起こるの？

意識している、していないにかかわらず、実は多くの人の体はゆがんでいます。どうして体のゆがみが起こるのか、まずその原因から説明していきましょう。

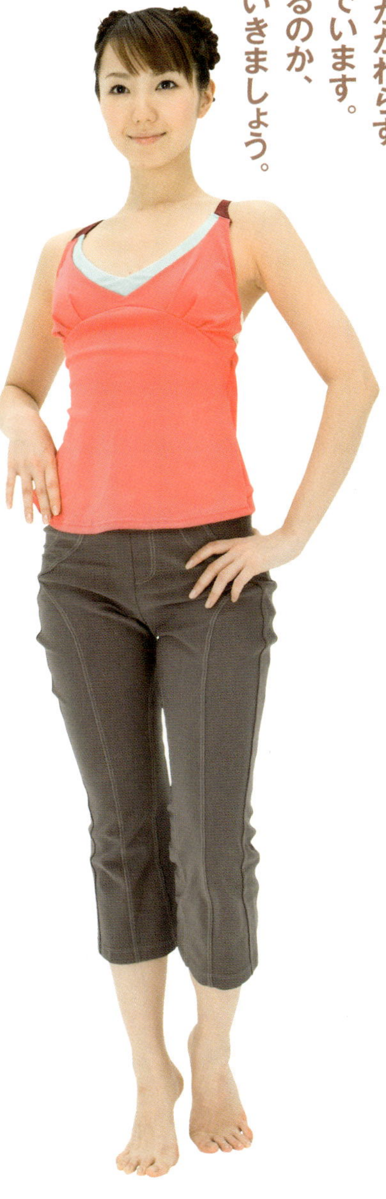

ゆがみの正体は筋肉のバランスのくずれ

体がゆがむとは、背骨や骨盤などの骨を支えている筋肉が硬直したりゆるんだりしてバランスをくずし、それにつられて骨格がゆがむ状態をいいます。

つまり、体をゆがませている張本人は筋肉なのです。体のどこか一ヵ所で硬直した筋肉に引っ張られて関節などがゆがむと、体は全体のバランスを取ろうとして、別の筋肉が逆の方向へ引っ張ろうとします。こうして、体のいたるところに骨格のゆがみが出てきてしまう。これが全身がゆがむメカニズムです。

では、筋肉がバランスをくずす原因は何でしょう？　さまざまな要因が複雑にからんで生じるのですが、主な原因は次の3つと考えられます。

なにげない習慣がゆがみをつくる

とても些細なことでも、毎日の生活で繰り返し行っているとゆがみを生む原因になります。

例えば、通勤・通学のときを思い浮かべてください。電車を待っているときに、片脚に重心をかけて立っていませんか？　いつもバッグを同じ肩にかけていませんか？　これらはゆがみの原因になります。椅子に座ったとき、脚を組むクセも影響します。

いつも体をひねった状態でいるのも、ゆがみの要因になります。テレビを見るときやパソコンなどで作業をするときに、

ゆがみをまねく日常での習慣や動作

ふだんよくしがちで、ゆがみの原因となりやすい習慣や動作をあげてみました。
自分の日常を振り返って、当てはまる項目がいくつあるかチェックしてみましょう。
ゆがみを直すエクササイズを実行するとともに、チェックした項目を直していけば、ゆがみを改善していけます。

- □ 片脚に重心をかけて立つことが多い
- □ 脚を交差させて立つことが多い
- □ いつも同じ側の肩にバッグをかけている

- □ 脚を組んで椅子に座ることが多い
- □ 横座りをよくする
- □ 寝転んで本を読むことが多い

- □ テレビやパソコンを見るときに体をひねっている
- □ 足に合わない靴をはいている
- □ 締め付ける下着を着けている

- □ ほとんど運動をしない
- □ テニスなど片腕だけ使うスポーツをする
- □ ストレスをいつも感じている

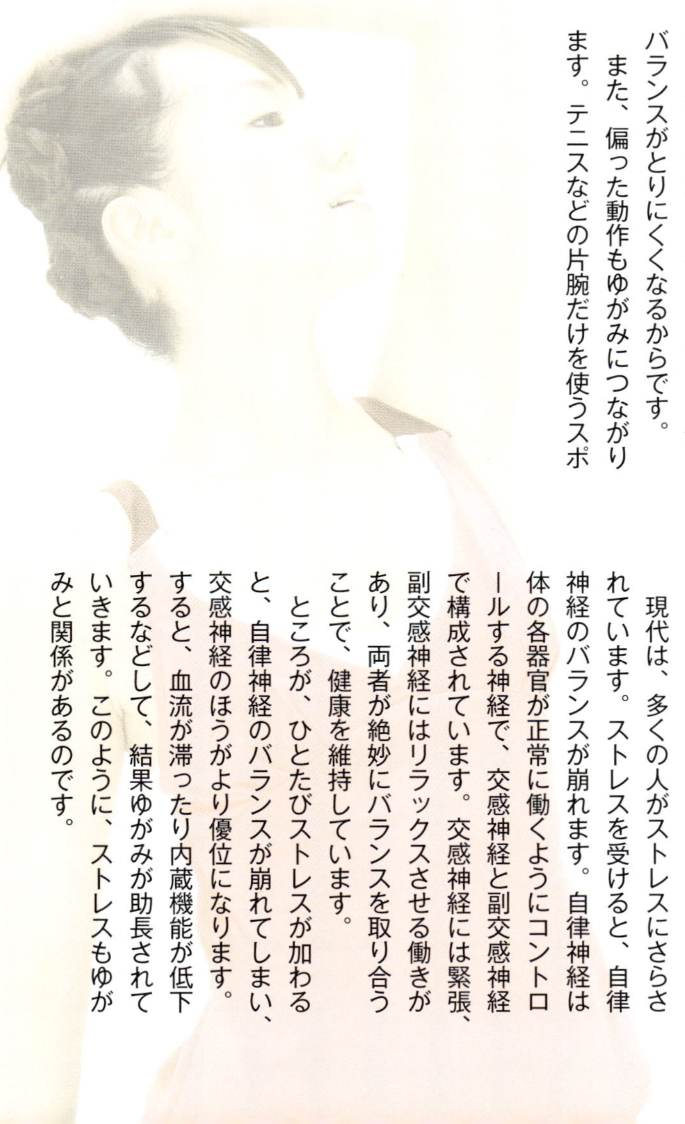

体を左右どちらかにねじるのもゆがみにつながります。ほかにも足に合わない靴、締め付ける下着など、ひとつずつは小さな事でも、それが習慣になっていると、少しずつ体はゆがんでいくのです。

筋肉の衰えには要注意

老化や運動不足による筋肉の衰えもゆがみの原因になります。筋肉量が低下したり筋肉の柔軟性が損なわれると、体のバランスがとりにくくなるからです。

また、偏った動作もゆがみにつながります。テニスなどの片腕だけを使うスポーツをする人や、腹筋ばかりを集中的に鍛えている人もゆがみに注意が必要です。

ヨガなどの運動でも、本人の勘違いや指導者の知識不足などで、かえって体がアンバランスになってしまうことも、ないとは言えません。左右の筋肉を均等に使った正しい動きを心がけることが大切です。

ストレスはゆがみを助長させる

現代は、多くの人がストレスにさらされています。ストレスを受けると、自律神経のバランスが崩れます。自律神経は体の各器官が正常に働くようにコントロールする神経で、交感神経と副交感神経で構成されています。交感神経には緊張、副交感神経にはリラックスさせる働きがあり、両者が絶妙にバランスを取り合うことで、健康を維持しています。

ところが、ひとたびストレスが加わると、自律神経のバランスが崩れてしまい、交感神経のほうがより優位になります。すると、血流が滞ったり内蔵機能が低下するなどして、結果ゆがみが助長されていきます。このように、ストレスもゆがみと関係があるのです。

ゆがみが体におよぼす影響とは？

胃がムカムカしたり、頭痛に悩まされたり、
いつも何だか体調がすぐれない。
それはもしかしたら、
体のゆがみからくる不調かもしれません。
ゆがみは、体の不調に深くかかわっているのです。

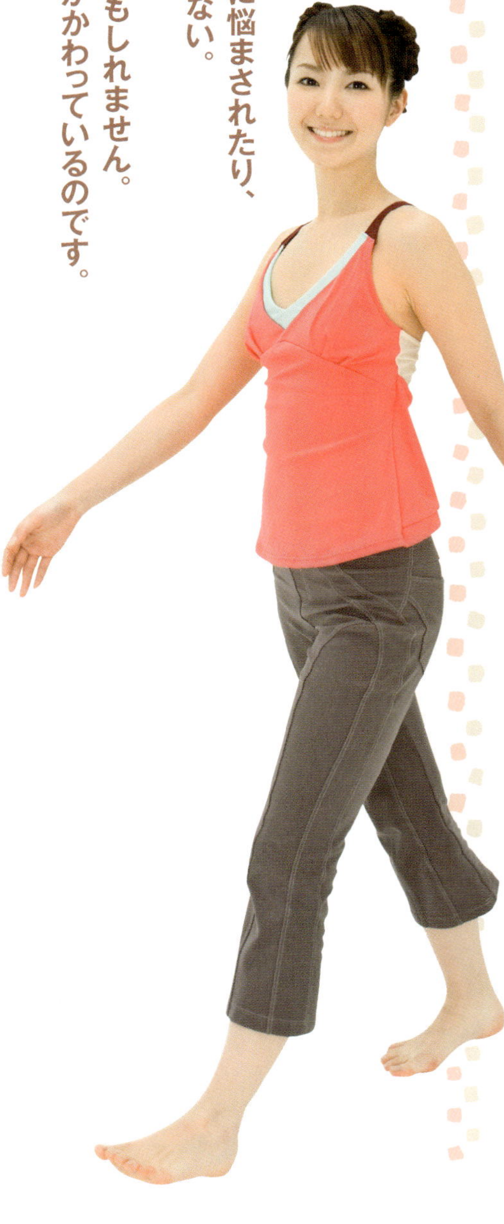

ボディラインの悩みは ゆがみが原因のことも

ゆがみは、体にさまざまな悪影響をおよぼします。まず、目につきやすい外見、ボディラインへの影響からみていきましょう。

筋力がなくなり骨格がゆがむと、姿勢が悪くなりバストやおしりが下がりやすくなります。血行不良による冷えで、背中や下腹部に余計な脂肪がついたり、肌荒れに悩まされることもあります。また、脚の関節のゆがみは、O脚やX脚、下半身太りの原因にもなります。このように、ゆがみはボディラインの大敵なのです。

内臓の機能低下は 体調不良のもと

健康面への影響もあなどれません。筋肉が不自然に引っ張られることで、体のあらゆるところにこりや痛みが現れやすくなります。代表的なのが、首や肩のこり、腰痛、ひざの痛みなどです。それに伴い頭痛に悩まされることもあります。

体の不調は、これだけにとどまりません。内臓にも影響が出ます。姿勢の悪さによる圧迫や筋肉の硬直で血流が滞り、さらに内臓が下垂するなど本来あるべき位置からずれることで、内臓の働きが低下します。胃腸などの消化器の機能低下は、消化不良を起こしたり、便秘、冷え性にもつながります。また生殖器の機能低下は、生理痛や生理不順を起こしやすくします。呼吸器では、肺の機能が低下して呼吸が浅くなると、代謝が低下して太りやすい体質になり、同時に免疫機能も落ちてきて、アレルギー症状も出やすくなるのです。

体だけでなく心にもおこる悪影響

さらに、自律神経に支障をきたすおそれもあります。前述（→P13「ストレスはゆがみを助長させる」参照）したように、自律神経は体の各器官が正常に働くようにコントロールする神経で、消化器など内臓の調整役でもあります。自律神経は脳の視床下部でコントロールされており、その指令は背骨に通っている神経を伝わって各器官に送られますが、背骨がゆがむことでそれがスムーズに伝達されなくなるのです。

ゆがみによる圧迫や筋肉の硬直で、ただでさえ内臓の機能が落ちているのに、自律神経の乱れがそれに拍車をかけ、不調が不調をまねく負のスパイラルに陥ることも考えられるのです。

加えてこの視床下部は、感情を司るところでもあります。自律神経の乱れは視床下部にダメージを与え、不眠症や気分が落ち込むなど、精神面にも影響をおよぼすこともあります。

ゆがみの悪循環

ゆがみによって内臓の働きがにぶると、便秘などさまざまな症状として現れます。さらに、この不快な症状はストレスとなり、新たなゆがみを生みます。ゆがみがゆがみを引き起こすという、悪循環が起こってしまうのです。

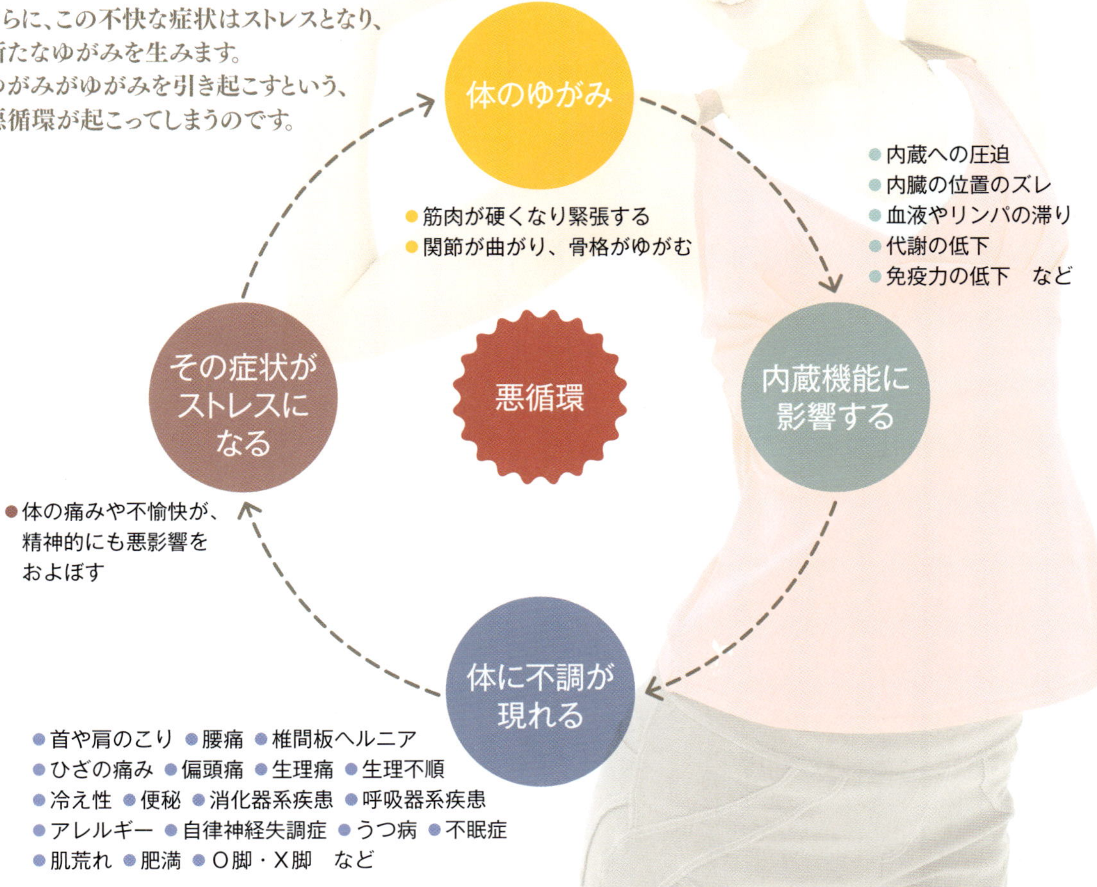
体のゆがみ
●筋肉が硬くなり緊張する
●関節が曲がり、骨格がゆがむ
内蔵機能に影響する
●内蔵への圧迫
●内臓の位置のズレ
●血液やリンパの滞り
●代謝の低下
●免疫力の低下　など
体に不調が現れる
●首や肩のこり ●腰痛 ●椎間板ヘルニア
●ひざの痛み ●偏頭痛 ●生理痛 ●生理不順
●冷え性 ●便秘 ●消化器系疾患 ●呼吸器系疾患
●アレルギー ●自律神経失調症 ●うつ病 ●不眠症
●肌荒れ ●肥満 ●O脚・X脚　など
その症状がストレスになる
●体の痛みや不愉快が、精神的にも悪影響をおよぼす
悪循環

ゆがみはどうしたら取れるの？

さまざまな悪影響をおよぼすゆがみですが、直すのは意外と簡単。日常生活のクセや運動不足など自分自身でゆがめたものですから、自分で行う簡単なエクササイズで手軽に直せるのです。

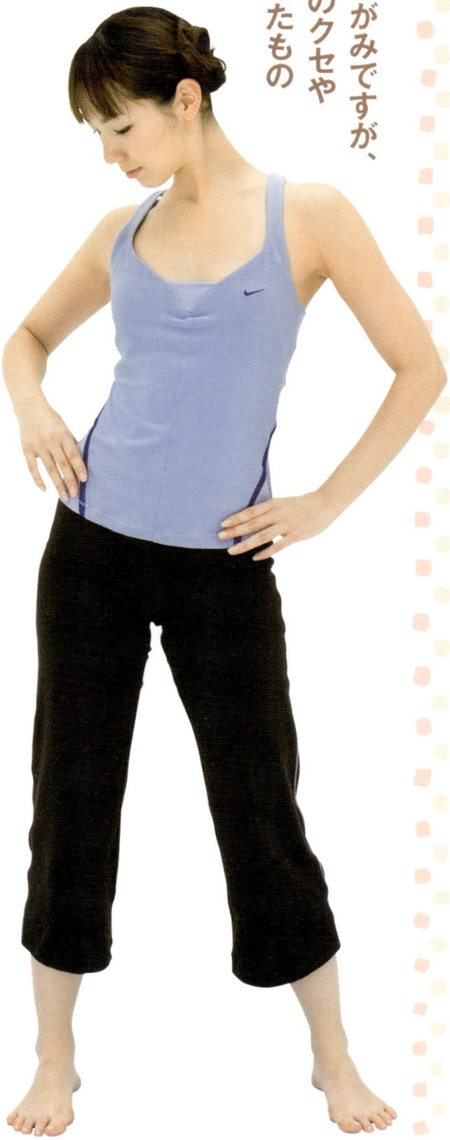

3ステップの簡単エクササイズ

ゆがみを取るために、本書では左頁の図のような流れでエクササイズを行っていきます。

エクササイズといっても、激しい動きや難しいものではありません。骨格をゆがめている、弾力のなくなった筋肉を元に戻し、再びゆがまないようにバランスよく筋肉をつけていくための運動です。

まず、全身の筋肉をゆるめ、次に骨盤を中心に全身をゆらして、骨盤の位置を本来あるべき場所に戻します。最後に骨盤を支える筋肉を中心に鍛えて、骨盤や背骨を正しい位置でキープできるようにします。いうなれば筋肉を伸ばしてもみほぐす、体の内側からのマッサージ。約40分のエクササイズをひと通り行えば、体が軽くなるのが実感できるはずです。

生活習慣など、自らの行為でゆがめた体は、必ず自分で直せます。体は不思議なもので、ゆがみを直そうと自ら体を動かし始めると、治癒力にスイッチが入り効果は徐々にアップしていきます。人の手を借りてマッサージや整体をするよりも、直したいと望みアクションを起こすことで改善は何倍も早まるのです。

骨盤を中心に全身くまなく動かそう

ゆがみと聞くと、骨盤のゆがみを思い浮かべる人が多いことでしょう。

確かに、腰にある骨盤は体の要で、上半身と下半身をつないでいるため、一番ゆがみの影響を受けます。加えて女性の骨盤は、生理や妊娠・出産に備えて開閉できるように柔軟なつくりになっているため、どうしてもゆがんでしまいがち。でも、ゆがみは骨盤だけでなく、全身に関わっています。

　ですからゆがみを調整するときは、骨盤とともに、背骨や脚など他の部分のゆがみも一緒に取るように心がけましょう。頭から足のつま先まで全身くまなくゆがみが取れれば、骨盤を中心とした体のバランスもよくなり、簡単にはゆがまない体になっていくのです。

ゆがみを直すと心も穏やかに

　本書のエクササイズには、ゆがみを取りさまざまな体の不調を改善させるほかに、もうひとつ効果が期待できます。それは、心にも効くということです。ゆがみを取って自律神経の乱れをなくせば、落ち込んだ気分も上向きます。心と体は密接に関係しているのです。

　ストレスなどでふさいだ気分を癒すのは、なかなか難しいことですが、ゆがみを取って体を健やかにすることは自分でもできます。体のほうから働きかけて、心の元気も取り戻しましょう。

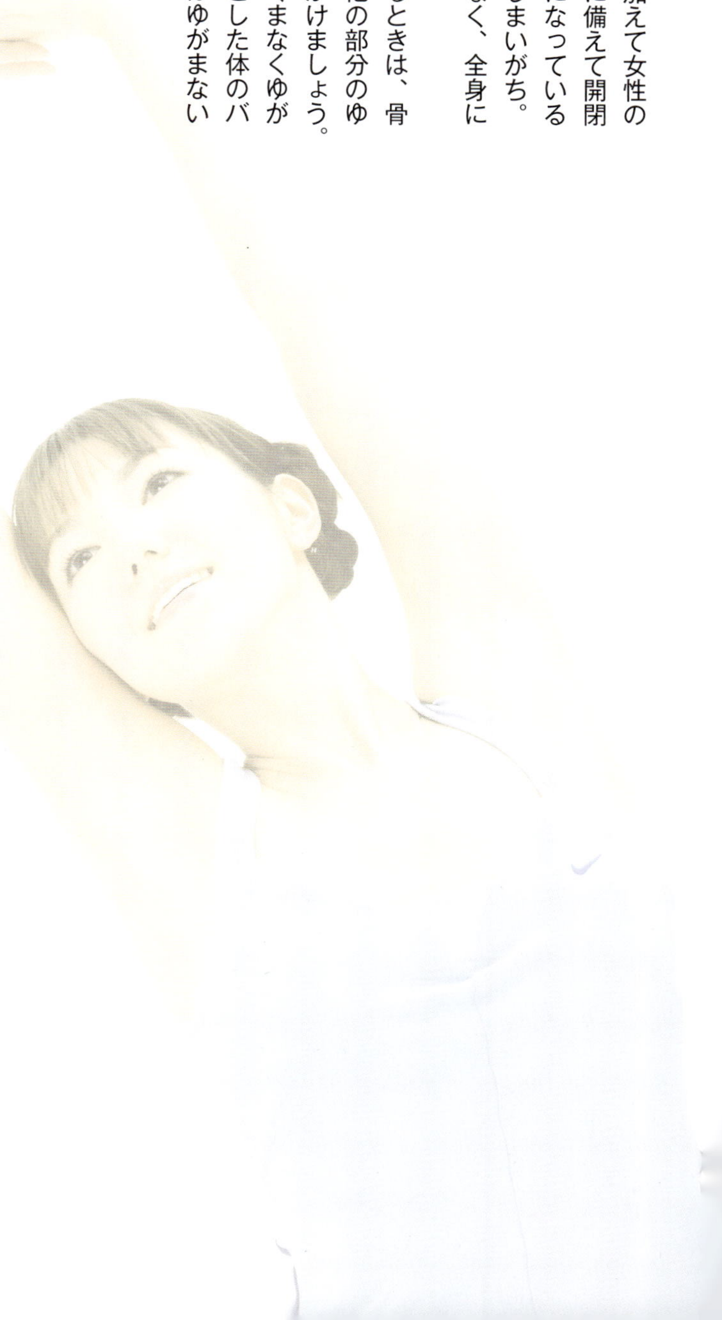

ゆがみを取るエクササイズのメニュー

STEP 1　全身の筋肉をゆるめます

P38~55

弾力を失い硬くなった全身の筋肉を伸縮させて、柔軟性を取り戻します。

STEP 2　骨盤を調整します

P56~59

骨盤を中心に全身をゆらして、骨盤を本来の位置に戻します。

STEP 3　筋肉を鍛えます

P60~72

直接骨盤を支えている筋肉を鍛えて、ゆがみにくい体をつくります。

ゆがみを直すとキレイになれる？

ゆがみとスリムで美しいボディラインは、実は密接な関係があります。ゆがみを取るエクササイズをして、自然と体重が減っていったという人も少なくありません。さて、それはどうしてでしょう。

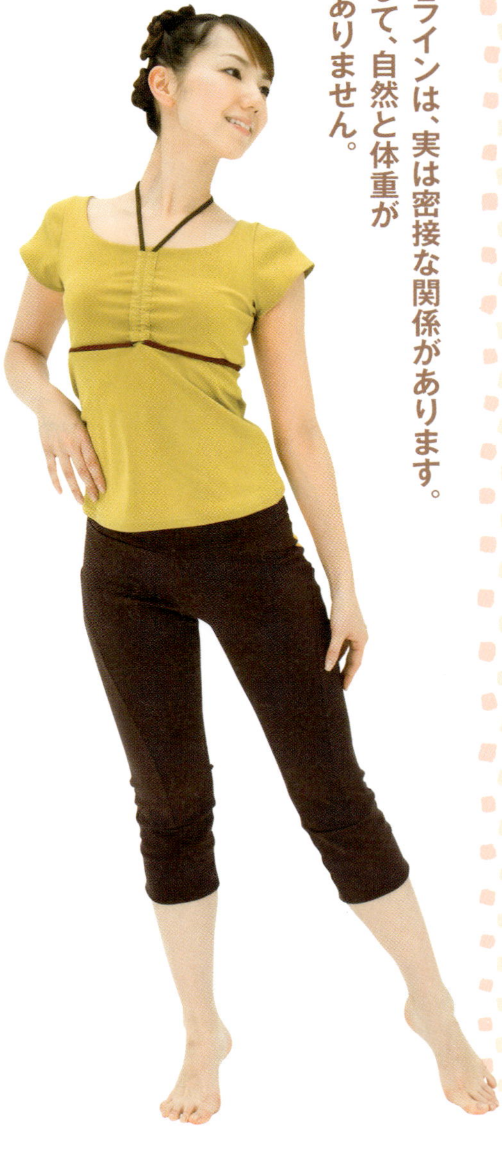

メリハリのある本来のボディラインに

ゆがみがなくなると、姿勢が美しくなり、メリハリのある本来のボディラインに近づきます。O脚やX脚なども改善されますし、筋肉が正しく伸び縮みして骨盤を支えられるようになれば、ゆがみにより出っ張っていた下腹部や、たれていたバスト、おしりの位置も改善され、女性らしい美しい体型へと近づきます。

むくみが取れてスリム体質に近づく

体がゆがんでいると、血液やリンパの流れが滞り、老廃物が排出されにくくなって体内に蓄積され、顔や脚のむくみとして現れたり、それらが脂肪をためこんで肥満の原因になるといわれています。

体にゆがみがなくなると、美容の大敵であるむくみも出にくくなり、体は自然とスリム体型に近づいていくでしょう。

食欲が抑えられダイエットに効果あり

骨盤がゆがんで開いていると、自律神経の副交感神経が優位になり、体はリラックスして過食傾向になります。骨盤のゆがみを直すことで食欲は正常に戻り、余分なカロリー摂取がなくなります。加えて代謝も活発になるので、やせやすい体質になっていき、ダイエットが成功しやすくなるのです。

Chapter 1

体のゆがみをチェックしよう

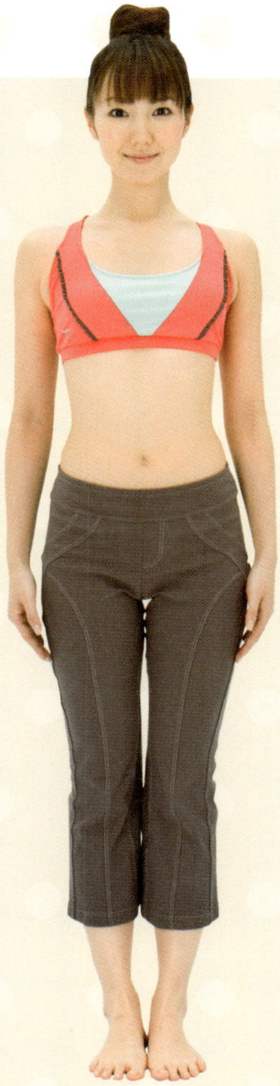

ゆがみにもさまざまなタイプがありますが、
多くは肩のラインや腰の位置、脚の形などに現れます。
まずは正しい姿勢を知り、次に自分の体のゆがみをチェックしましょう。
健康面、体型面にどのようなトラブルの可能性があるのかを
知ったうえでエクササイズを行うと、より効果的です。

ゆがみのない人間本来の体とは？

どのような姿勢が正しいか、自分の体はゆがんでいるか、自分では意外とわからないものです。まずはゆがみのない正しい姿勢を確認しておきましょう。

左右対称な骨格が本来の姿

まずは正しい姿勢を確認しましょう（→P21参照）。背筋はすっと伸びて、肩の高さは左右同じです。かかとをつけると脚はまっすぐ伸びて、太もも、ひざ、足首がほぼすき間なくつきます。正面から見ると、左右対称です。

この本来の姿を保つポイントになるのが骨格で、特に上半身と下半身をつなぐ骨盤が要となっています。と同時にゆがみが現れやすい部分でもあり、骨盤がゆがむとそれに続く背骨や脚の骨などもゆがみ始め、徐々に全身がゆがんでいきます。女性の骨盤は生理や妊娠のため、開閉しやすい構造になっているので、男性よりもゆがみやすいといわれています。

背骨・骨盤のしくみ

骨盤は仙骨、寛骨《かんこつ》（腸骨、恥骨、坐骨）、尾骨でできています。中央の仙骨と左右の腸骨をつなぐ仙腸関節と、恥骨をつなぐ恥骨結合は、生理や妊娠のために開閉するようにつくられています。そのため筋肉のバランスがくずれると、骨盤がずれたりゆがんだりします。この骨盤のゆがみが、背骨や股関節へと影響をおよぼし、全身にゆがみが広がっていくのです。

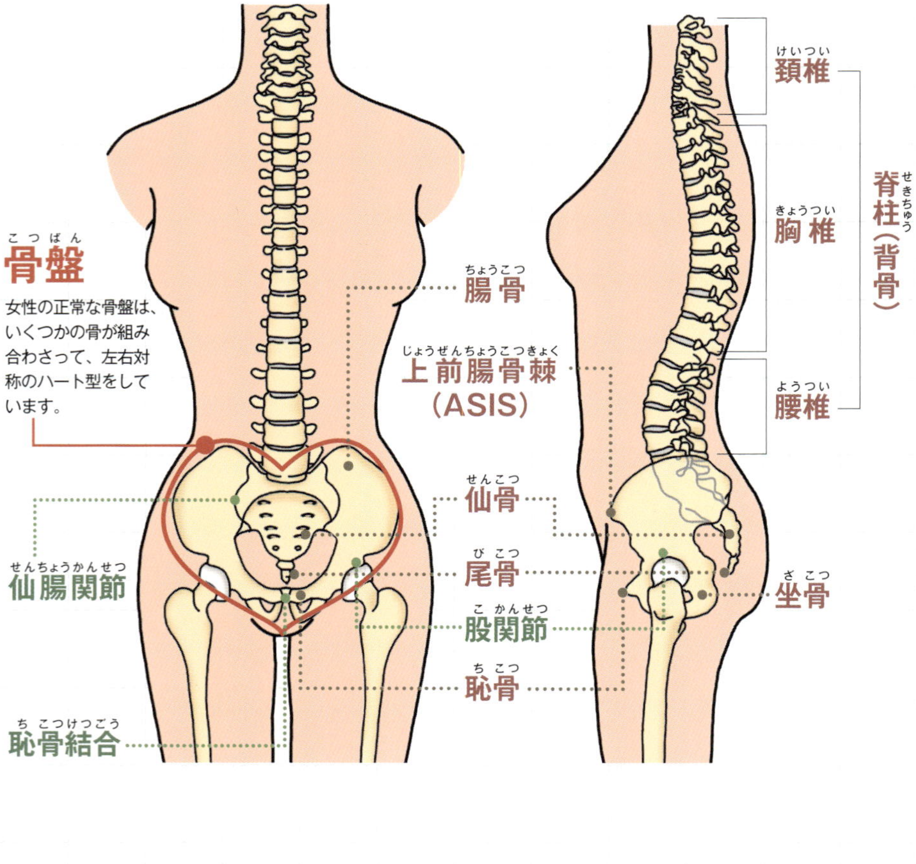

骨盤《こつばん》
女性の正常な骨盤は、いくつかの骨が組み合わさって、左右対称のハート型をしています。
腸骨《ちょうこつ》
上前腸骨棘《じょうぜんちょうこつきょく》
（ASIS）
仙骨《せんこつ》
尾骨《びこつ》
股関節《こかんせつ》
恥骨《ちこつ》
仙腸関節《せんちょうかんせつ》
恥骨結合《ちこつけつごう》
頸椎《けいつい》
胸椎《きょうつい》
腰椎《ようつい》
脊柱《せきちゅう》（背骨）
坐骨《ざこつ》

●ゆがみのない人間本来の体とは?

立ったときの正しい姿勢

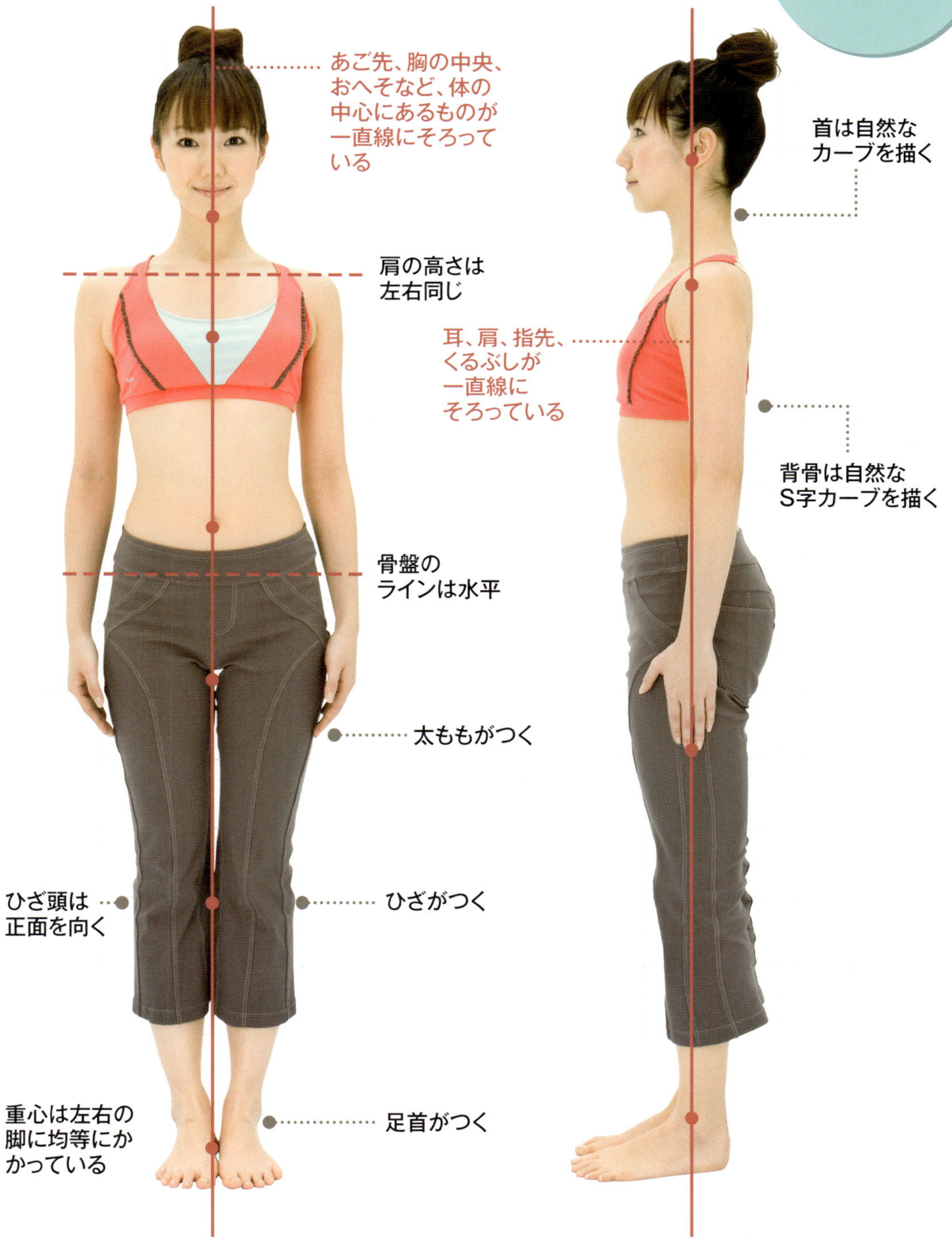
あご先、胸の中央、おへそなど、体の中心にあるものが一直線にそろっている
肩の高さは左右同じ
骨盤のラインは水平
太ももがつく
ひざ頭は正面を向く
ひざがつく
重心は左右の脚に均等にかかっている
足首がつく
首は自然なカーブを描く
耳、肩、指先、くるぶしが一直線にそろっている
背骨は自然なS字カーブを描く

ゆがみタイプ別チェック

本書では代表的なゆがみ5タイプを紹介します。実際には、いくつかのタイプを併せもつ複合型の人が多いようです。どのゆがみの傾向があるか、鏡の前で体型をチェックして、自分に合ったエクササイズを実践していきましょう。

Type 1

猫背型

全身の筋肉が弱く、体調不良になりがち

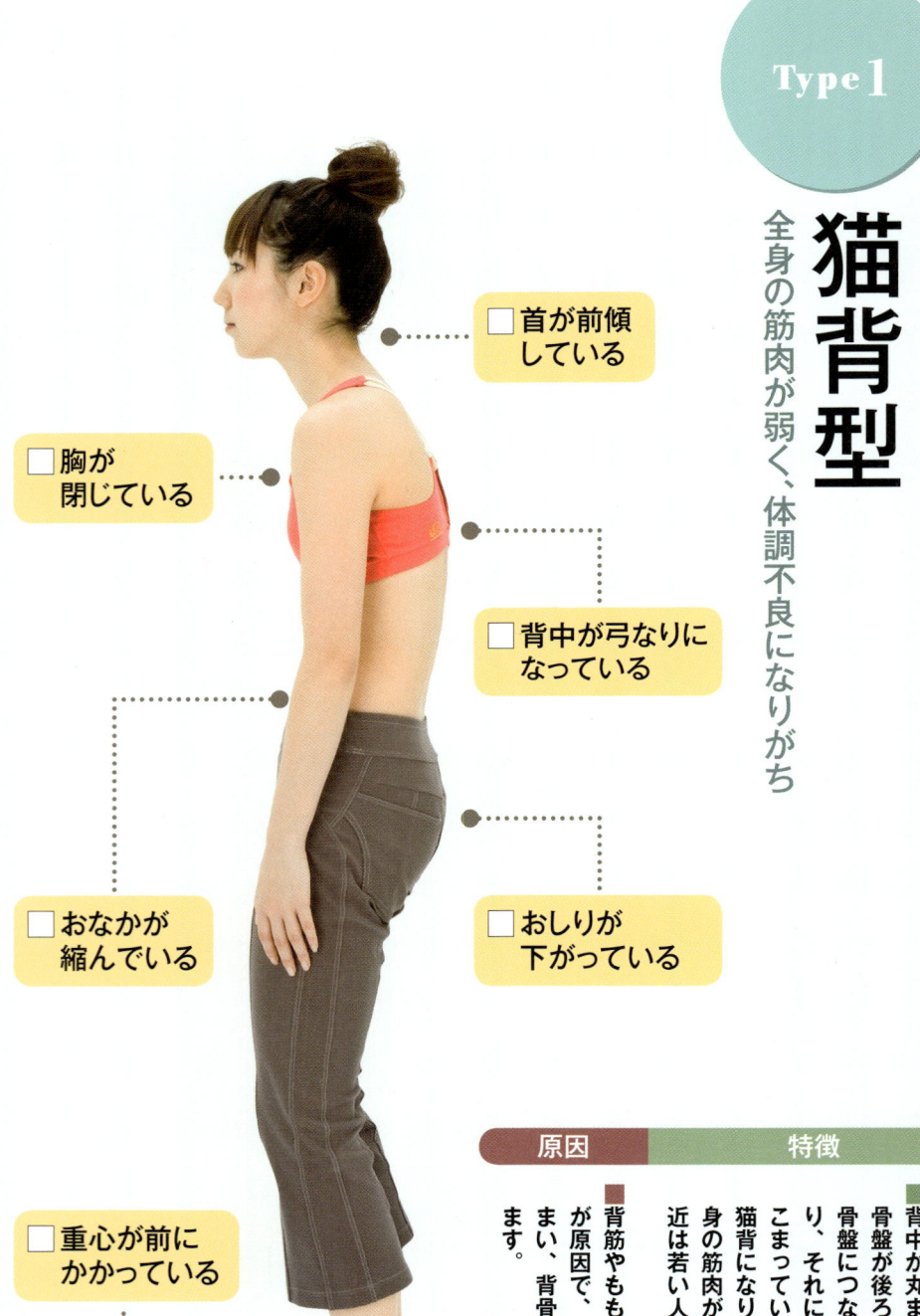

□首が前傾している
□胸が閉じている
□背中が弓なりになっている
□おなかが縮んでいる
□おしりが下がっている
□重心が前にかかっている

特徴

背中が丸まり、胸が閉じています。骨盤が後ろに倒れることによって、骨盤につながっている背骨が丸まり、それによって胸もおなかも縮こまっていくのです。年を取ると猫背になりがちですが、それは全身の筋肉が衰えるため。ただ、最近は若い人にも増えてきています。

原因

背筋やもも前面の筋肉が弱いことが原因で、骨盤が後ろに倒れてしまい、背骨が丸まった姿勢になります。

このタイプが起こしやすい
トラブル

H Health 健康面

姿勢が前かがみになるので、内臓が圧迫されて血流が滞り、消化器系の不全や冷え性になりがちです。胸が閉じているので、呼吸が浅くなり、イライラするなどストレスを受けやすく、免疫力が低下して自律神経にも影響します。腰を支える筋肉が弱いので腰痛になりやすく、少ない筋肉量で体のバランスを保つために、背中が緊張し、肩や首のこりに悩まされがちです。

● **胃腸などの消化器系の不全、冷え性、免疫力の低下、自律神経失調症、不眠症、腰痛、肩こり、首のこり**

B Body 体型面

背中が丸まることで胸が下がり、下腹がたるみ、おしりも下がるなど、ボディラインに悪影響をあたえます。また、血行が悪いため、肌が荒れたり、目の下にクマができやすくなります。

● **胸がたれる、下腹がぽっこり出る、背中に脂肪がつく、おしりがたれる、肌荒れ、目の下のクマ**

このタイプにおすすめの
リセットプログラム

全身をゆるめる（P38-55）
骨盤を調整する（P56-59）
▼
おしり・もも裏側（P64）、
背中（P68）、**肩こり**（P74）

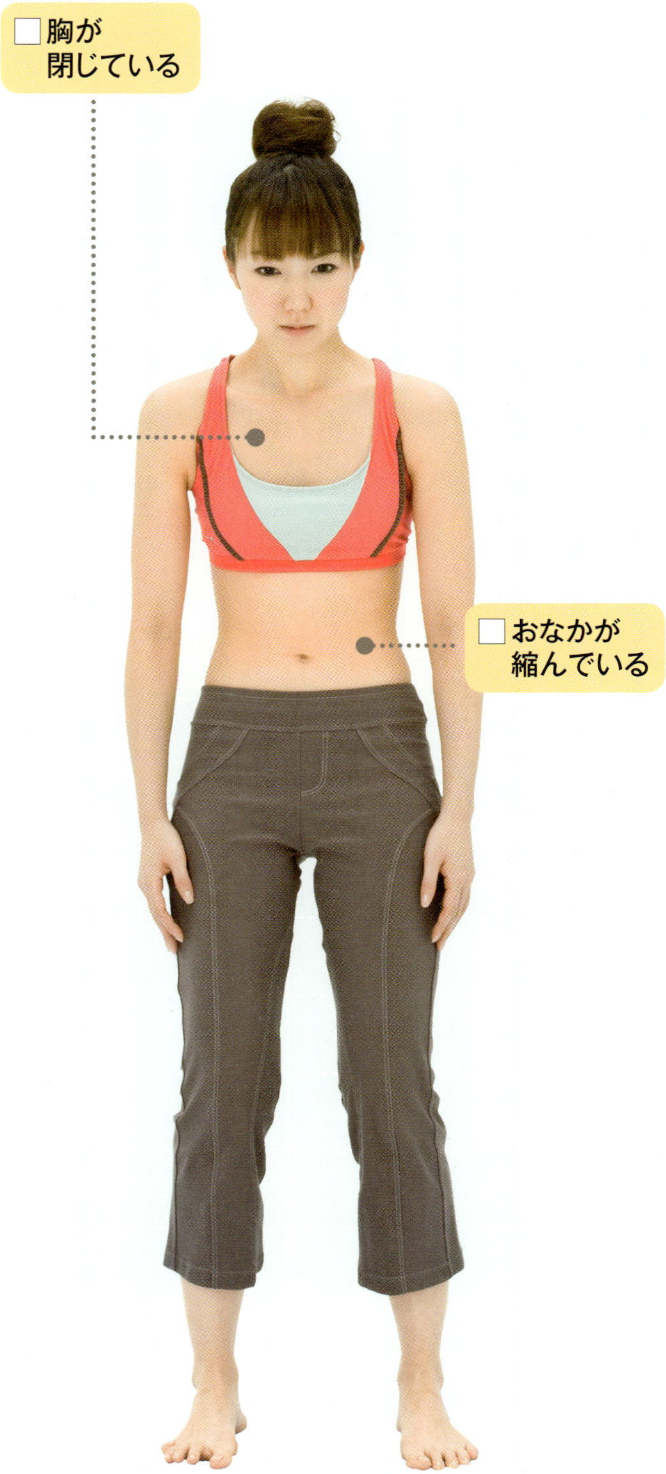
□胸が閉じている
□おなかが縮んでいる

Type2

反り型

腰への負担が大きいため、腰の病気に注意

- □ 胸が反りすぎている
- □ おなかの筋肉がゆるんでいる
- □ 下腹が出ている
- □ 背中が反りすぎている
- □ 上半身を腰で支えている

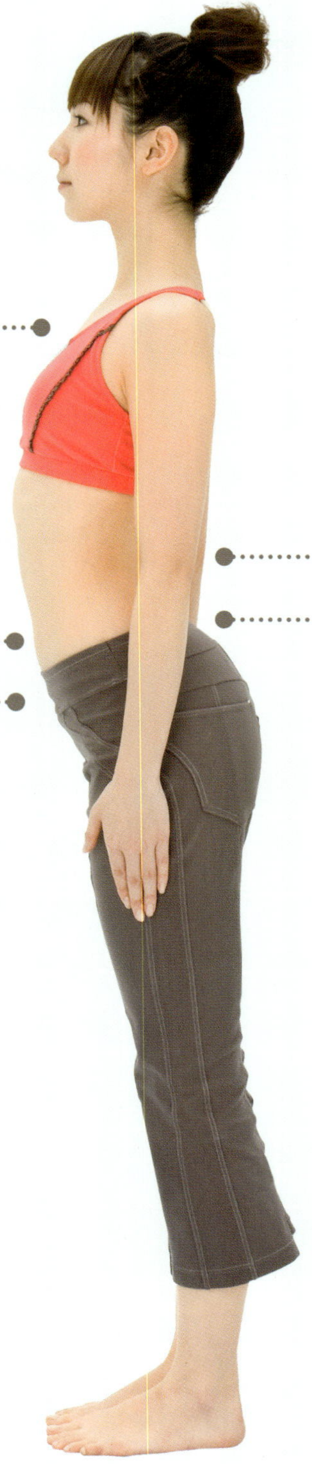

原因

腹筋が弱いため、骨盤を支えきれなくて、骨盤が前に倒れてしまうと、このような背中が反りすぎの姿勢になります。

特徴

背筋が伸びて、おしりが上がっているので、一見、正しい姿勢のように見えますが、背中が反りすぎて、上半身が腰の上にのっている状態です。このため、腰に負担がかかり、骨盤もゆるみがちになります。

このタイプが起こしやすいトラブル

H Health 健康面

上半身の体重を腰で支えているので、腰に非常に負担がかかり、腰痛や椎間板ヘルニアになる可能性が高くなります。骨盤がゆるむと自律神経の副交感神経が優位になります。そうすると体はリラックスモードになって休みたがってしまい、やる気が出ません。

●**腰痛、椎間板ヘルニア**

B Body 体型面

骨盤がゆるむと、常に緊張感のない、リラックスした状態になり、寝たい、食べたいという欲求が強まり、肥満になりやすくなります。

●**肥満**

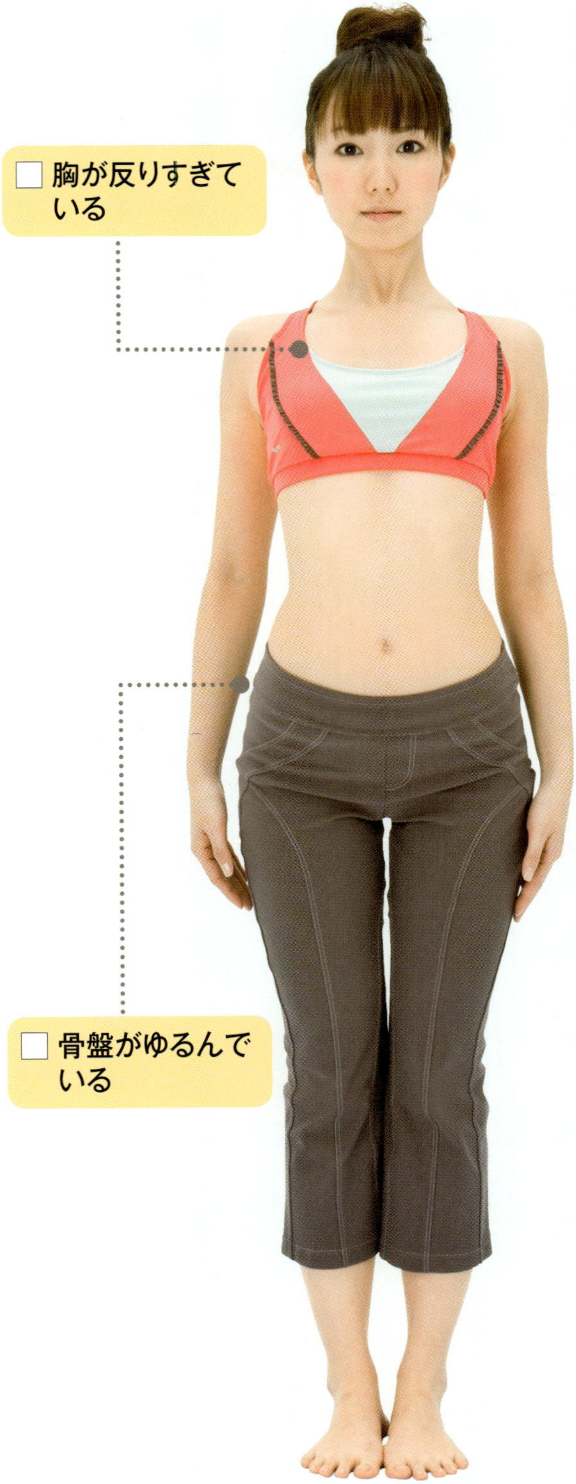
□ 胸が反りすぎている
□ 骨盤がゆるんでいる

このタイプにおすすめのリセットプログラム

全身をゆるめる（P38-55）
骨盤を調整する（P56-59）
▼
おなか（P60）、骨盤を支える筋肉（P72）、腰痛（P82）、産後のケア（P90）

Type3

フラットバック型

一見、正しい姿勢に見えるが、体のこりに悩まされる

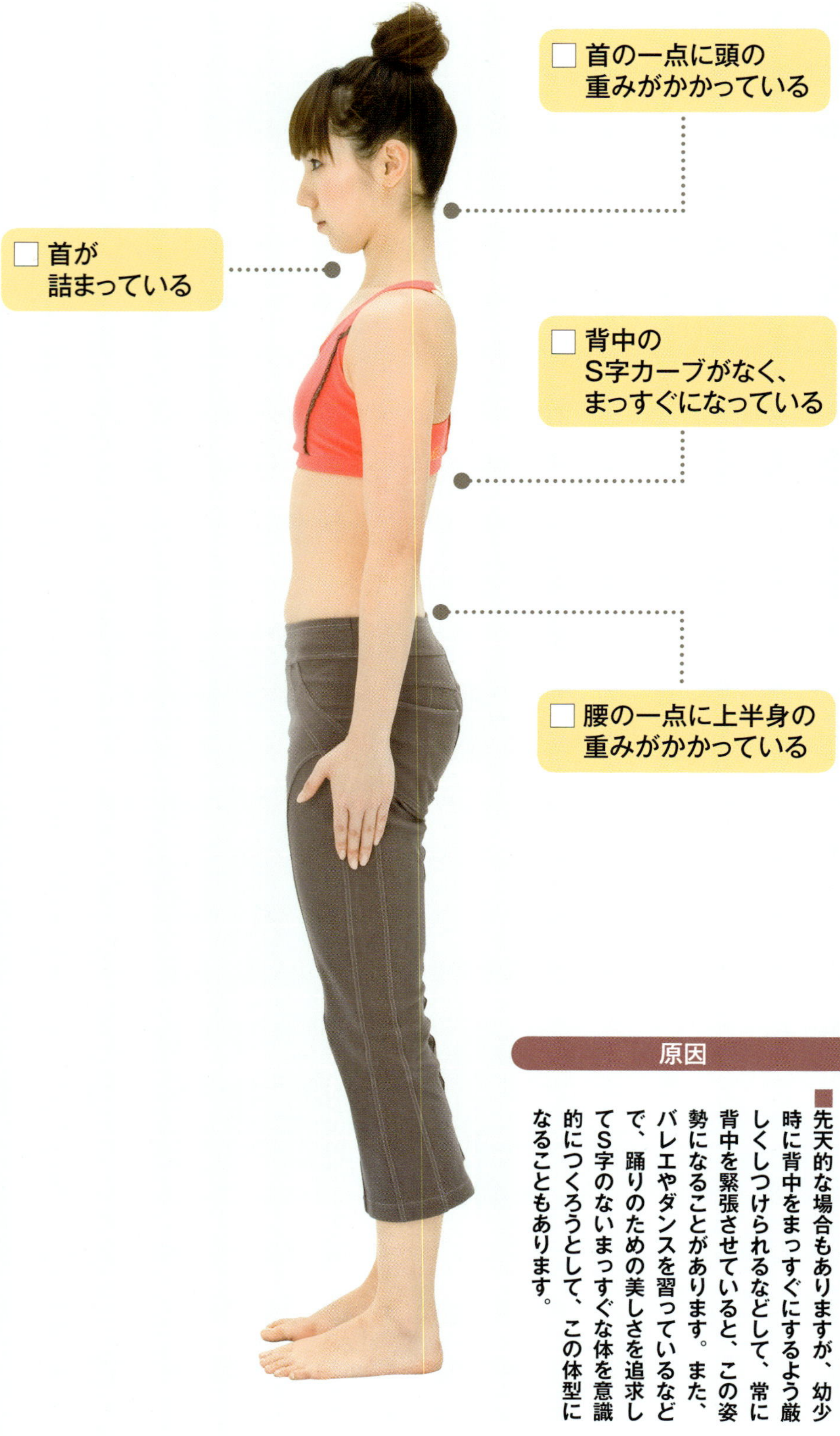
□首の一点に頭の重みがかかっている
□首が詰まっている
□背中のS字カーブがなく、まっすぐになっている
□腰の一点に上半身の重みがかかっている

特徴

横から見ると背骨のS字カーブがなく、背中がまっすぐ一直線になっています。正面から見ると、一見、姿勢がよく美しいボディラインに見えるため、ゆがみに気がつかない人がほとんどです。

原因

先天的な場合もありますが、幼少時に背中をまっすぐにするよう厳しくしつけられるなどして、常に背中を緊張させていると、この姿勢になることがあります。また、バレエやダンスを習っているなどで、踊りのための美しさを追求してS字のないまっすぐな体を意識的につくろうとして、この体型になることもあります。

このタイプが起こしやすいトラブル

H Health 健康面

背骨のS字カーブは、重い頭を支えたり、衝撃を吸収する働きがあります。このS字がなく、背骨がまっすぐになってしまうと、頭の重さや衝撃を吸収できずに骨に負担がかかり、腰痛や首の痛み、頭痛、めまいが起こりやすくなります。さらに、首から肩、背中、腰までの筋肉がいつも緊張してパンパンに張っているので、肩こりや背中のこりに悩まされやすくなります。

● **首のこり、肩こり、腰痛、頭痛、めまい、睡眠障害**

B Body 体型面

意識して体をまっすぐにすることでなる体型なので、自分自身もまわりも、正しい姿勢だと勘違いしている場合がほとんどです。

このタイプにおすすめの リセットプログラム

全身をゆるめる（P38-55）

骨盤を調整する（P56-59）

▼

肩こり（P74）、**首のこり**（P76）、

目の疲れ（P78）、

正しい立ち方〜寝方

（P120-127）

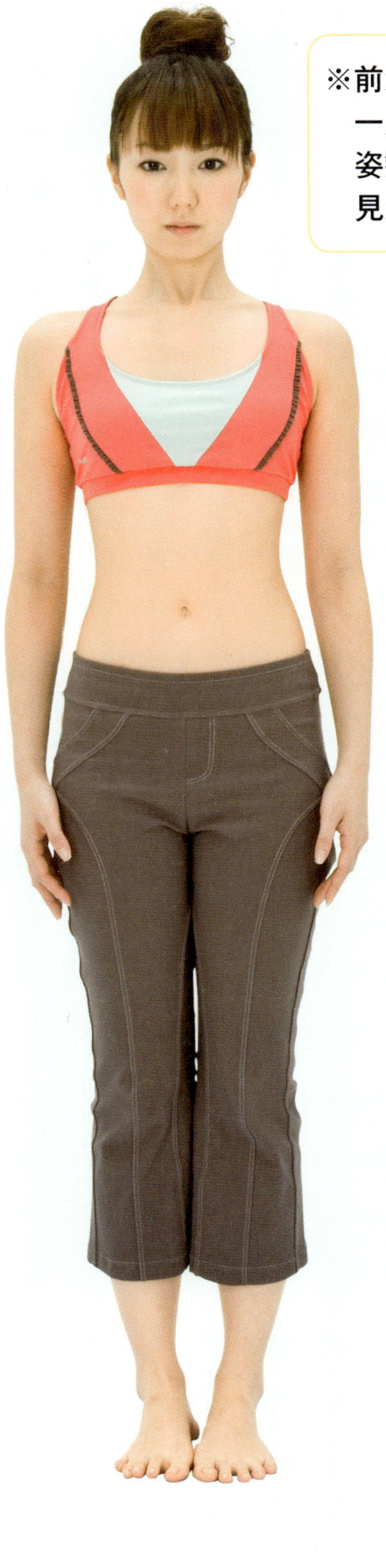

※前から見ると、一見正しい姿勢のように見える

Type4

左右アンバランス型

日常生活のくせなどで、少しずつ体が傾いていく

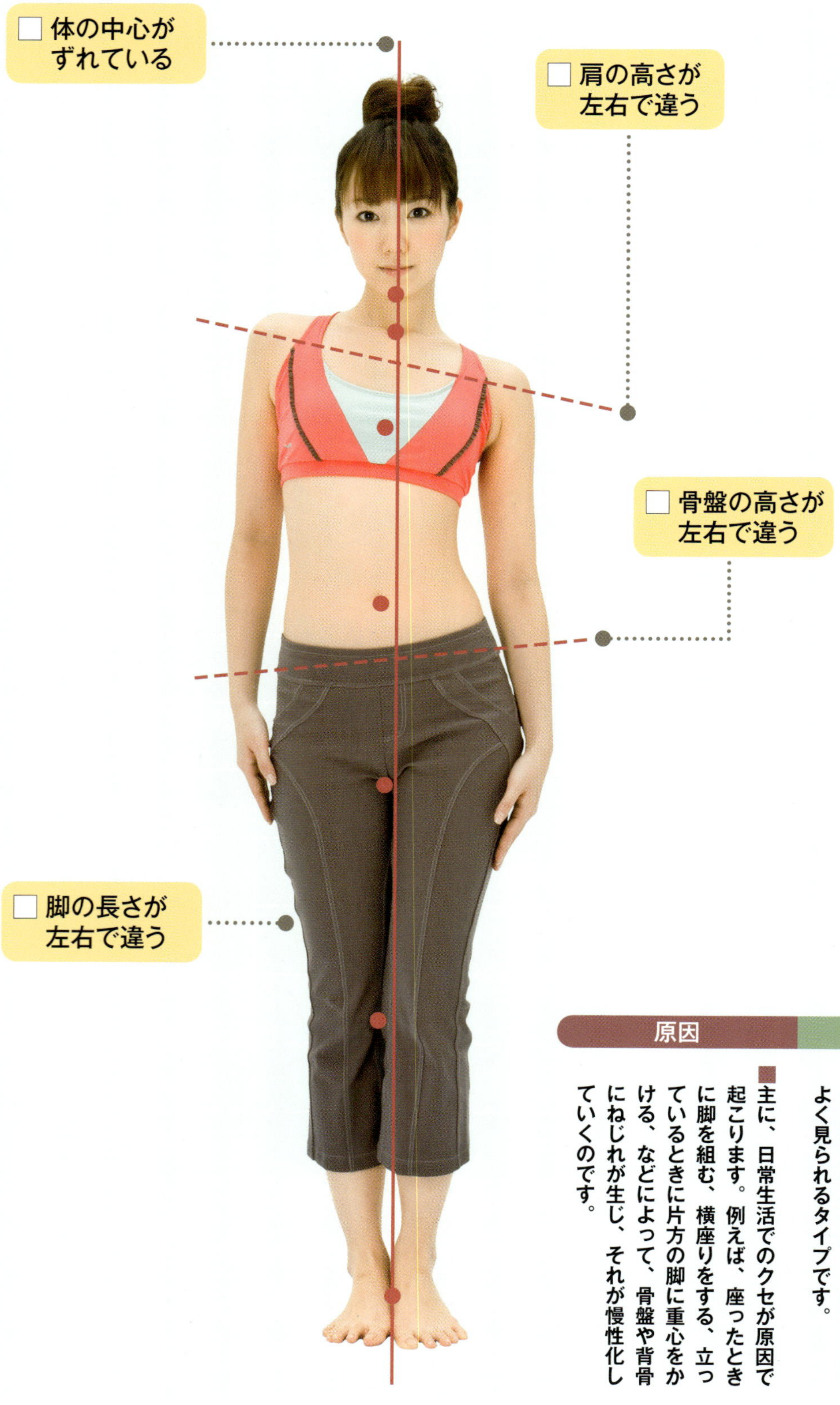

□ 体の中心がずれている
□ 肩の高さが左右で違う
□ 骨盤の高さが左右で違う
□ 脚の長さが左右で違う

特徴

■左右の肩や骨盤の高さが違ったり、あごの中心、鎖骨の中心、胸の中心、おへそ、恥骨、脚の間が一直線上に並ばずに、体が左右どちらかに傾いている状態。傾き具合に個人差はあるものの、現代人にはよく見られるタイプです。

原因

■主に、日常生活でのクセが原因で起こります。例えば、座ったときに脚を組む、横座りをする、立っているときに片方の脚に重心をかける、などによって、骨盤や背骨にねじれが生じ、それが慢性化していくのです。

このタイプが起こしやすい
トラブル

H Health 健康面

体が左右どちらかに傾いていると、傾いている側が常に緊張することになり、こりが生じます。緊張によって左右の筋肉がアンバランスになるため、首や肩、背中、腰、ひざなどに痛みやこりが左右ばらばらに出ます。骨盤もゆがんでいるので、生理痛にもなりやすくなります。

●**首のこり、肩こり、背中のこり、腰痛、ひざの痛み、頭痛、生理痛**

B Body 体型面

骨盤のゆがみに伴って、脚の付け根、ひざ、足首がゆがみ、O脚やX脚になりやすくなります。ウエストのくびれが左右同じようにならないため、片側がずん胴に見えてしまうことがあります。

●**O脚、X脚**

このタイプにおすすめの
リセットプログラム

全身をゆるめる(P38-55)
骨盤を調整する(P56-59)
▼
おなか(P60)、**わき腹**(P62)、
骨盤を支える筋肉(P72)、
おなかを引き締める(P112)

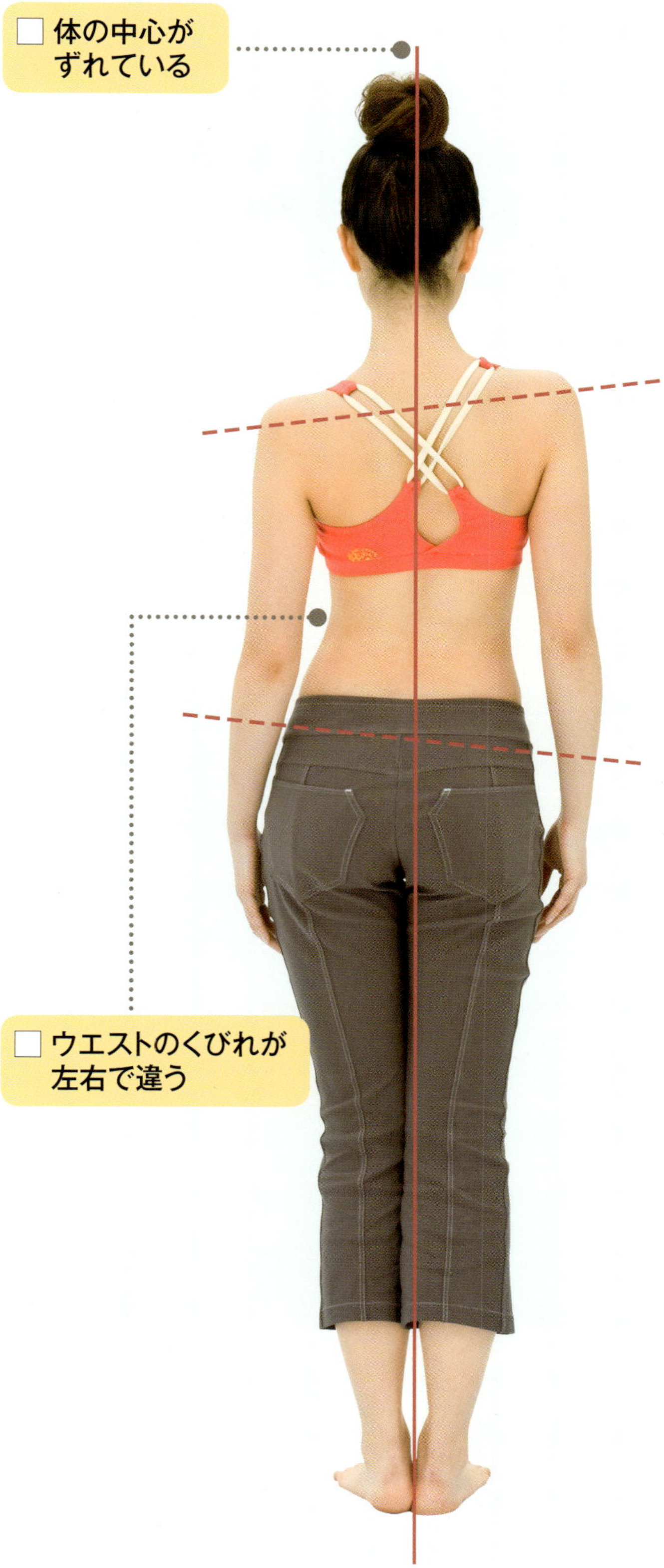
□ 体の中心がずれている
□ ウエストのくびれが左右で違う

Type5

ねじれ型

複数の要因がもとで、体が複雑にゆがんだ状態

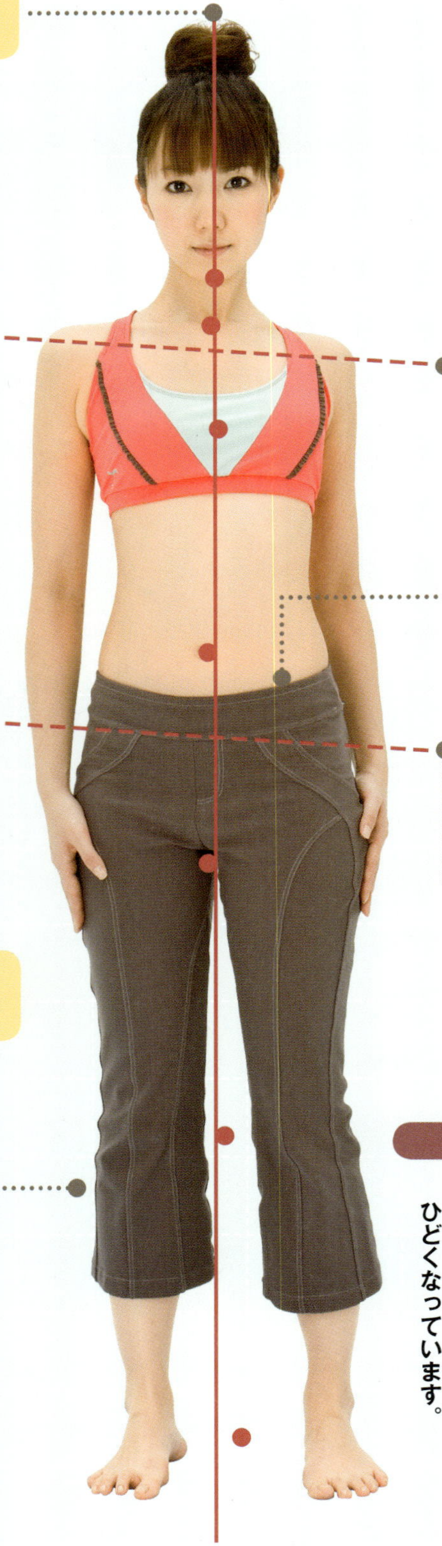

□体の中心がずれている
□肩の高さが左右で違う
□骨盤が正面を向いていない
□骨盤の高さが左右で違う
□脚の長さが左右で違う

特徴

■直立したときに、骨盤を正面に向けると上半身が左右どちらかを向いてしまうのが、このタイプです。骨盤が左右にゆがみ、さらに前後にもゆがんでねじれている状態で、体はバランスをとるためにさらにねじれる、という複雑なねじれが全身で起こっています。

原因

■左右アンバランス型と同様に、テレビを見るとき、いつも体をねじっているなど、日常生活でのクセが原因です。また、原因がひとつではなく、ねじりの方向がいくつか組み合わさることにより、よりひどくなっています。

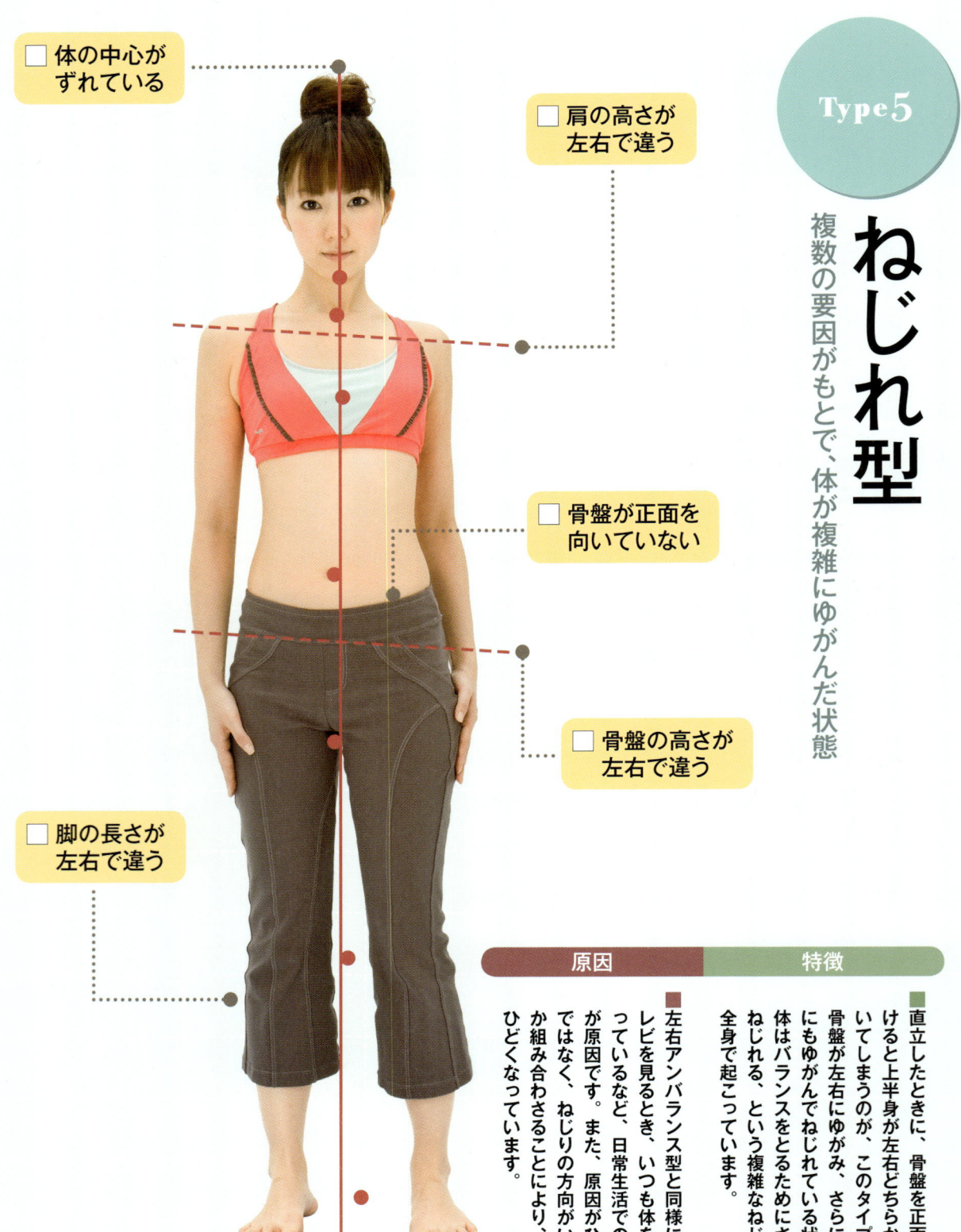

このタイプが起こしやすいトラブル

H Health 健康面

体のベースとなる骨盤がねじれながらゆがんでいるため、さまざまな不調が現れやすくなります。骨盤にひっぱられて背骨もゆがみ、腰痛、肩こりなど、体のあらゆるところにこりが出やすくなります。また、内臓が下垂して胃腸などの消化器、生殖器の機能低下をまねくこともあります。

● **消化器の機能低下、冷え性、便秘、生理痛、肩こり、首のこり、腰痛など**

B Body 体型面

胸やおしりが下がり、下腹がたるんだりします。脚はゆがみ、O脚やX脚に悩まされることもあります。また、ゆがみにより血流が悪くなり、肌が荒れたり、目の下にクマができやすくなります。

● **胸がたれる、おしりがたれる、下腹がぽっこり出る、O脚、X脚、肌荒れ、目の下のクマ**

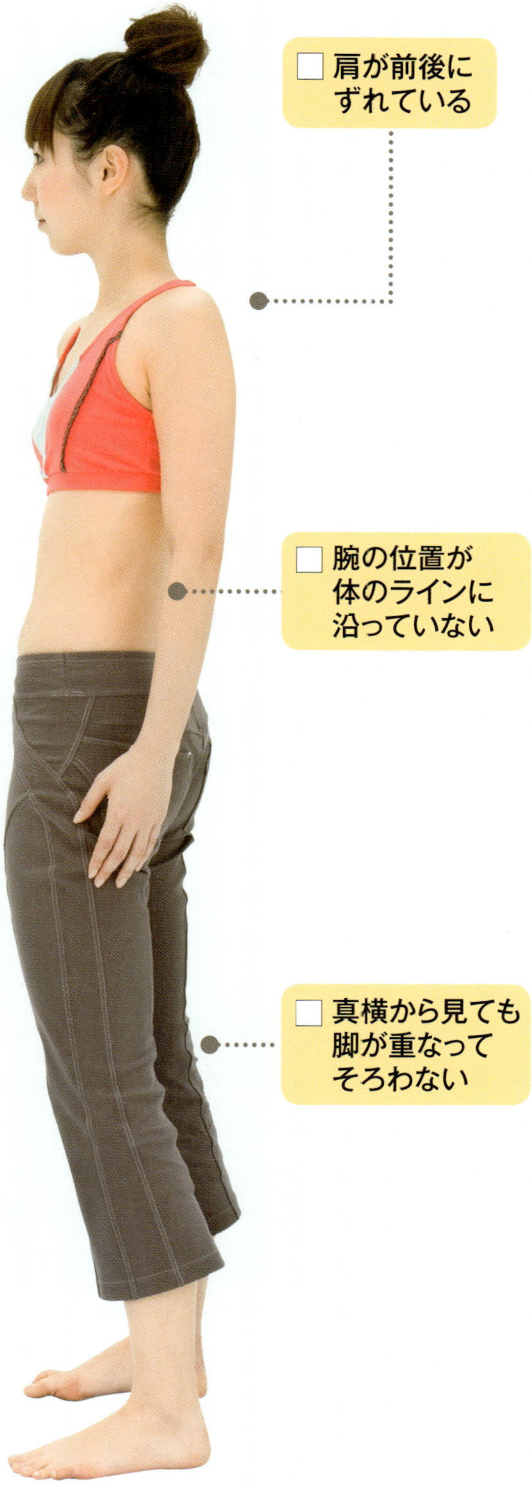
□ 肩が前後にずれている
□ 腕の位置が体のラインに沿っていない
□ 真横から見ても脚が重なってそろわない

このタイプにおすすめのリセットプログラム

全身をゆるめる（P38-55）
骨盤を調整する（P56-59）
▼
おなか（P60）、わき腹（P62）、
ウエストシェイプ（P110）、
おなかを引き締める（P112）

DVD
no.1

体のゆがみチェック法

気になる体のゆがみを、自分で簡単にチェックできる方法を3つご紹介します。全身のゆがみは骨盤に集中するので、骨盤の状態からゆがみの状態を確認できます。

Check 1

足の角度でゆがみをチェック

1 あお向けに寝る

あお向けに寝て、脚を肩幅に開き、両ひざを立てます。手のひらは床につけます。

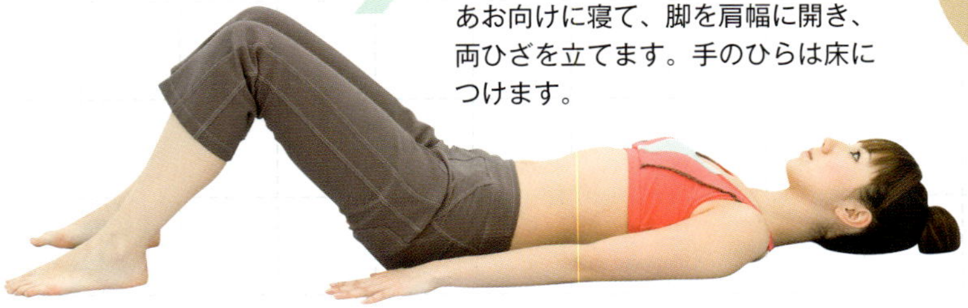

2 腰を上げる

ゆっくり腰を上げ、そっと下ろします。下ろすときは、背骨の上のほうから順番に床につけていきます。

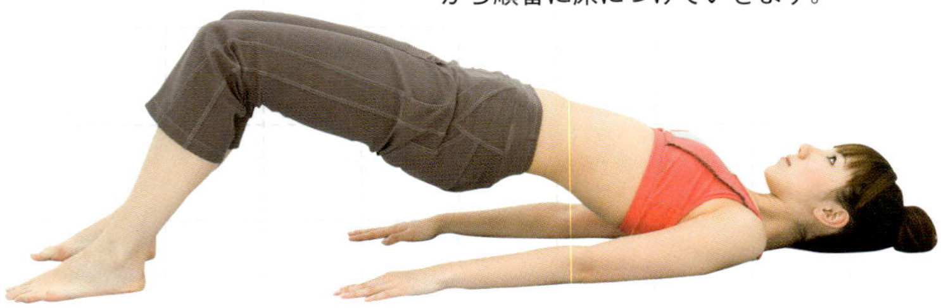

3 脚を伸ばしてゆする

脚をゆっくり伸ばして、ももの付け根から両脚を左右に10回ほどゆすります。

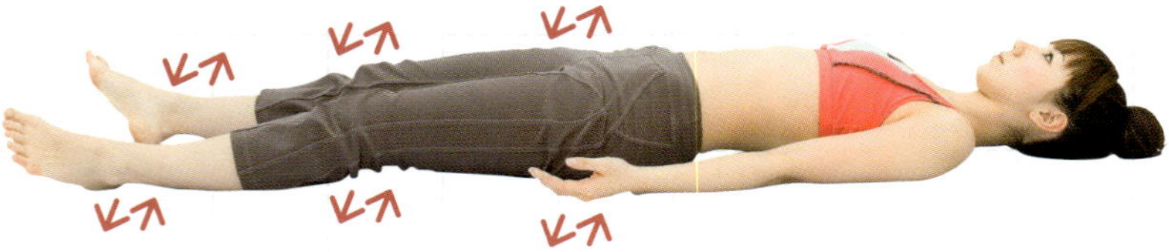

4 起きあがる

足の位置を無意識に補正してしまわないように目を閉じたままゆっくりと上半身を起こし、目を開けます。

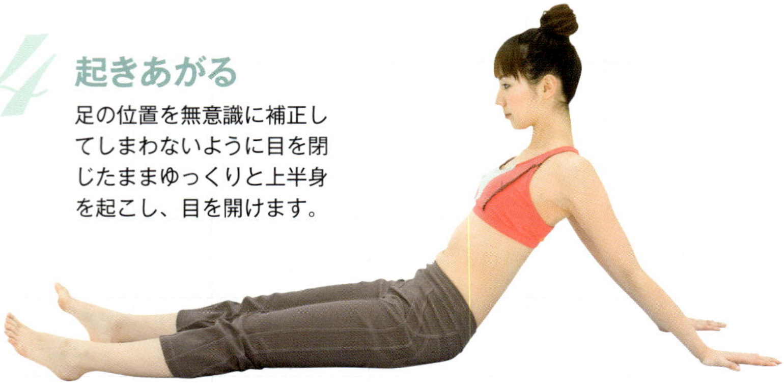

Check 2

ひざの高さでゆがみをチェック

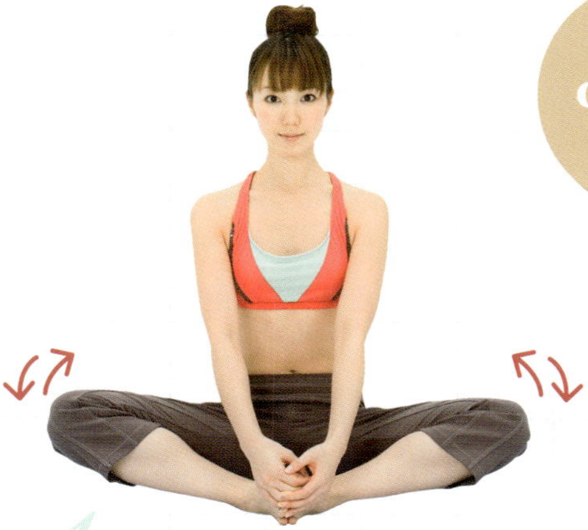

1 足の裏を合わせて座る

背筋を伸ばし、足の裏を合わせて座り、足先を持って、ひざを上下に10回ほど軽くゆすります。

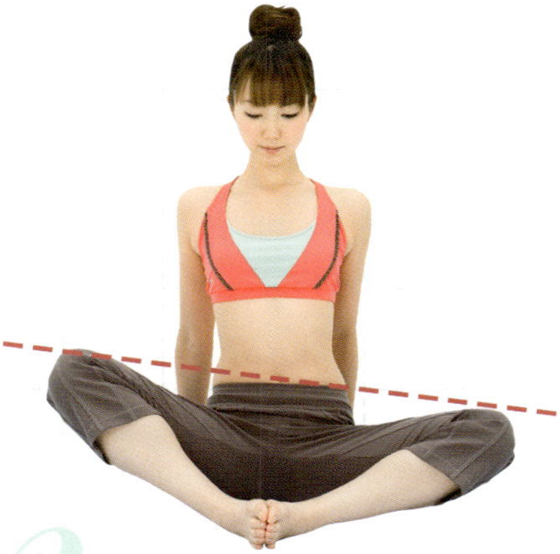

2 ひざの高さをチェック

左右のひざの高さを見ます。

判断の目安

左右のひざの高さを見ます。左右のひざの高さが違う場合は、骨盤にゆがみがあるためと考えられます。写真のように左足のひざが低い場合は、左の骨盤がより開いており、ゆがんでいるといえます。

5 足の角度をチェック

左右の足の開き具合とかかとの位置を確認します。

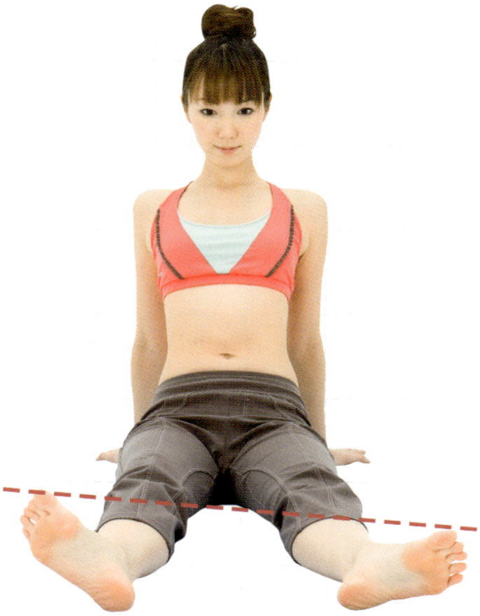

判断の目安

左右の足の角度を見ます。左右に違いがあるのは、骨盤にゆがみがあるためだと考えられます。骨盤が開いている側は、脚の骨が外側についてしまうので、もう一方より脚が長くなる可能性もあります。脚の長さの違いは骨盤のゆがみをさらに助長します。

Check3

骨盤の高さでゆがみをチェック

1

骨盤の位置を指で確かめる

鏡の前に立ち、腰の左右にあるくちばしのような突起（ASISと呼ばれる骨→P20参照）を親指で探り当てます。

2

骨盤の骨の高さをチェック

骨の上を親指で押さえ、その高さを鏡で確かめます。

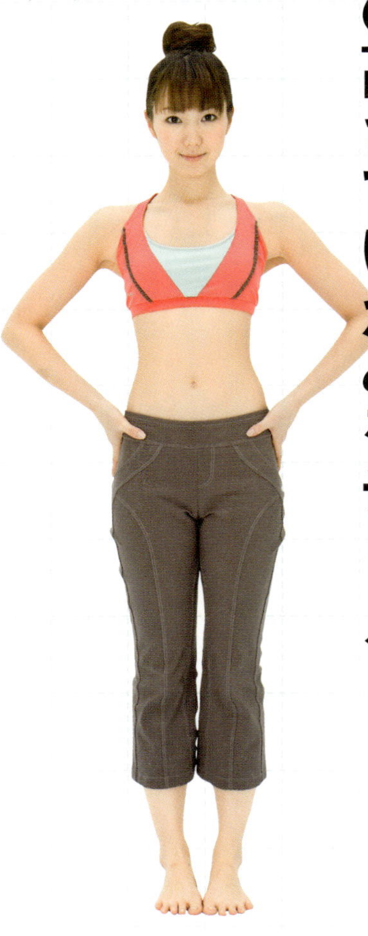

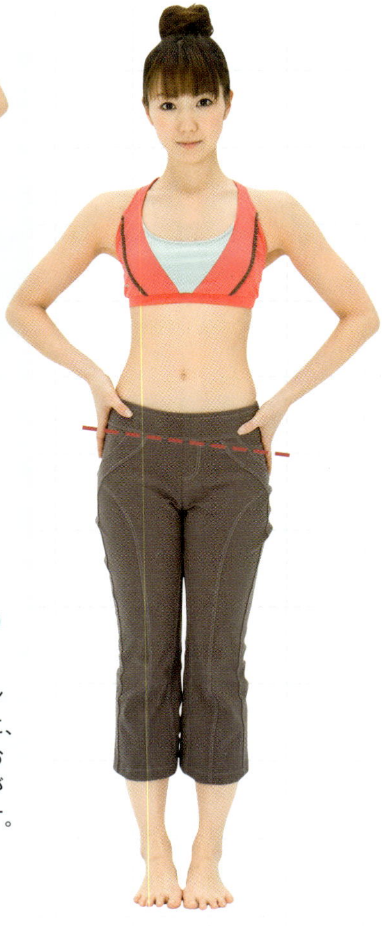

判断の目安

写真のように、腰の突起の高さが左右で違う場合は、骨盤にゆがみがあるためだと考えられます。

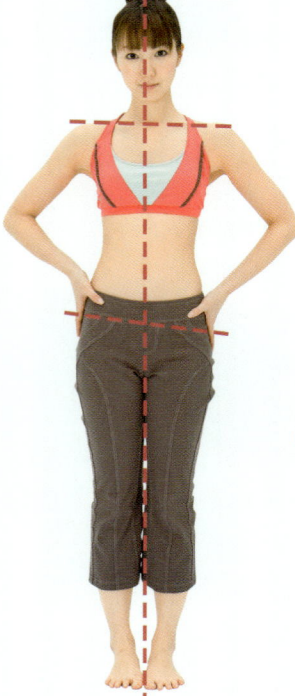

全身のバランスもチェック

左右の肩のライン、腰のラインもチェックしましょう。さらに、あご、鎖骨の中央、胸の中央、おへそ、恥骨、脚の間のラインがそろっているかどうかも見ます。

判断の目安

左右の肩の高さ、左右の腰の高さが違う、あるいは、あご・鎖骨の間・胸の中央・おへそのラインがそろっていないのも、背骨や骨盤がゆがんでいるためと考えられます。

Chapter 2

ゆがみを調整しよう

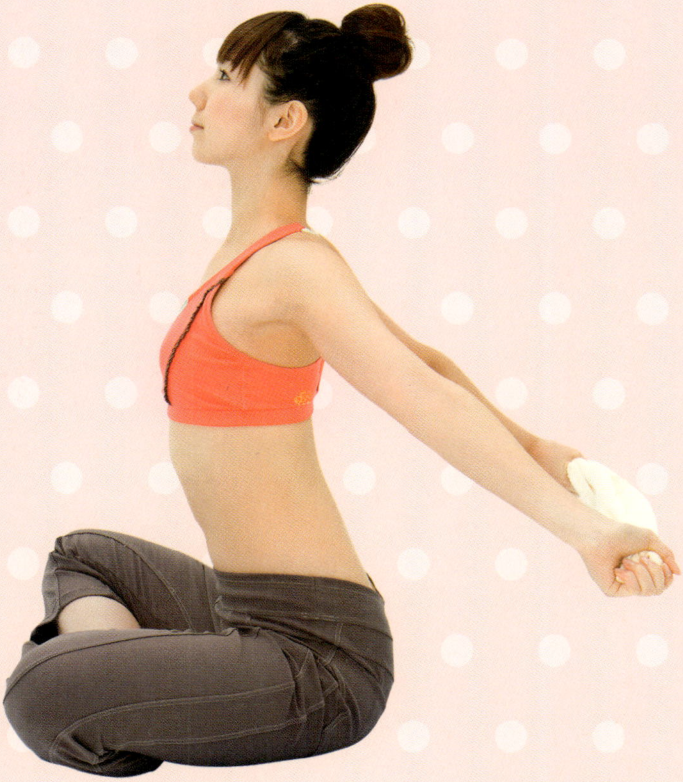

ゆがみを取る第1ステップは、筋肉をゆるめることです。
全身の硬くなった筋肉をほぐして柔軟性と弾力を取り戻しましょう。
筋肉が全身くまなくゆるんだら、第2ステップは、骨盤の調整です。
骨盤を正しい位置に戻し、安定させます。
最後に、骨盤を支えている筋肉を鍛えて、ゆがみにくい体をつくります。

エクササイズで最大の効果を得るために

Point 1

筋肉を意識して感じて動かす

一番大切なことは、筋肉が伸びている、筋肉に効いているということを意識し、感じることです。ただ漠然と体を動かすのではなく、使っている筋肉に意識を集中させるようにしましょう。そのため本書では、それぞれのエクササイズに、意識してほしい体の部分を示しています。意識することで、エクササイズの効果がより高まっていくのです。必要な筋肉に意識を向けてさえいれば、写真のとおりにできなくても問題はありません。筋肉に効いているのを感じることを、最優先してエクササイズを行ってください。

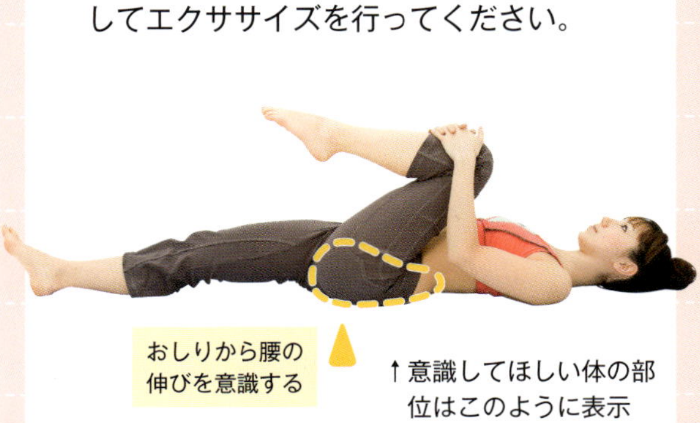
おしりから腰の伸びを意識する

↑意識してほしい体の部位はこのように表示

Point 2

回数にはあまりこだわらない

各エクササイズには回数を示していますが、基本的にあまりこだわらなくても大丈夫です。これは、「必ず○回する」「～しなくてはいけない」というプレッシャーから解放されてほしいからです。精神的なリラックスは、エクササイズの効果を上げるのに大きく作用します。心がほぐれれば、関節や筋肉の緊張も解かれ、心も体もよりのびのびと解放することができるのです。ですから、自分の体の状態に合わせて、無理のない範囲で行うことが大切です。前回は10回が限界だったけど、今回は15回簡単にできた、となると、励みにもなるでしょう。

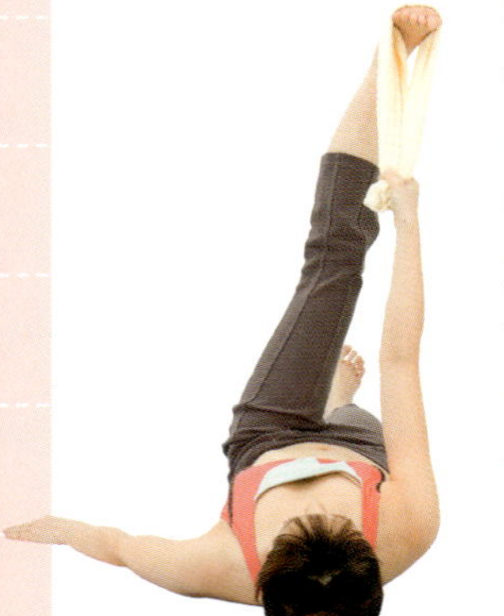

本書では写真とＤＶＤの動画を使って、わかりやすくエクササイズを紹介しています。しかし厳密に言えば、人間の体は人それぞれなので、体の硬さや体力などに応じてエクササイズの内容や回数は変えていくほうがよいでしょう。またインストラクターに指導してもらうのではなく、自分ひとりで行っていると、「このやり方でいいの？」「効果は上がっているの？」と不安になることがあるかもしれません。

そこで、エクササイズをする際に、気をつけてほしい４つのポイントを紹介します。目指すは写真とまったく同じ〝形〟ではありません。エクササイズによって得られる〝効果〟です。その効果を最大化するために、４つのポイントを守りながら、さあエクササイズをはじめましょう。

Point 3

体と対話しながらゆっくり丁寧に行う

エクササイズは、自分の体と向き合うよい機会です。体と対話をしながら行うと、やりすぎて筋肉を傷めることなく安全に効果を上げることができます。自分の体の状態を確かめながら、ゆっくり体を動かしていけば、自分の体の弱いところもわかり、どこを重点的に鍛えればよいかがわかるようになってきます。体のコントロールは、心のコントロールでもあります。「もう少し頑張ってみよう」「このくらいがほどほどかな」など自分で判断できるようになったら、エクササイズが本当に体に効いてきた証拠。マニュアル通りにただ体を動かしているのとは違い、効果をより実感できるようになっているはずです。

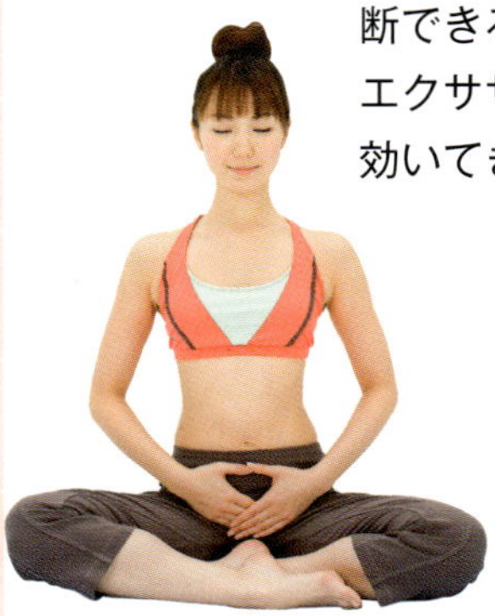

Point 4

1週間から10日に1回のペースで行う

エクササイズを毎日行うのはいいことです。ただ、毎日はできないという人も多いはず。本書で紹介しているゆがみを調整するエクササイズは、1週間～10日に1回でも効果が感じられるはずです。不調を改善するには、一度体の調整を行ってから、再び体が元のゆがんだ状態に戻る前にエクササイズをすることが大切。その目安が1週間～10日なのです。ゆがみも直り、体調もベストになってきたら、2週間に1回くらいのペースに減らしてもかまいません。

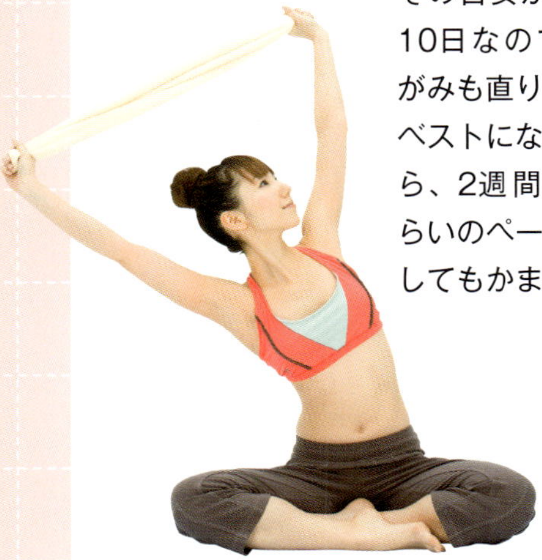

※医者にかかっている人、ひどい痛みを伴うような体の不調がある人は、かかりつけの医師などに相談したうえで行うようにしてください。

全身をゆるめる

ゆがみの元となっているのは、劣化したゴムのような筋肉。ゆがみのない体づくりは、正しく伸び縮みする筋肉を取り戻すことから始めます。第一ステップとして、まずは全身の筋肉をしっかり伸ばして、体をゆるめましょう。

DVD no.2-1

足をほぐす

1 指を広げて指の間を刺激

背筋を伸ばして、片方の脚を立てて座ります。足の指を持って裂くように動かし、指の間を刺激します。

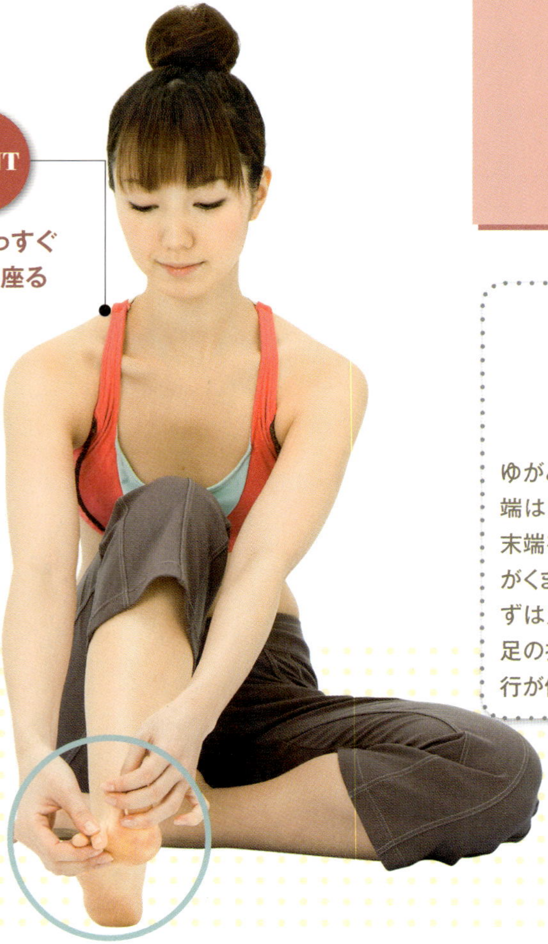

POINT
背筋をまっすぐ伸ばして座る

足の指

1セット

＊

ゆがみを取る上で、体の末端は重要なポイントです。末端をゆるめることで全身がくまなくほぐれるので、まずは足の指から始めます。足の指を刺激することで血行が促されます。

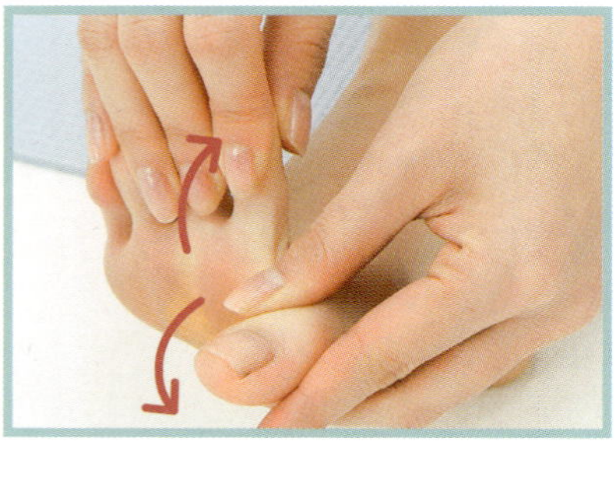

足の親指と人差し指をつまみ、指の股を引き裂くように交互に2～3回上下させます（左写真）。次に、足の指の間を押します。同様の動作を小指まで行います。

2 指をまわしてほぐす

親指をしっかり持ち、左右両方にまわし、最後に指のつけ根を上下、左右からつまんで引っ張ります。同じ動作を小指まで行います。1～2を1セットとして、逆側の足も同様に行います。

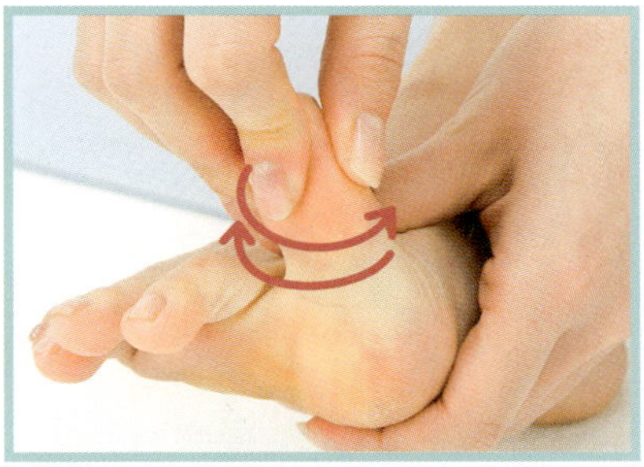

親指をしっかり持ち、右に2回、左に2回まわします。

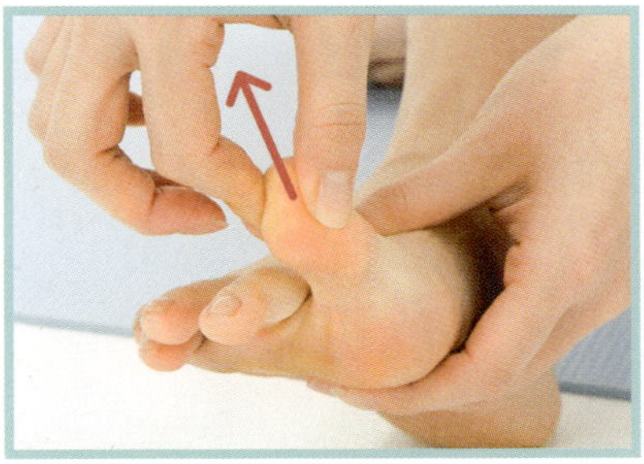

次に親指のつけ根を、まず上下からつまんで強く押しながら引っ張ります。次に左右からつまんで（写真上）強く押しながら引っ張ります。

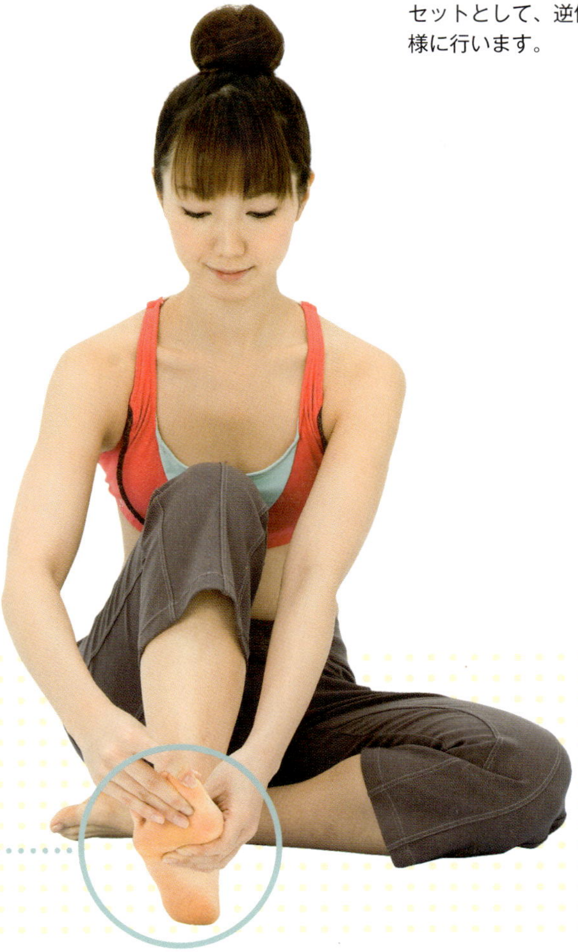

NG!

背中が丸まっていたり、おしりが後ろに引けていると、体のゆがみの原因になります。

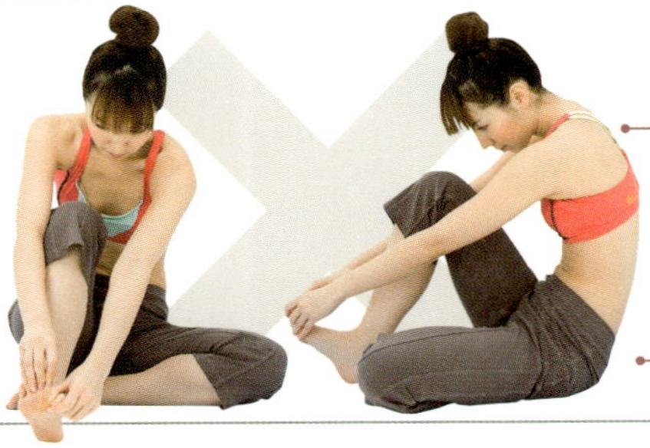
背中が丸まっている
おしりが後ろに引けている

足の裏と甲

1セット

*

足の裏と甲をゆるめます。足には体の各器官と連動する末梢神経が集まっているので（反射区）、ここを刺激することで各器官の血行が促され、全身をマッサージするのと同じ効果も得られます。

3

足裏を刺激する

左ひざを立てて座り、左足のかかとで右足裏を踏みます。おしりを浮かせて体重をかけながら、指先から順に足裏全体をまんべんなく押します。特に痛みを感じる部分は念入りに行いましょう。

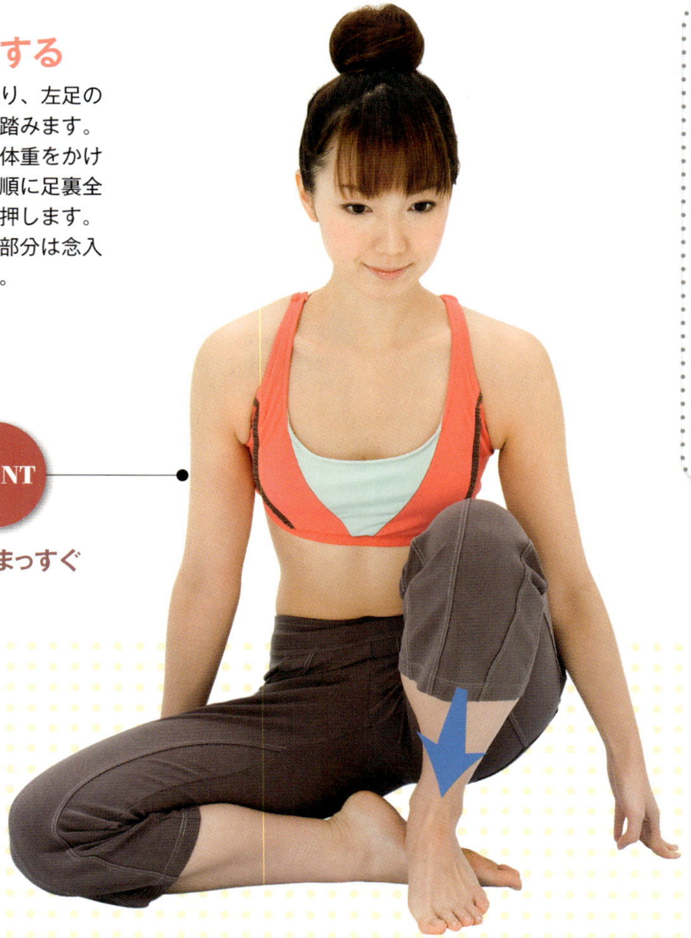

POINT

背筋をまっすぐ伸ばす

1の簡単ポーズ

足の代わりに手で押してもOK

押される足と逆側の手で握りこぶしをつくり、同じように指先から順に足裏全体を押します。背筋を伸ばし、まっすぐ下に向けて体重をかけるようにしましょう。

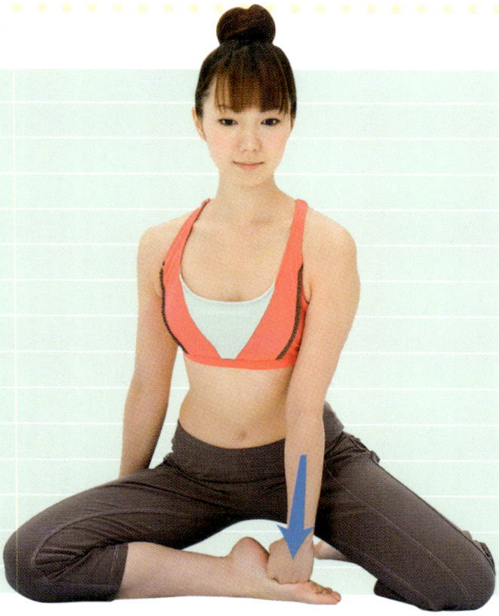

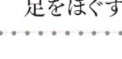

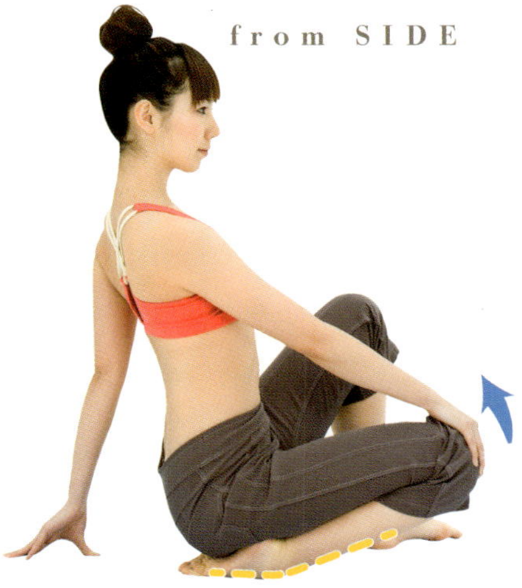
from SIDE
足の甲からすねの伸びを意識する

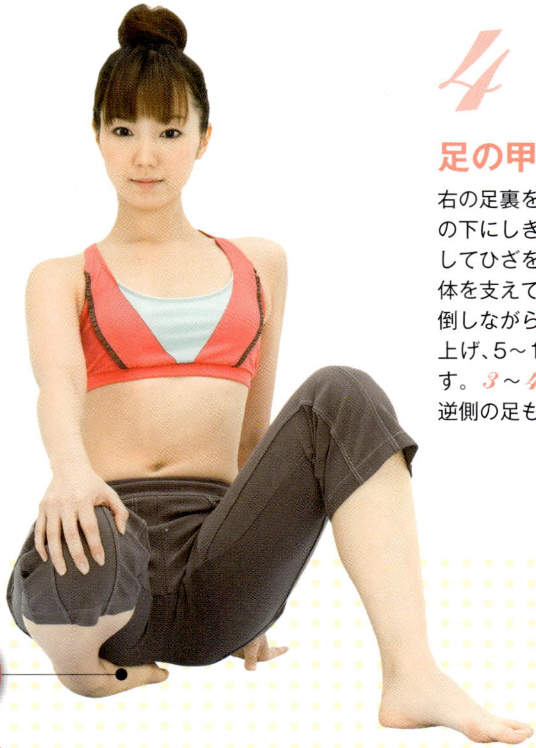
土踏まずに坐骨をしっかりとのせる
POINT

4 足の甲を伸ばす

右の足裏をおしりの骨（坐骨）の下にしき、左の脚は前に出してひざを立てます。左手で体を支えて、体を少し後ろに倒しながら右手でひざを引き上げ、5～10呼吸キープします。3～4を1セットとして逆側の足も同様に行います。

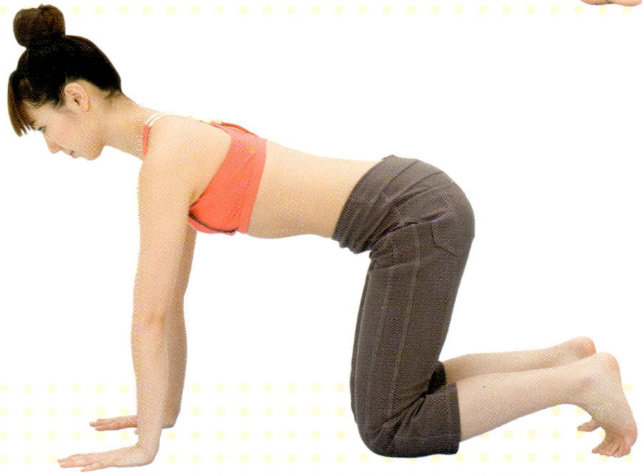

5 よつんばいになる

手と脚を肩幅に開いてよつんばいになります。足の指は立てます。

6 足の裏を伸ばす

腕を伸ばし、腰を後方に突き出すようにして上体を倒し、足のつま先を床に押しつけ、5～10呼吸キープします。

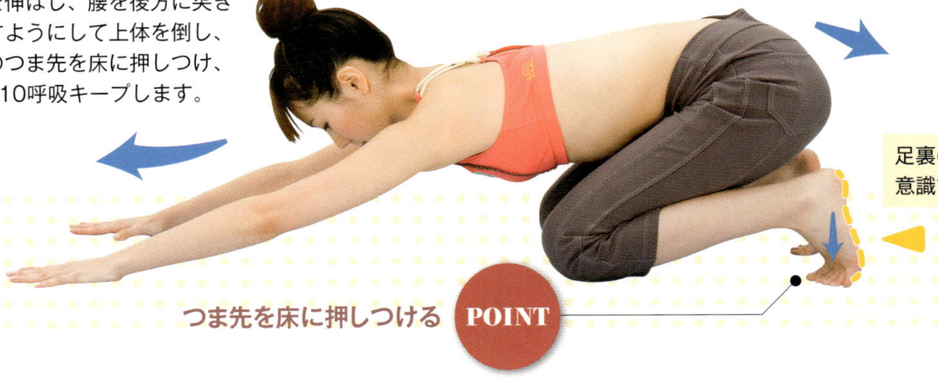
足裏の伸びを意識する
つま先を床に押しつける
POINT

腕と手を伸ばす

1 よつんばいになる

よつんばいになり、左腕を外側に180度回転させ、指先がひざを向くようにして、手のひらを床につけます。

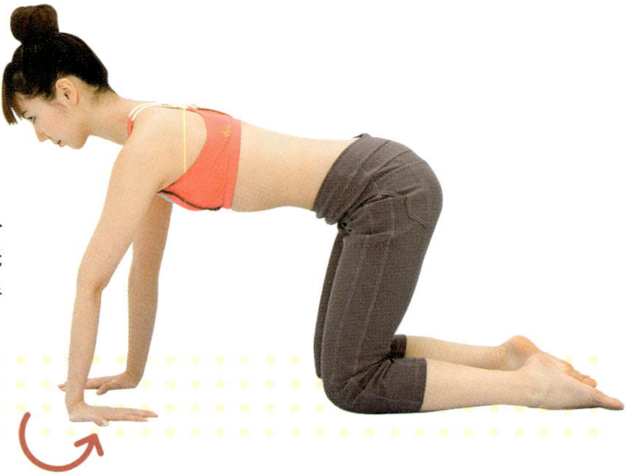

2 前腕を伸ばす

左手の甲を右手のひらで押さえ、体を後方に引き、腕を伸ばして5～10呼吸キープします。

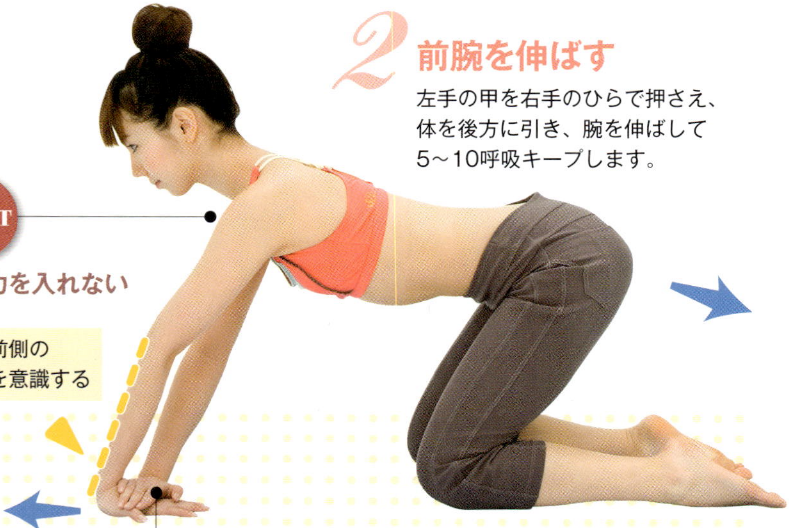

POINT
肩に力を入れない

腕の前側の伸びを意識する

腕と手のひら

1セット

＊

手は、骨盤からつながる筋肉の上半身での末端なので、ここをゆるめることで全身がゆるみやすくなります。しっかりほぐして血行を促しましょう。

POINT
右手も前方に押し出す気持ちで

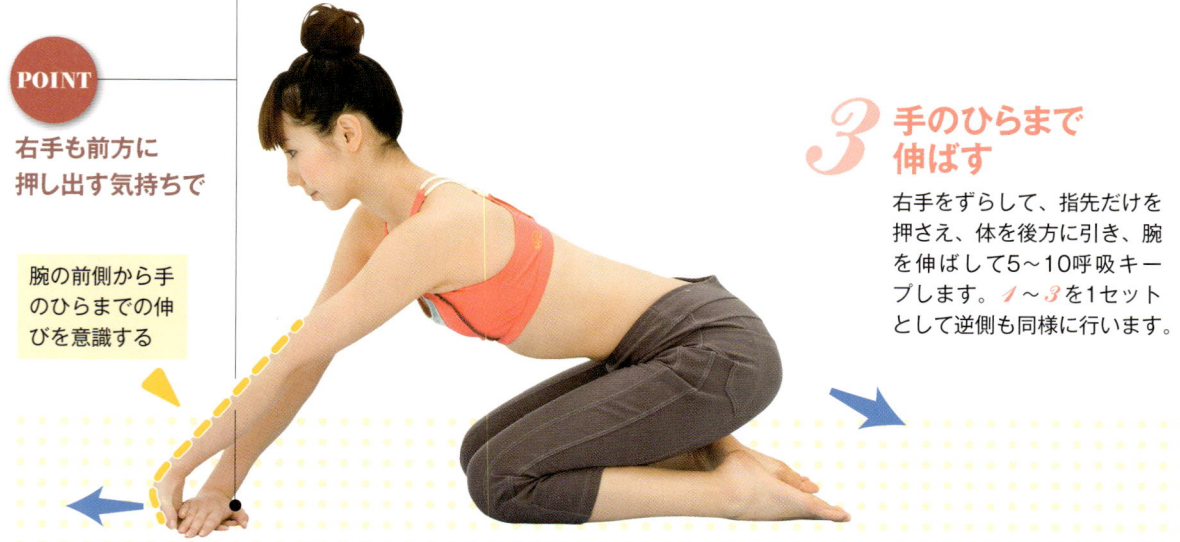

腕の前側から手のひらまでの伸びを意識する

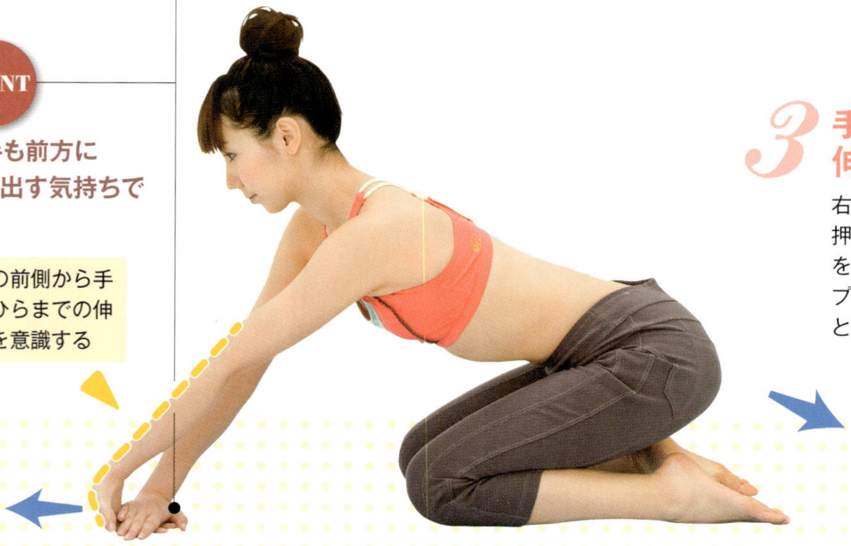

3 手のひらまで伸ばす

右手をずらして、指先だけを押さえ、体を後方に引き、腕を伸ばして5～10呼吸キープします。1～3を1セットとして逆側も同様に行います。

DVD no.2-2
腕と手を伸ばす

腕と手の甲

1セット

＊

末端の手の甲もゆるめます。日頃あまり伸ばすことのない部分ですが、ここにも反射区があるので、ていねいに伸ばしてください。

4 よつんばいになる

よつんばいになり、左手の甲を、指先がひざを向くようにして、床につけます。

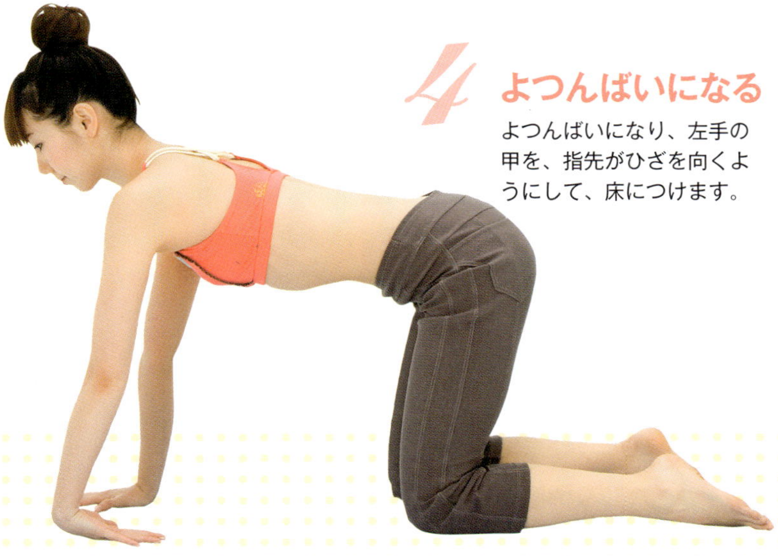

5 手の甲を伸ばす

左手のひらを右手で押さえ、体を後方に引き、腕を伸ばし、5～10呼吸キープします。4～5を1セットとして逆側も同様に行います。

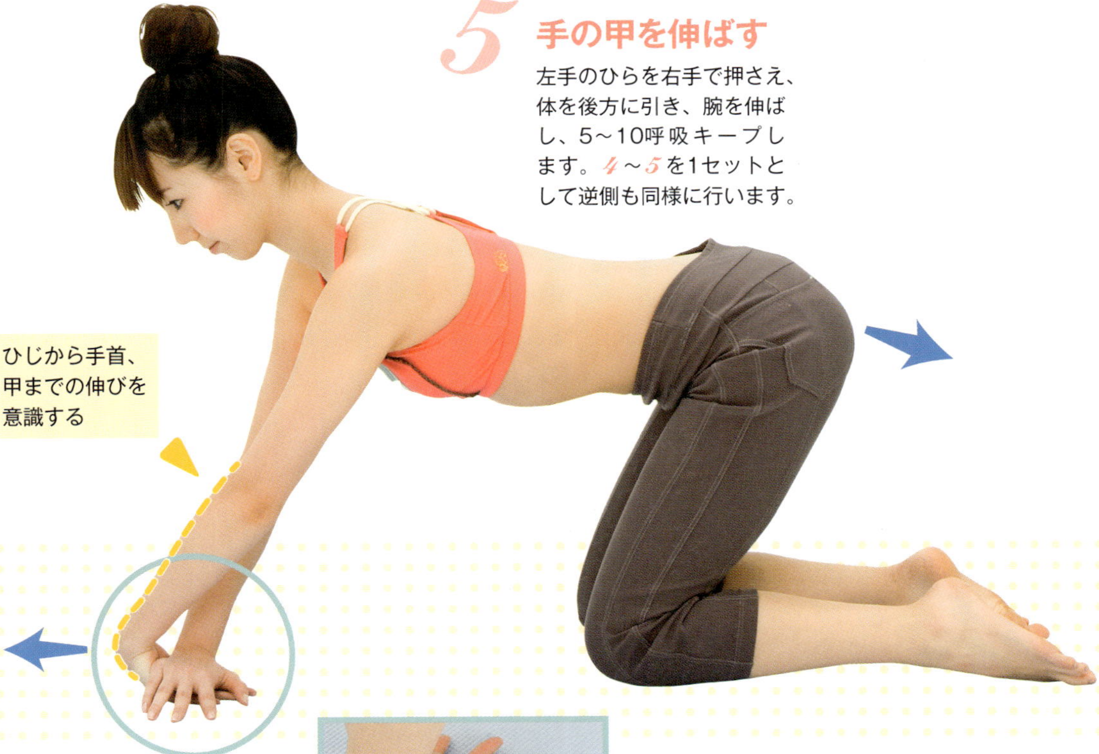

ひじから手首、甲までの伸びを意識する

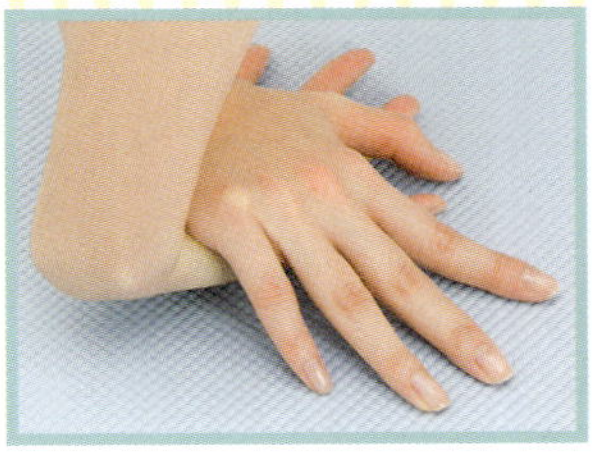

指先だけでなく、手のひらをしっかりと押さえます。押さえている右手も前方の矢印の方向に押し出す気持ちで行いましょう。

DVD no.2-3

体幹を伸ばす

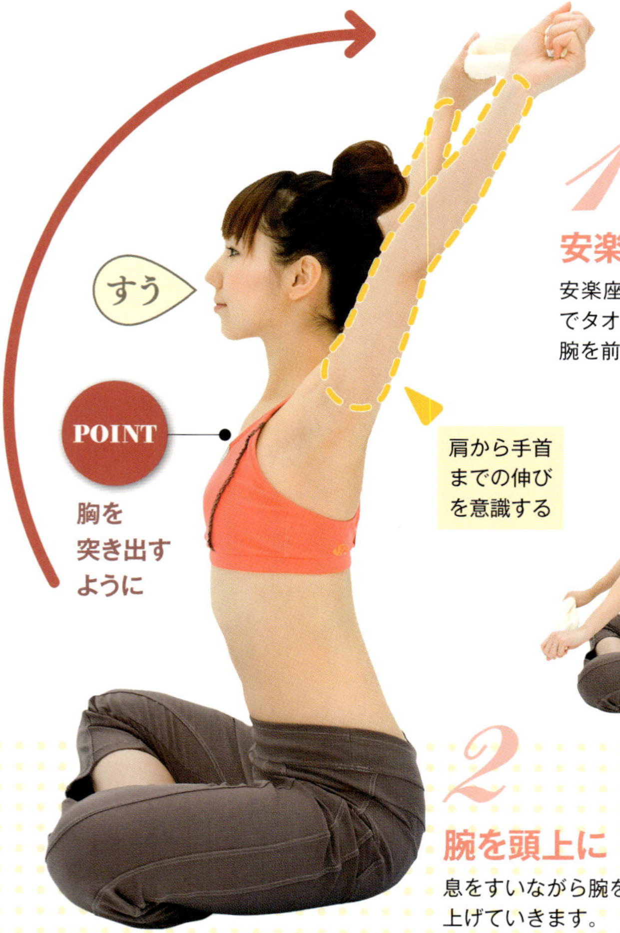
すう
POINT
胸を
突き出す
ように
肩から手首
までの伸び
を意識する

1 安楽座で座る

安楽座（→下段参照）でタオルの両端を持ち、腕を前に伸ばします。

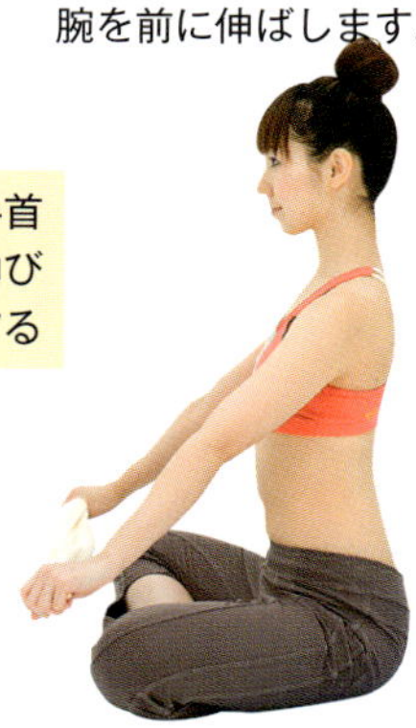

2 腕を頭上に

息をすいながら腕をゆっくり上げていきます。

肩まわり

3セット

＊

肩関節のまわりを柔軟にして、腕がスムーズに動くようにしましょう。骨盤を支える筋肉とも関係するので、骨盤のゆがみの改善にもつながります。

基本の座り方

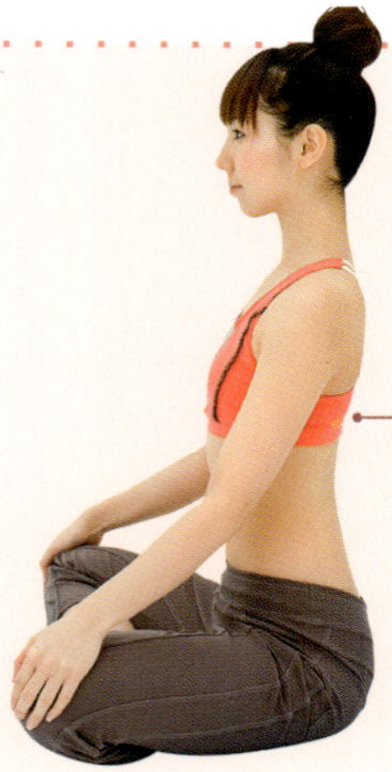
背筋を伸ばし、
腰を落とさない
ように

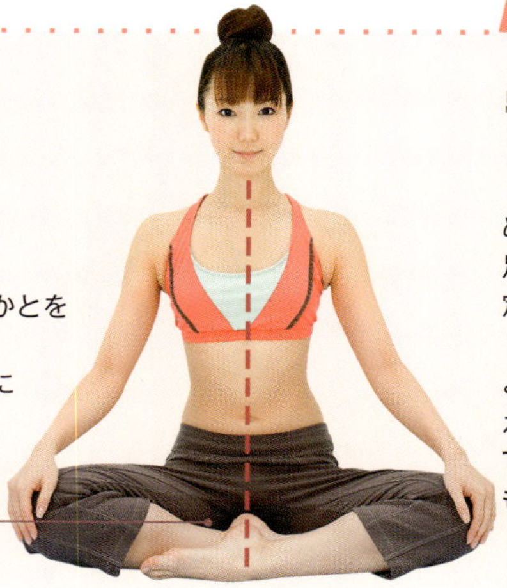
両足のかかとを
おへその
延長線上に

安楽座

肩や腰など上半身の筋肉をゆるめるエクササイズでの座り方です。足首や股関節に負担をかけずに安定した姿勢が保てます。

両足のかかとが体の中心にくるように座ります。足を左右組み替えてみて、座りづらい方の組み方で座ると、骨盤のゆがみの解消にも役立ちます。

3 腕を後ろに

息をはきながらゆっくり
肩を後ろへまわします。

4 腕を後ろから前へ

2～3の動きと逆に、息をすいながら腕を頭上まで上げ、息をはきながら肩を前にまわして腕を1の位置まで下ろします。1～4を1セットとして3セット行います。

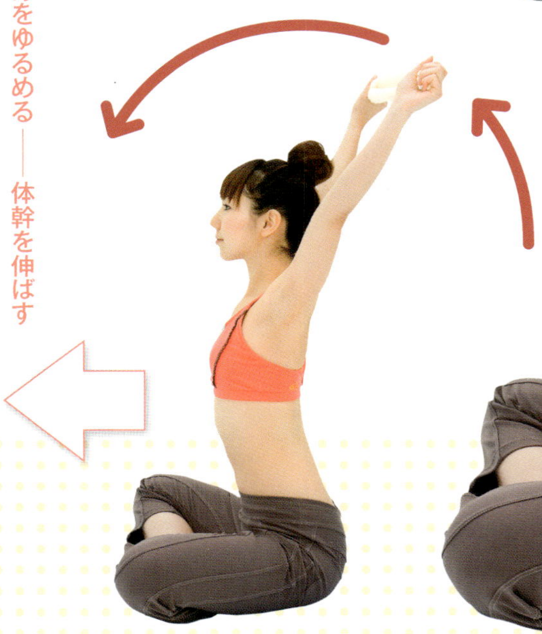

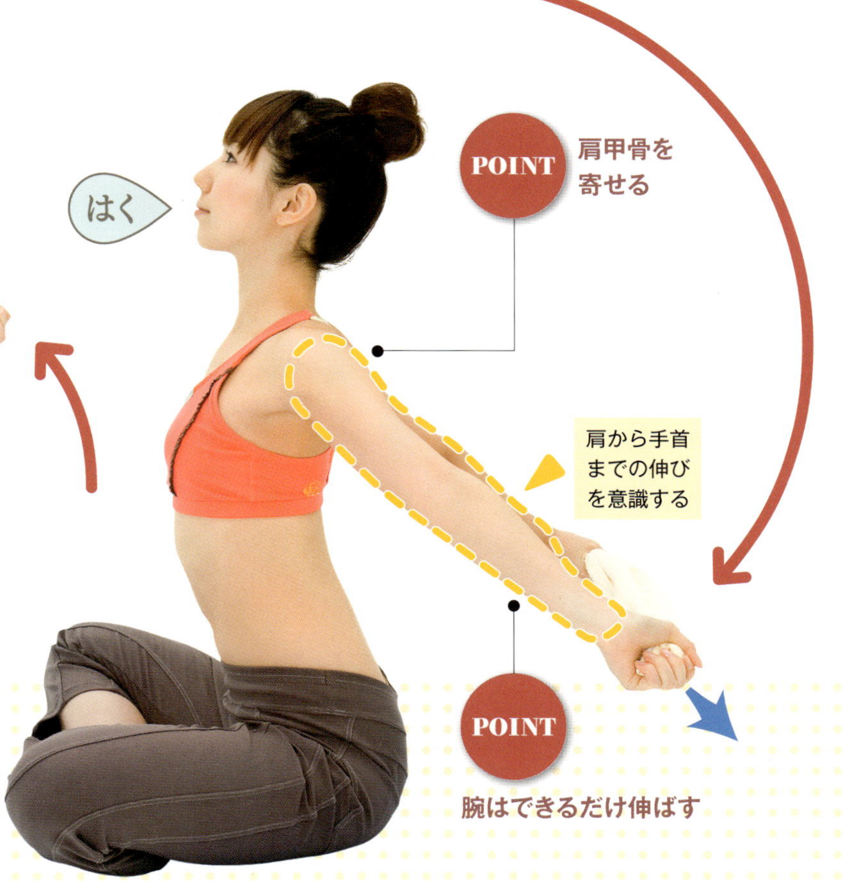
はく
POINT
肩甲骨を寄せる
肩から手首までの伸びを意識する
POINT
腕はできるだけ伸ばす

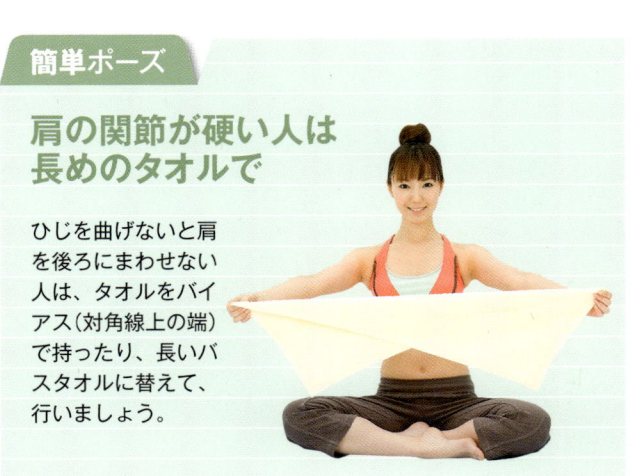

簡単ポーズ

肩の関節が硬い人は長めのタオルで

ひじを曲げないと肩を後ろにまわせない人は、タオルをバイアス（対角線上の端）で持ったり、長いバスタオルに替えて、行いましょう。

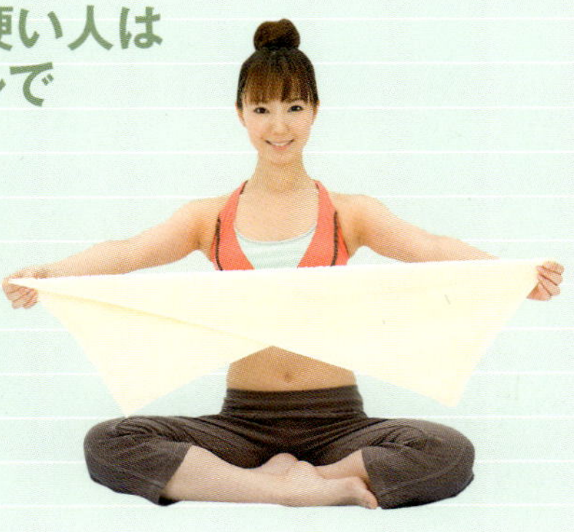

NG!

ひじが曲がったり、体が傾いていては効果がありません。

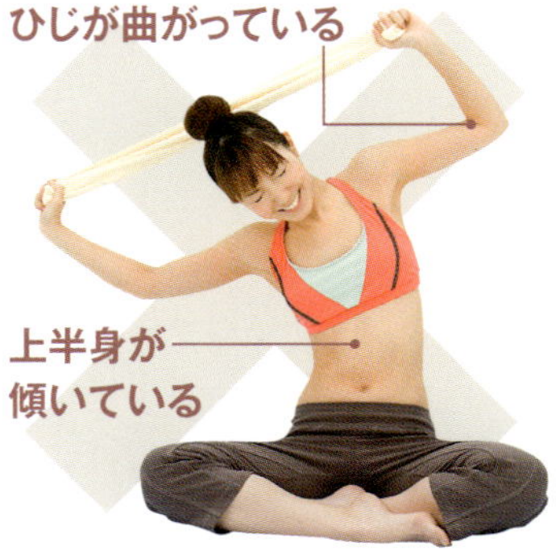
ひじが曲がっている
上半身が傾いている

体の側面

2セット

＊

骨盤を支えている左右の体側から腕までを伸ばします。特に、あばら骨の間の筋肉は硬くなりがちなので、しっかりゆるめましょう。

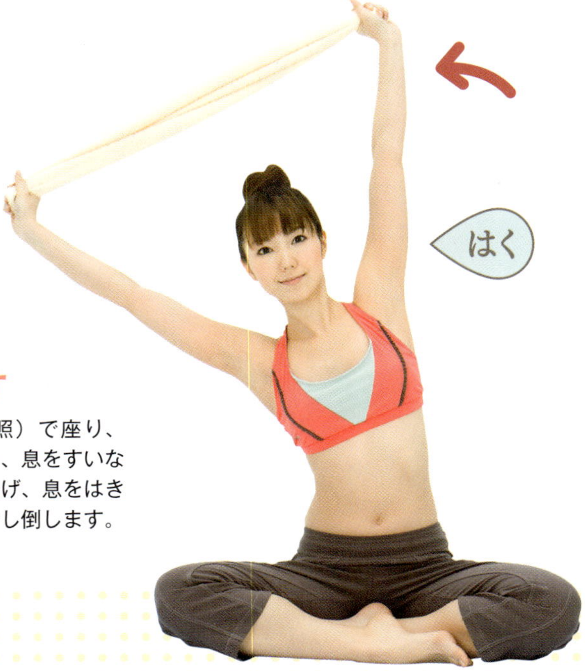
はく

5 体を少し倒す

安楽座（→P44参照）で座り、タオルの両端を持ち、息をすいながら腕を頭上まで上げ、息をはきながら体を真横に少し倒します。

6 体側を伸ばす

胸が天井を向くように上体をひねり、さらに体側を伸ばして5～10呼吸キープします。おしりはしっかり床につけて、腕は上へ伸ばし、タオルを左右に引っ張り合います。逆側も同様に行い、*5*～*6*を1セットとして左右各2セット行います。

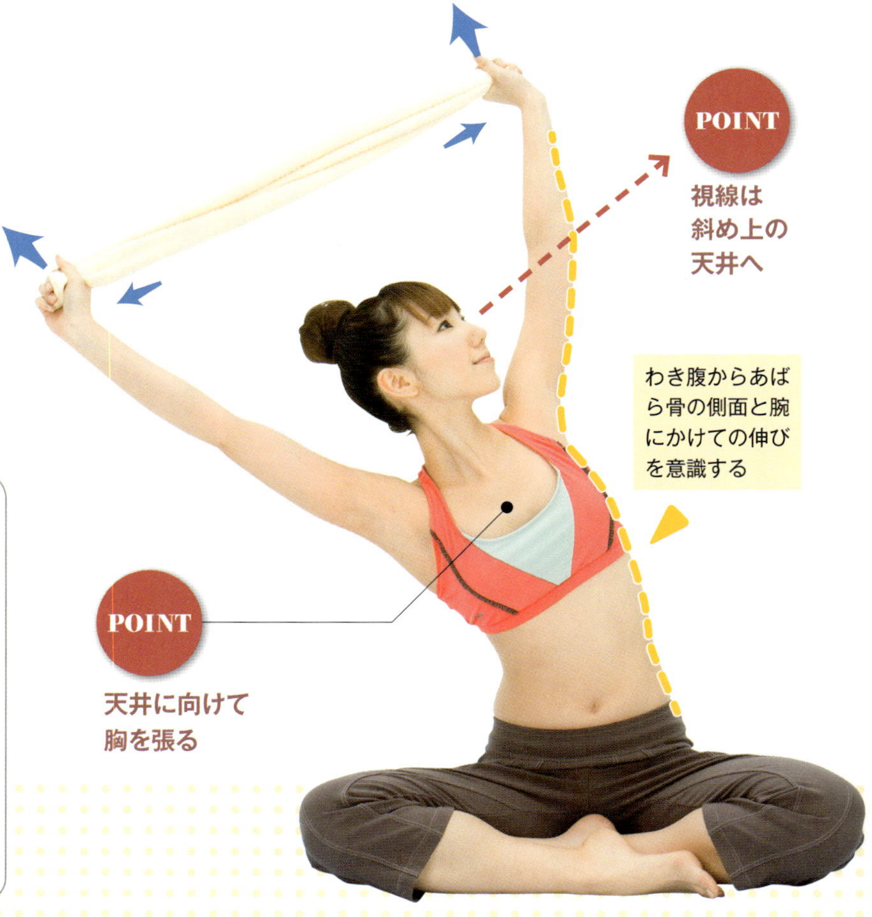
POINT
視線は斜め上の天井へ
わき腹からあばら骨の側面と腕にかけての伸びを意識する
POINT
天井に向けて胸を張る

NG!

おしりが浮き、肩に力が入ってひじが曲がっていると、体の側面が伸びません。

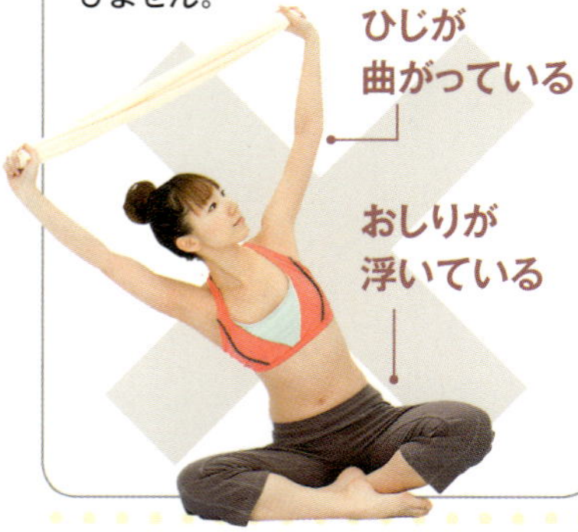
ひじが曲がっている
おしりが浮いている

DVD no.2-3
体幹を伸ばす

腕と体幹

左右・各2回転半

＊

腰を中心に上半身をまわして、背中から腰にかけてをしっかりと伸ばしましょう。さらに、おなか、そして体の側面、腕、肩と広範囲の筋肉をゆるめていきます。

7 安楽座で座る

安楽座（→P44参照）で座り、タオルの両端を持ち、息をすいながら腕を上げます。

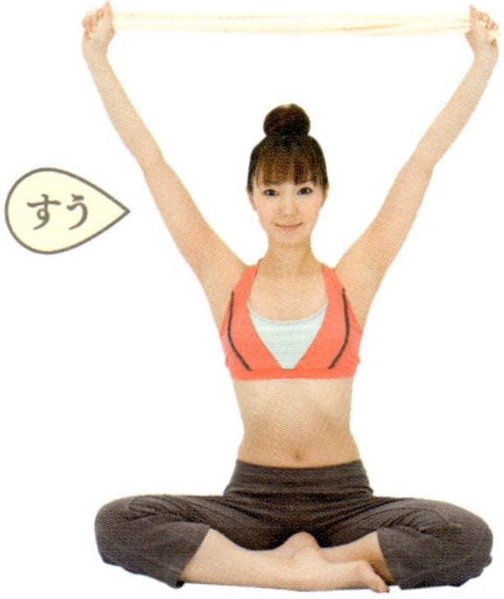
すう

8 しっかり前屈する

息をはきながら前屈して腕を伸ばし、タオルを床すれすれまで下ろします。

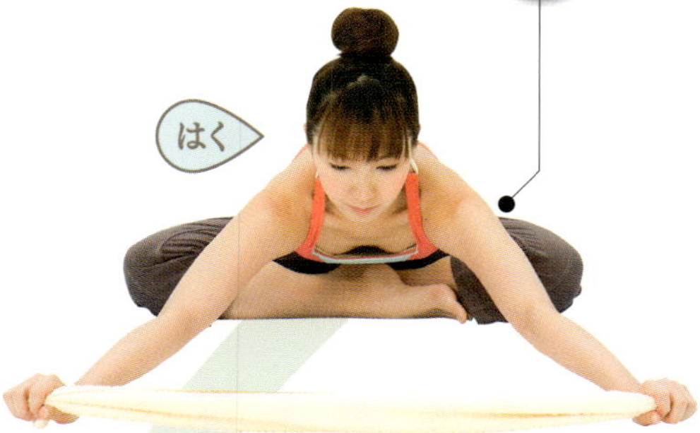
おしりは床につけたまま
POINT
はく

9 できるだけ大きな円を描く

できるだけ腕を体から離すように伸ばしながら、上半身で大きな円を描きます。2回転半で7の姿勢に戻り、7～9の動きを1セットとして、逆方向も同様に行います。

体の前面から腕にかけての伸びを意識する

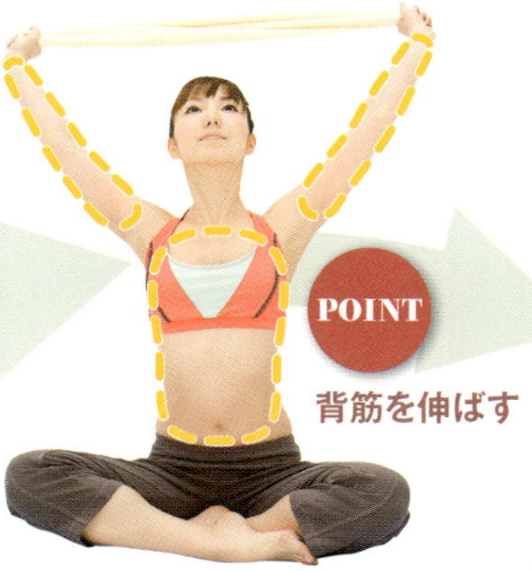
POINT
背筋を伸ばす

体側から腕にかけての伸びを意識する

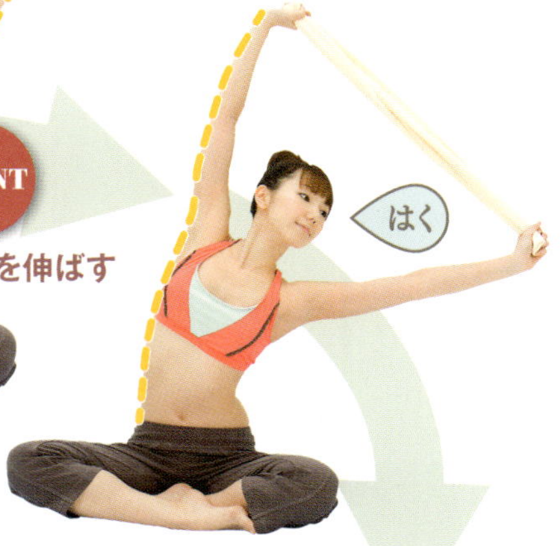
はく

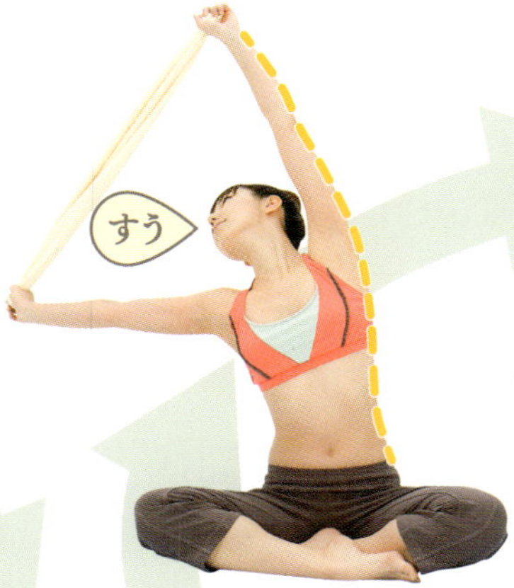
すう

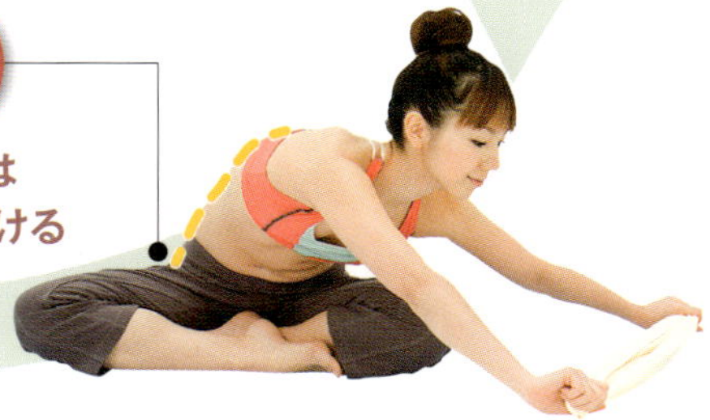
POINT
おしりは床につける

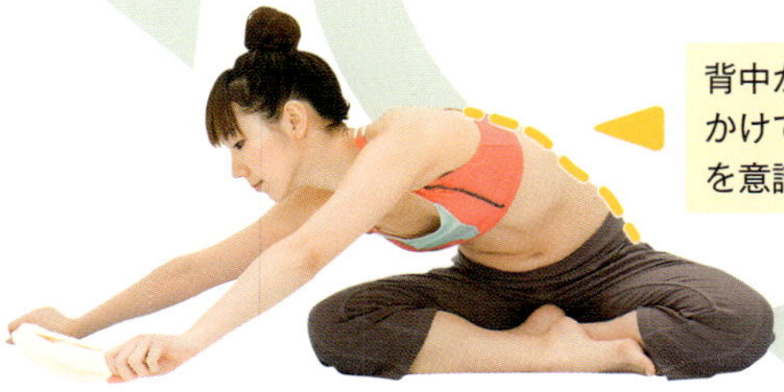

背中から腰にかけての伸びを意識する

DVD no.2-4

骨盤まわりを伸ばす

おしりと脚の付け根を伸ばす

あお向けに寝て（正しいあお向け→下段参照）、片脚を曲げ、ひざを両手で持って胸に引きつけ、5〜10呼吸キープします。

from TOP

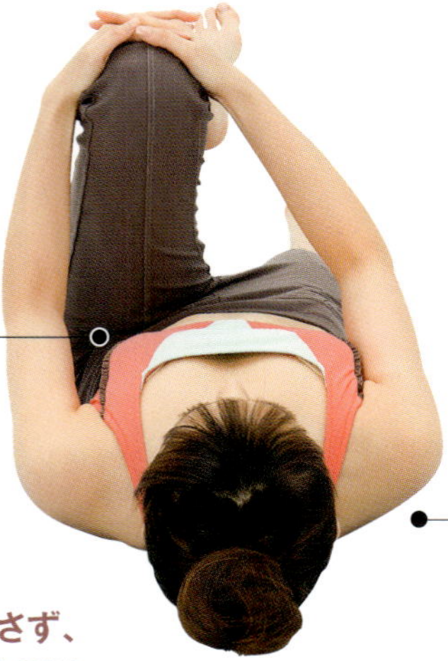

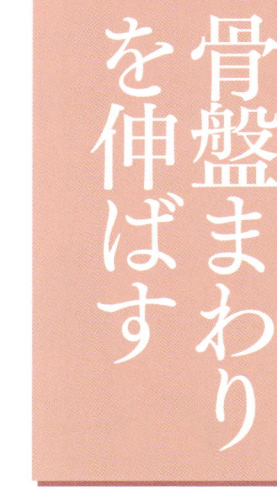

POINT 肩は床につける

POINT 骨盤は動かさず、脚の付け根だけを動かす

POINT 腰と首は反りすぎたり、伸ばしすぎたりしないように

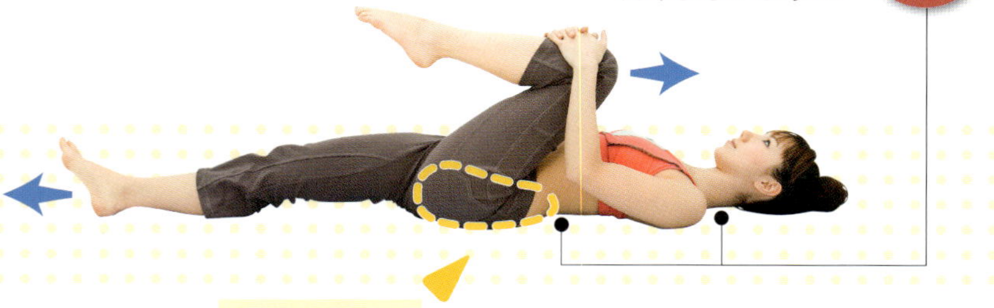

おしりから腰の伸びを意識する

from SIDE

骨盤まわり

左右・各1回

＊

腰の筋肉とおしりの筋肉（殿筋）、脚の付け根（股関節）の筋肉を伸ばします。どちらも、骨盤にダイレクトについていて、骨盤を支える重要な筋肉です。ヒップアップにも効果があります。

正しいあお向けの寝方

正しい位置　骨盤の位置が正しいと、背中に適度なアーチができる

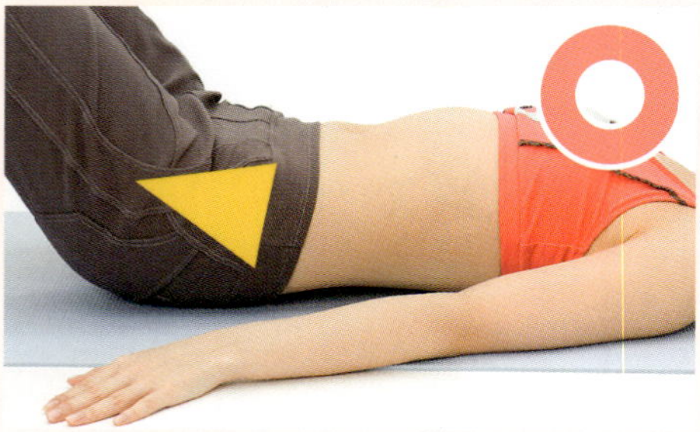

背中のアーチに注意

あお向けに寝たときに、注意したいのが骨盤の位置です。間違った位置ではエクササイズの効果が得られないので、腰に自然なアーチができるように正しい姿勢で行いましょう。背中を反りすぎると骨盤が前傾して腰のアーチが高くなり、逆に腰が落ちて骨盤が後傾しすぎると背中がフラットになり、腰のアーチがなくなってしまいます。初めは感覚がつかみにくいかもしれませんが、常に意識していると、徐々に自然な状態がわかってきます。

2 脚を内側に倒す

1の姿勢から、曲げた脚を反対の胸に近づけるように少し内側に入れて、5～10呼吸キープします。

POINT

肩とおしりは床につける

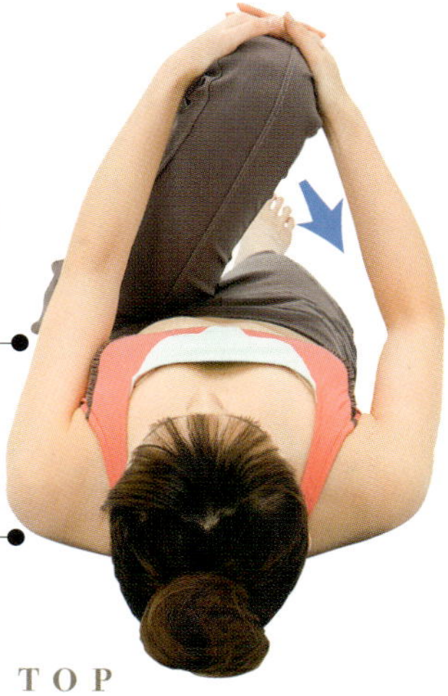

from TOP

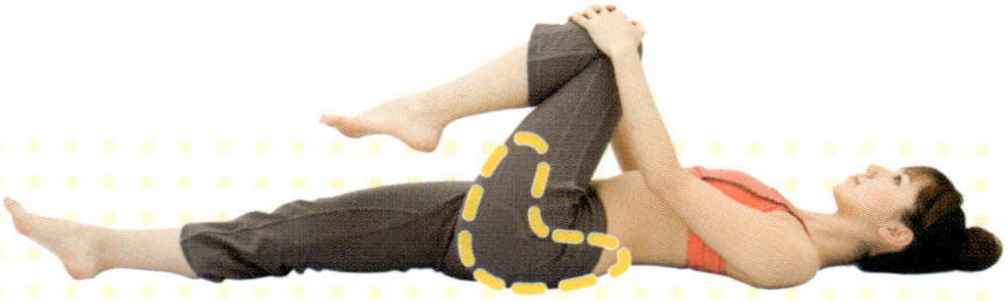

おしりの外側から腰の伸びを意識する

from SIDE

3 脚を外側に倒す

次に曲げた脚を外側へ倒し、5～10呼吸キープします。このとき逆側の手は骨盤が浮かないようにそえておきましょう。

POINT

肩とおしりは床につける

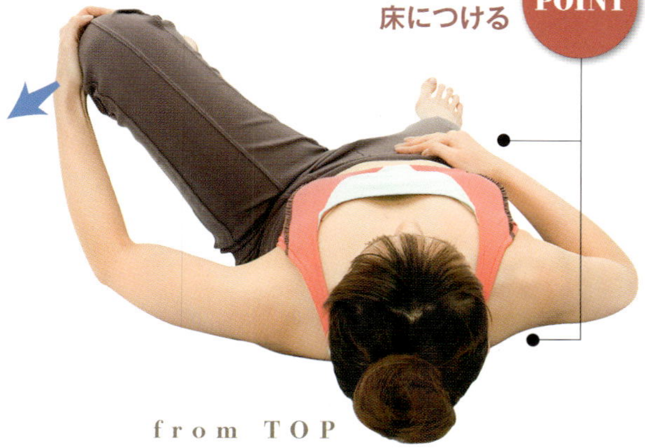

from TOP

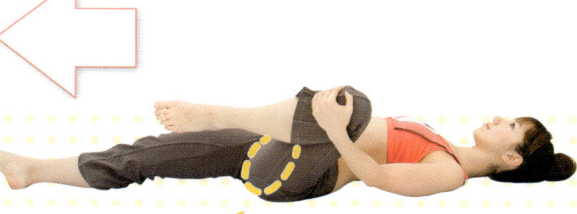

おしりの内側から脚の付け根の内側の伸びを意識する

from SIDE

骨盤が後傾　背中がぴったりと床につき、骨盤が後ろに傾いている

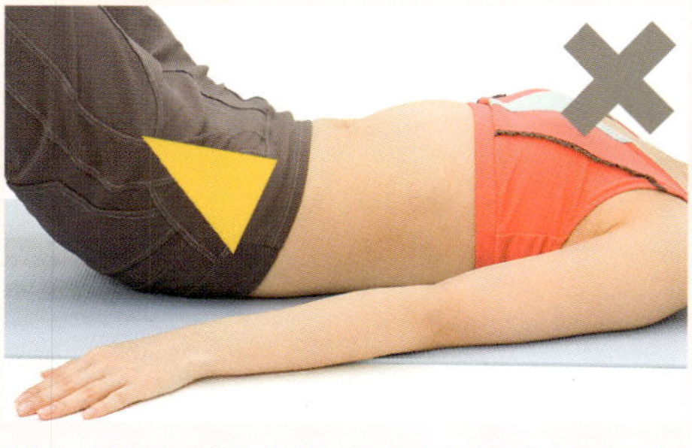

骨盤が前傾　背中が反りすぎて、骨盤が前に傾いている

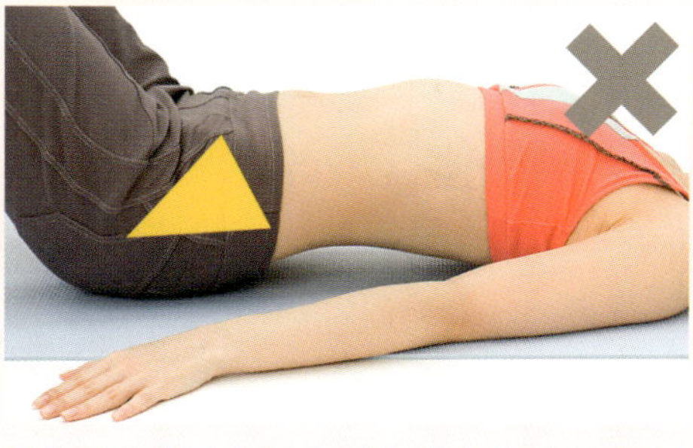

4 腰をひねって脚を倒す

外側に倒した脚をいったん1の位置に戻します。次に曲げたひざを逆側の手で持ち、反対側の床に近づけるイメージで腰をひねって脚を倒し、5～10呼吸キープします。顔は脚を倒した方向と反対に向け、腕は手のひらを下にして横に広げ、肩が上がらないようにします。1～4を1セットとして逆側の脚も同様に行います。

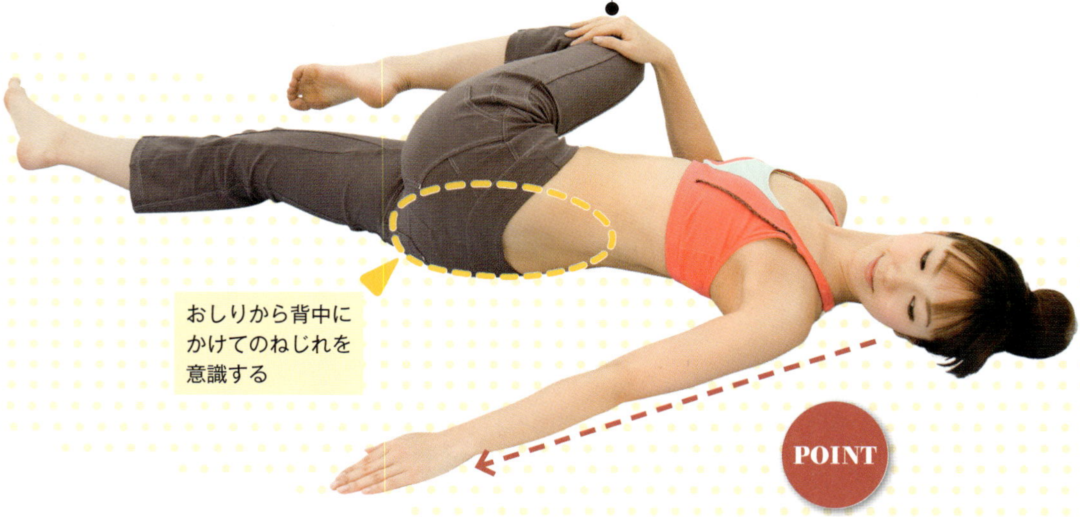
POINT
ひざ頭が足元のほうに下がらないように、腰のほうに引きつける。
おしりから背中にかけてのねじれを意識する
POINT
目線は指先に向ける

NG!

脚を倒そうとすると、つい肩が床から浮いてしまいますが、これでは効果は得られません。

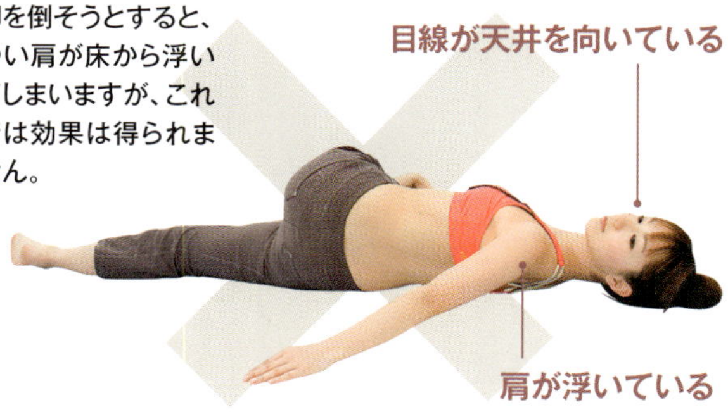
目線が天井を向いている
肩が浮いている

DVD no.2-4

骨盤まわりを伸ばす

おしりの奥

左右・各１回

＊

脚の付け根の筋肉は、日頃あまり使わないのでどうしても硬くなりがちです。おしりの内側の深いところの筋肉を刺激して、効果的にゆるめましょう。

5 おしりの奥の筋肉を伸ばす

あお向けに寝て、左足首を右ひざにかけます。右のもも裏側を両手で抱えて脚を胸に引きつけ、5～10呼吸キープします。脚を組み替えて、逆側の脚も同様に行います。

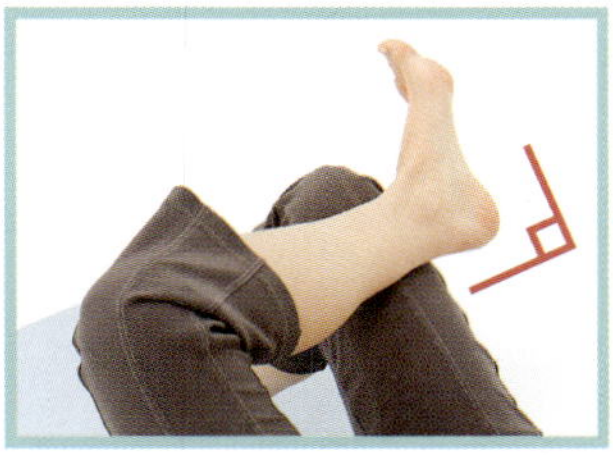

足首を直角にします。足先やふくらはぎではなく、足首をきちんとかけましょう。

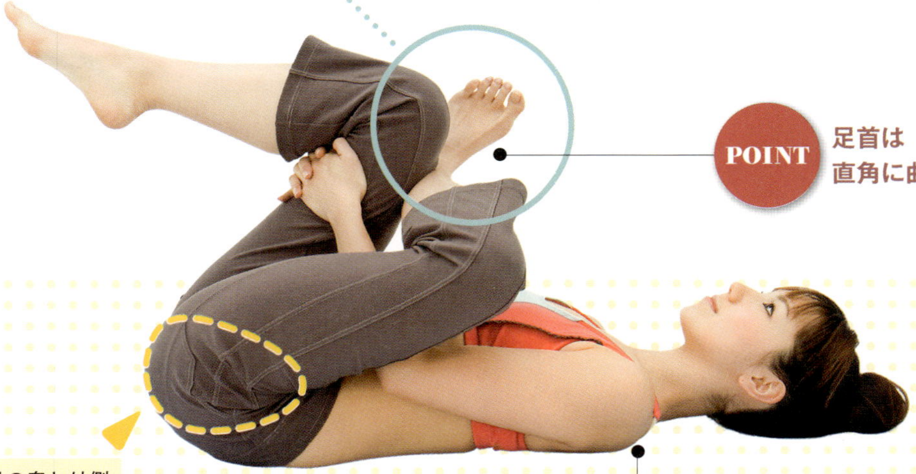

POINT 足首は直角に曲げる

POINT 肩は床につける

おしりの奥と外側の伸びを意識する

NG!

肩が上がり、背中が丸まってしまうと、おしりの筋肉は伸びません。

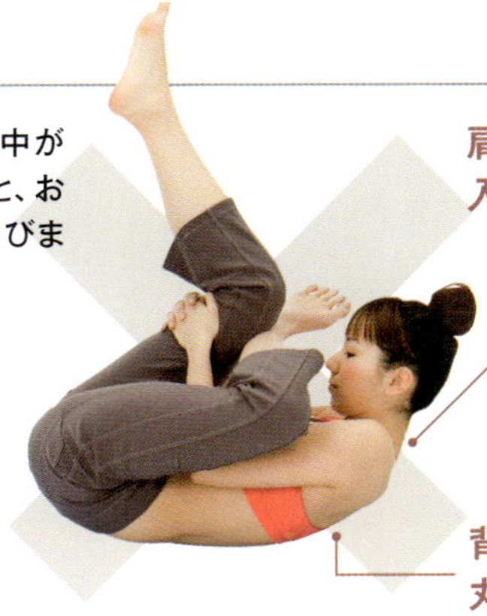

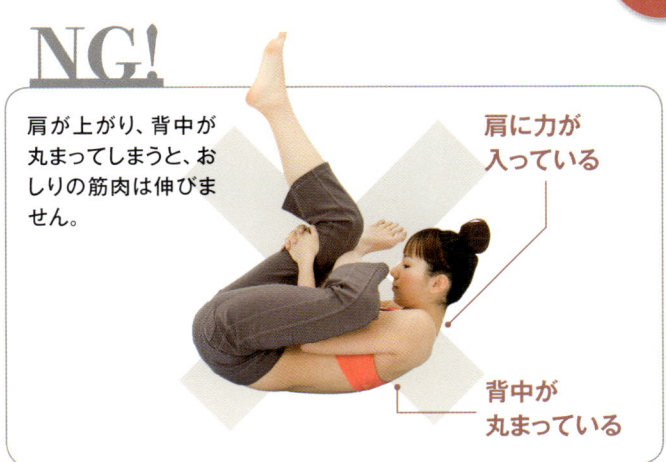

肩に力が入っている

背中が丸まっている

脚を伸ばす

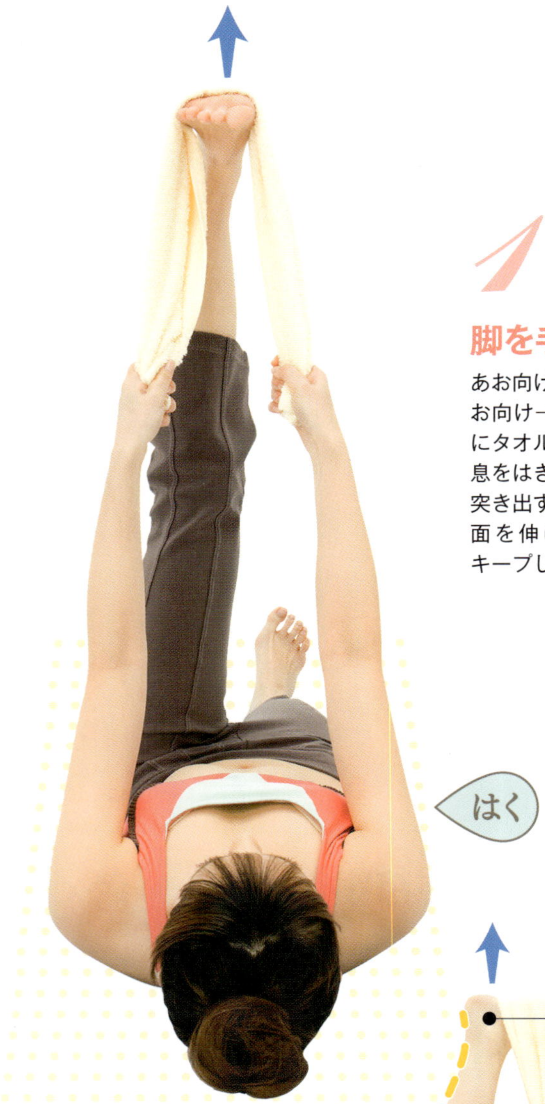

脚を手前に引く

あお向けに寝て（正しいあお向け→P48参照）、左脚にタオルをかけて上げます。息をはきながら、かかとを突き出すようにして脚の後面を伸ばし、5〜10呼吸キープします。

脚の後面

左右・各1回

＊

脚の付け根から足首まで、脚の後面全体を伸ばします。特にもも裏側には、股関節を動かす筋肉や骨盤を支える筋肉があるので、しっかり伸ばしましょう。

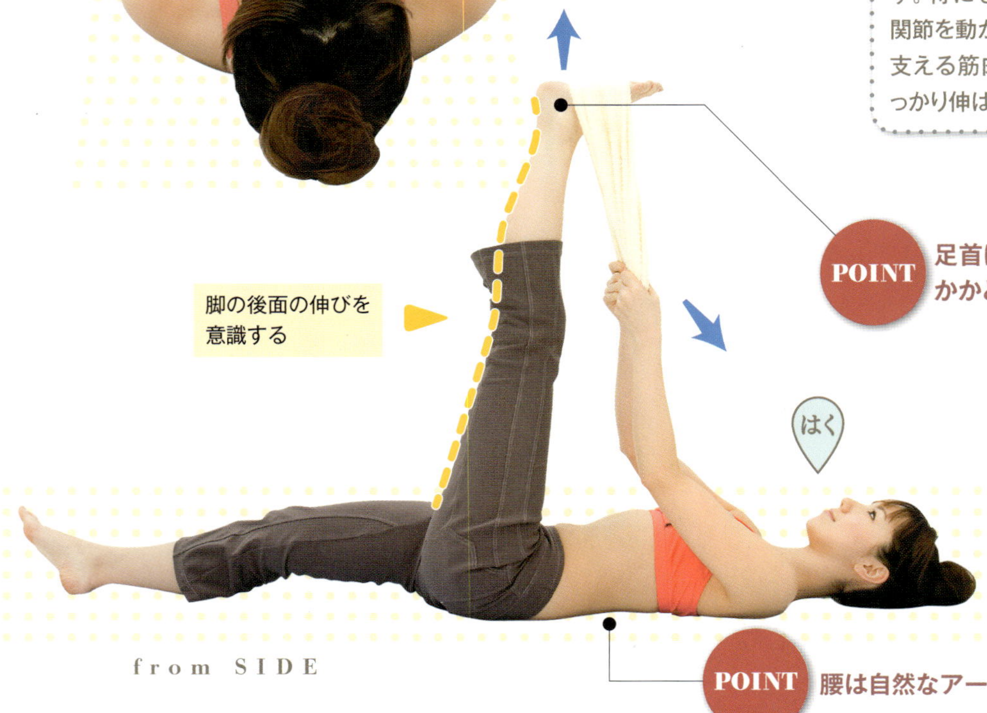

POINT 足首は直角にしてかかとを突き出す

POINT 腰は自然なアーチをつくる

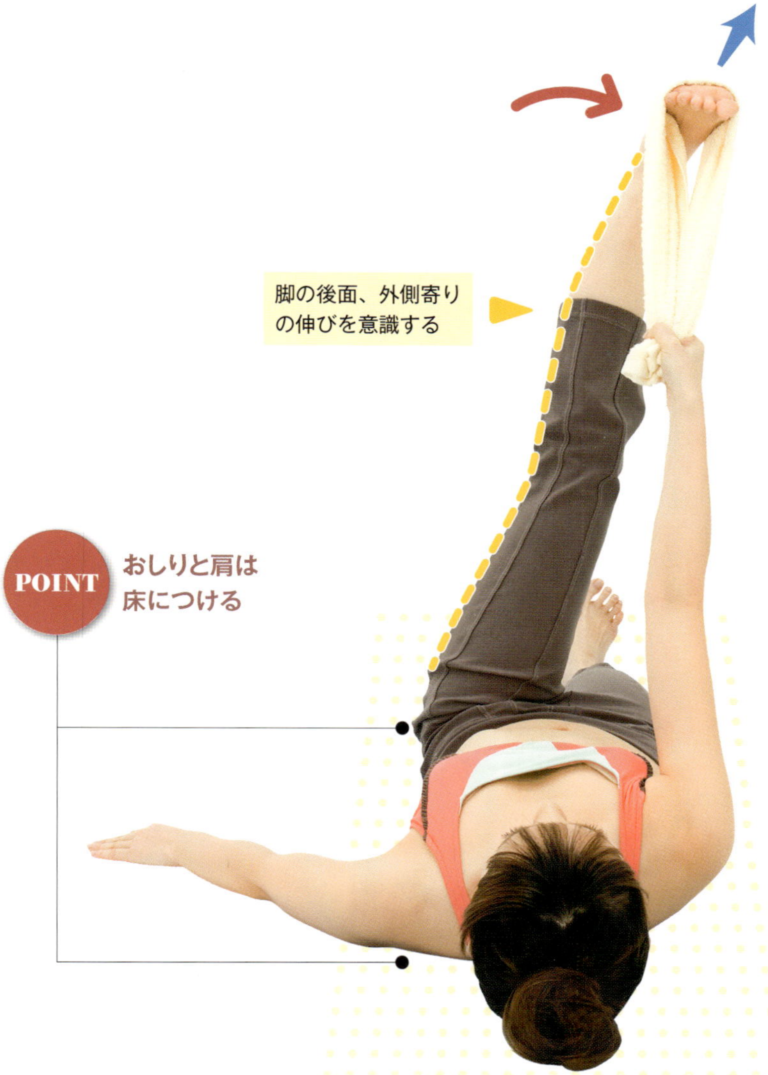
脚の後面、外側寄りの伸びを意識する
POINT
おしりと肩は床につける

2 脚を内側に倒す

タオルを右手に持ち替え、上げた脚を内側に倒します。かかとを突き出して脚を伸ばし、5～10呼吸キープします。このとき左手は床につけて、肩が浮かないようにします。

簡単ポーズ

ひざは曲げてもOK

脚の後面の伸びを感じられていれば、ひざは曲がっていてもかまいません。あまり無理をしないで、イタ気持ちいいくらいのところでとめましょう。

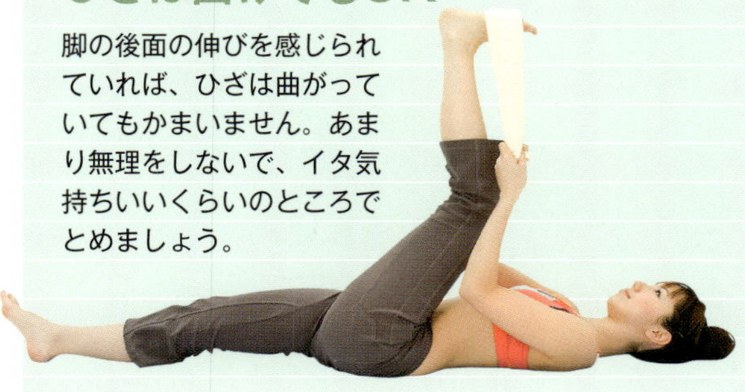

NG!

脚を体に引きつけすぎて、腰と首のラインが一直線になっていては効果がありません。

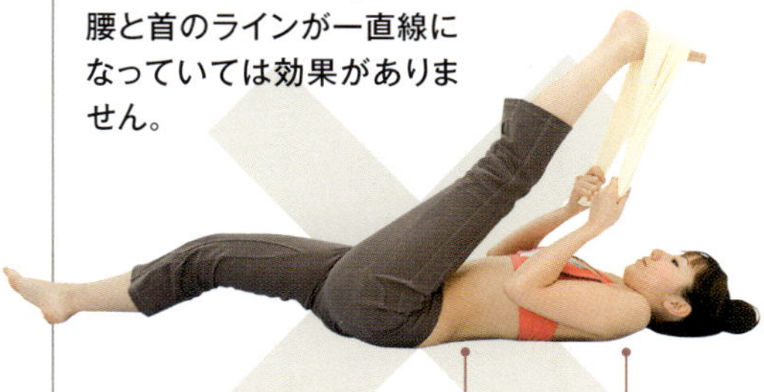
腰のアーチがなくなっている
肩に力が入りすぎている

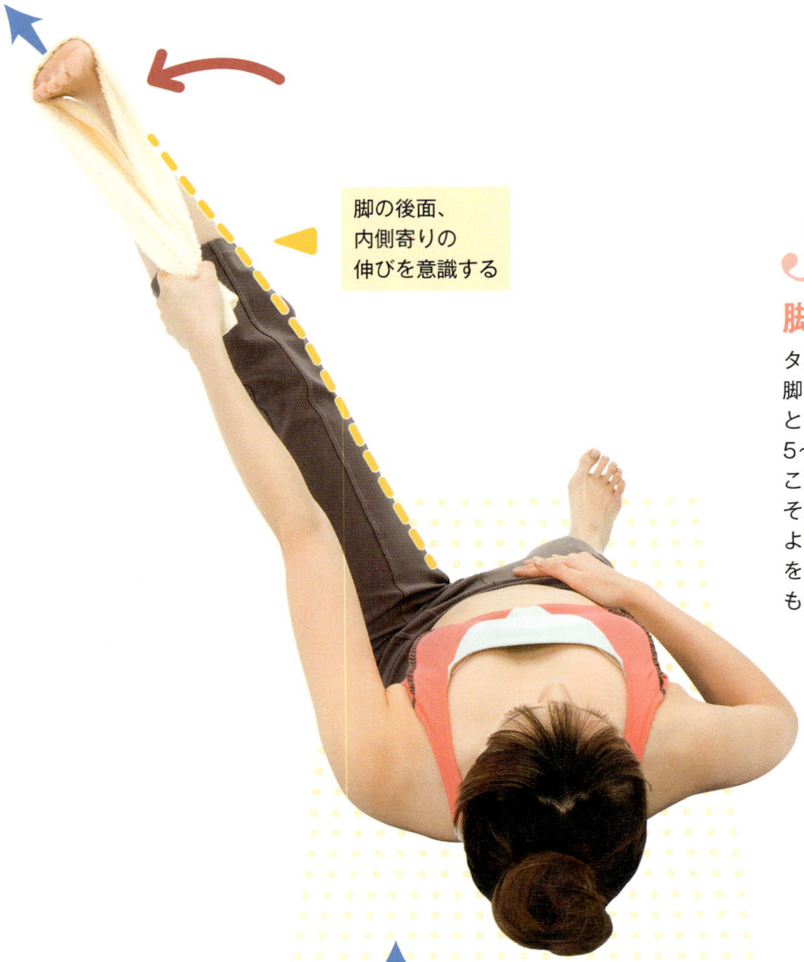
脚の後面、
内側寄りの
伸びを意識する

3

脚を外側に倒す

タオルを左手に持ち替えて、脚を外側に倒します。かかとを突き出して脚を伸ばし、5～10呼吸キープします。このとき空いた手は骨盤にそえて、おしりが浮かないようにしましょう。*1*～*3*を1セットとして逆側の脚も同様に行います。

from SIDE

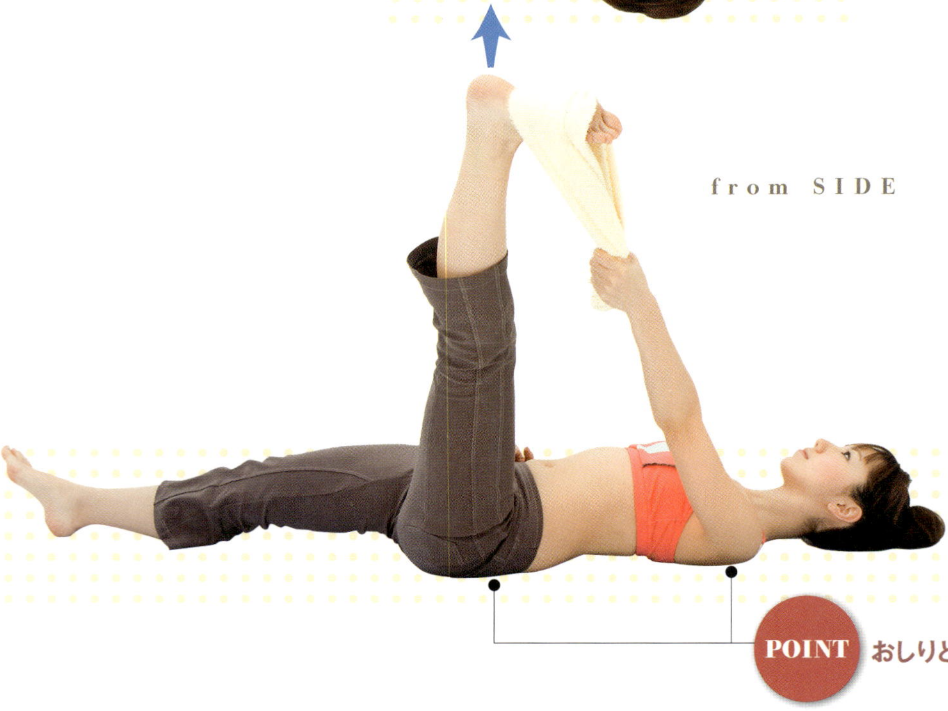

POINT おしりと肩は床につける

DVD no.2-5

脚を伸ばす

もも前側

左右・各1回

＊

脚の後面に続けて、脚の前面をゆるめて筋肉のバランスをとります。脚の付け根からもも前側の筋肉を伸ばして、股関節の動きをよりスムーズにします。

4 うつぶせに寝る

うつぶせに寝て、両手をあごの下で重ね、脚を肩幅に開きます。

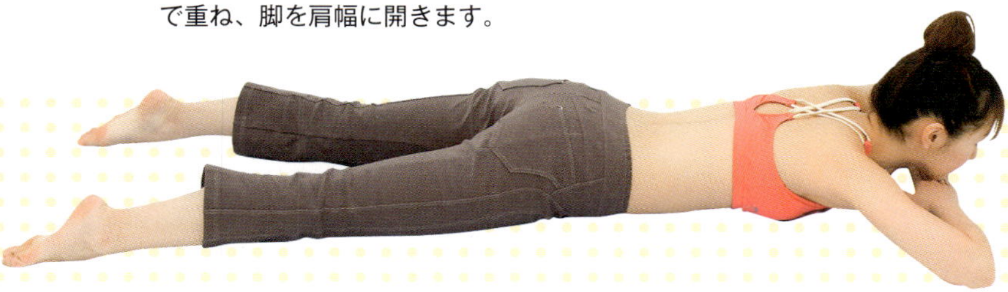

5 ももの前面を伸ばす

片脚を曲げて足の甲を手で持ち、強くおしりに押しつけて5～10呼吸キープします。逆側の脚も同様に行います。

POINT ひじは曲げる

POINT ひざを後方に押し出す

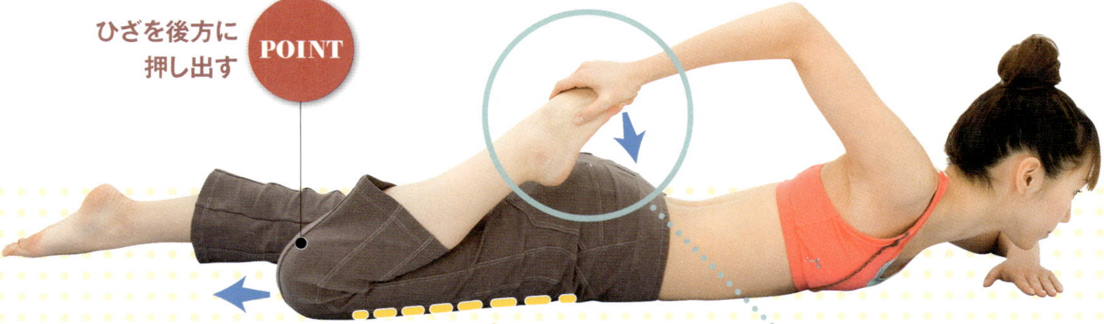

脚の付け根とももの前面の伸びを意識する

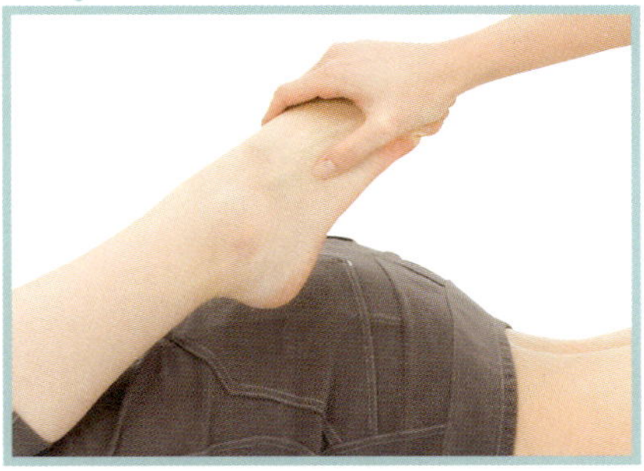

手で足を持つときは、上から押さえつけるようにします。

NG!

ひじが伸びたままでは、ももの前面は伸びません。

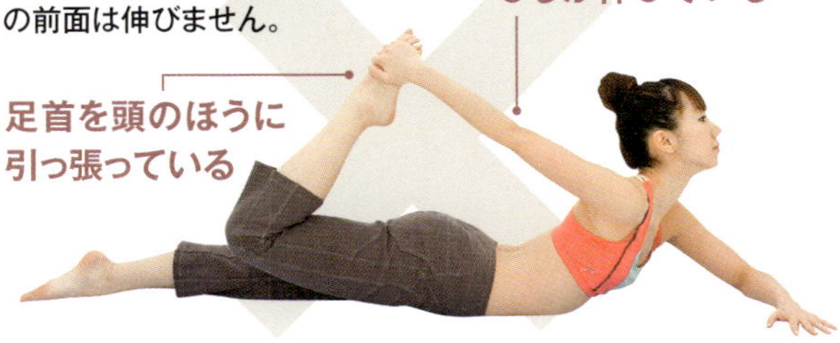
ひじが伸びている
足首を頭のほうに引っ張っている

DVD no.2-6

骨盤を調整する

上半身と下半身をつなぐ骨盤は体の要。それだけに骨盤は全身のゆがみの影響を受けやすいのです。全身の筋肉がゆるんだら、第2ステップとして、骨盤を調整して正しい位置に戻します。

DVD no.2-6

骨盤を左右にゆらす

1 ひざを立てる

あお向けに寝て（正しいあお向け→P48参照）、両脚をそろえてひざを立てます。肩が浮かないように両腕を開いて床につけます。

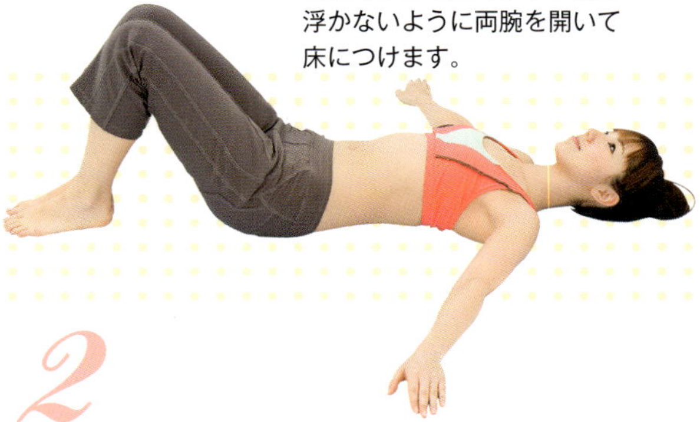

2 脚を右側に倒す

腰をひねって脚が床につくまで右に倒し、すぐに1の姿勢に戻ります。

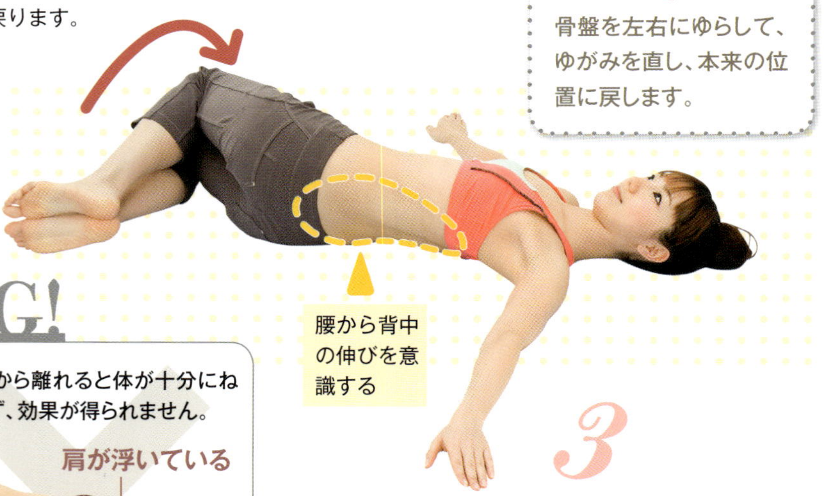

腰から背中の伸びを意識する

10往復

＊

骨盤を左右にゆらして、ゆがみを直し、本来の位置に戻します。

NG!

肩が床から離れると体が十分にねじられず、効果が得られません。

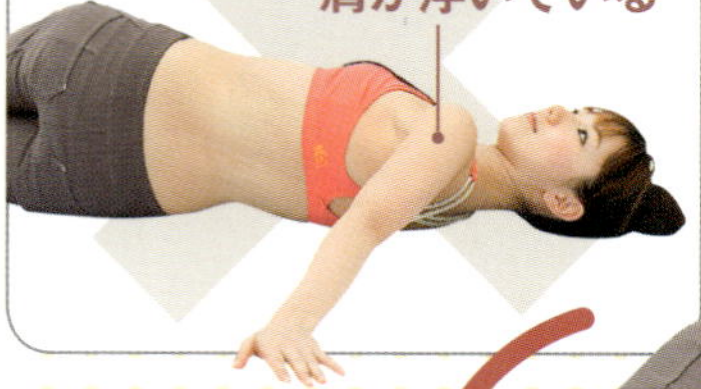

3 脚を左側に倒す

次に2と同様に左に倒します。左右交互に10往復させます。

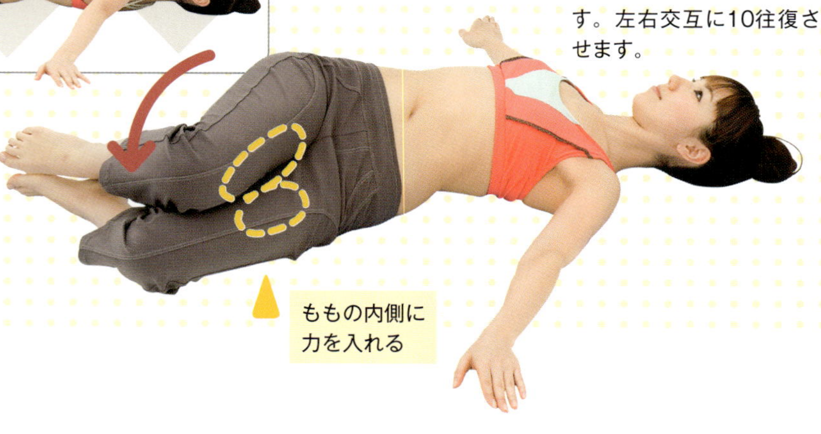

ももの内側に力を入れる

DVD no.2-6

骨盤をまわす

左右・各5回

＊

骨盤の中央を中心にしてまわすことで、本来の位置に戻すと同時に、腹筋も鍛えます。

4 曲げた脚を上げる

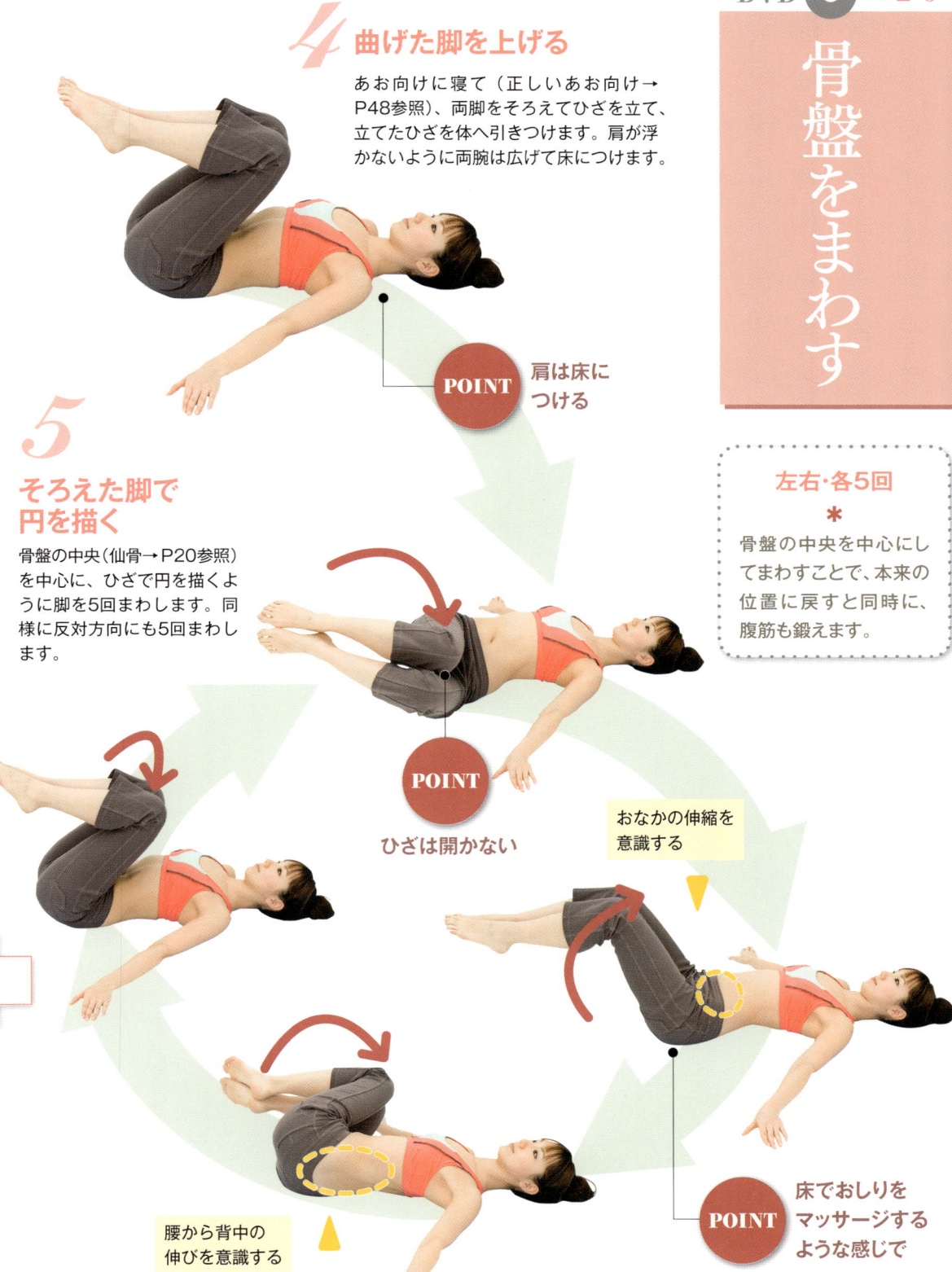

あお向けに寝て（正しいあお向け→P48参照）、両脚をそろえてひざを立て、立てたひざを体へ引きつけます。肩が浮かないように両腕は広げて床につけます。

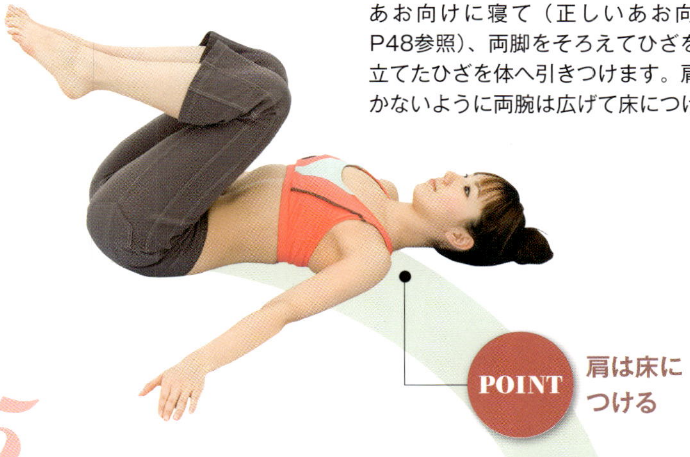
POINT
肩は床につける

5 そろえた脚で円を描く

骨盤の中央（仙骨→P20参照）を中心に、ひざで円を描くように脚を5回まわします。同様に反対方向にも5回まわします。

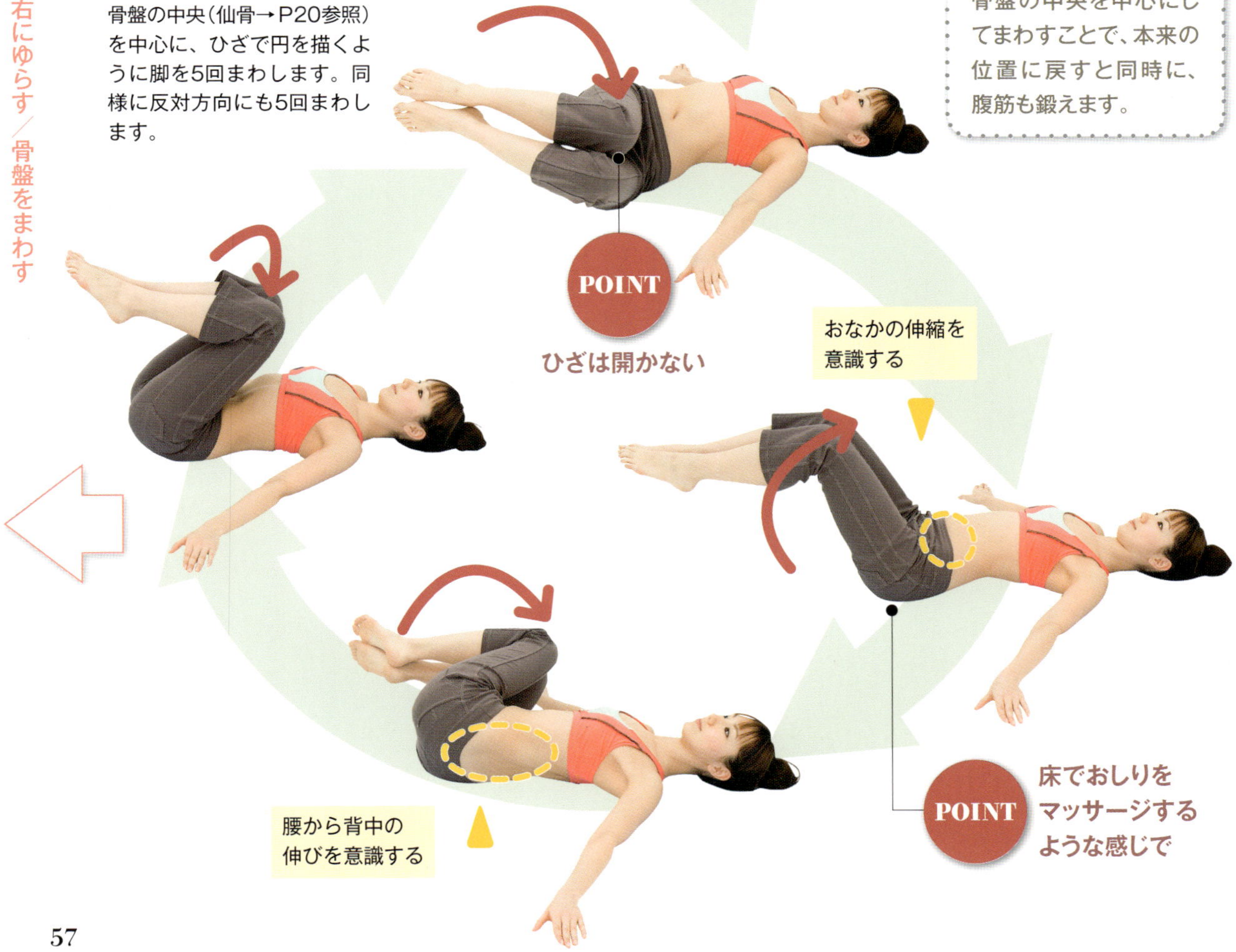
POINT
ひざは開かない
おなかの伸縮を意識する
POINT
床でおしりをマッサージするような感じで
腰から背中の伸びを意識する

全身を調整する

6 全身に力を入れて丸くなる

あお向けに寝て（正しいあお向け→P48参照）、ひざを曲げ、両手で両ひじをつかんで抱え込みます。全身に力を入れてなるべく小さく丸まり、5～10呼吸キープします。

POINT

額をひざ頭に近づける

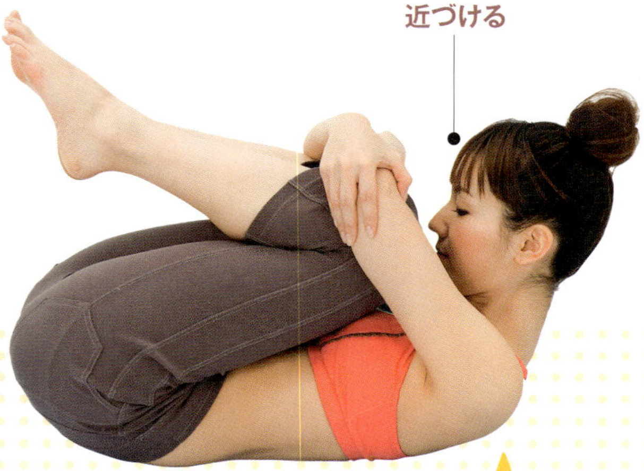

全身に力を入れて縮こまる

1セット

＊

全身に力を入れて緊張させてから力を抜いたり、ゆすったりすることで、全身の筋肉と関節をゆるめ、最後の調整をします。

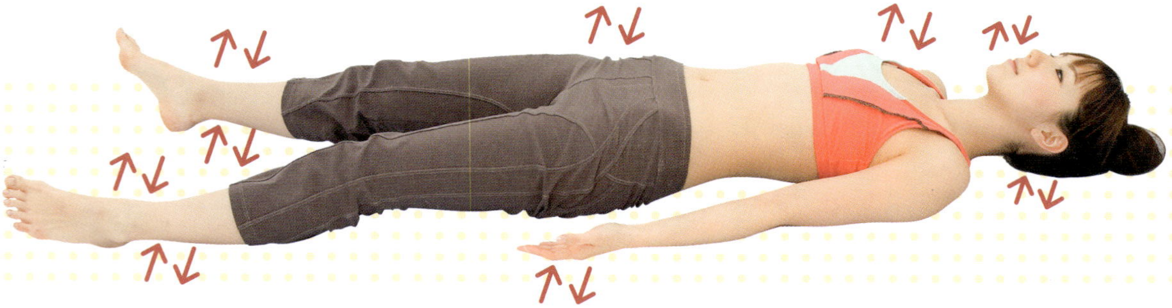

7 全身をゆする

手脚をほどき、全身の力を抜いてあお向けになり、リラックスします。足は肩幅に開き、両腕は自然に床につけます。力を抜いたままで体を左右に振って、15秒ほど全身を小刻みにゆすります。

8 大きく伸びをする

脚をそろえ、指を組んで逆手にして、腕を上に伸ばします。かかとは突き出すようにして、全身に力をこめて大きく伸びをし、5〜10呼吸キープします。

POINT 足首は直角に曲げて突き出す

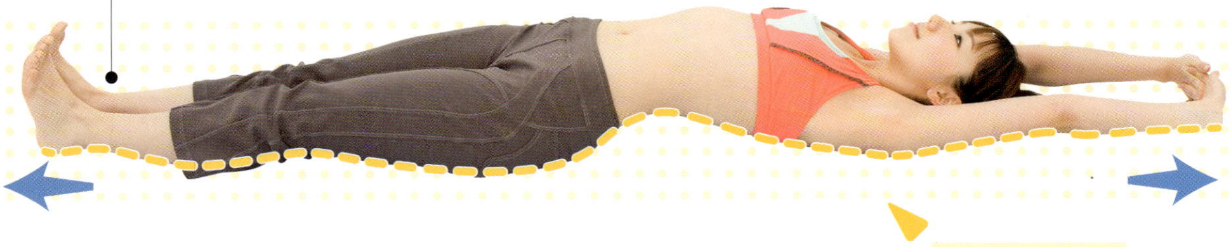

手の指先から足のかかとまで全身の伸びを意識する

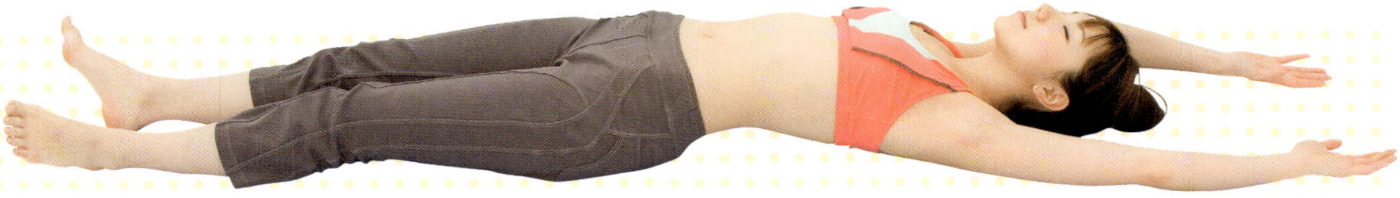

9 リラックスする

両手をほどき、全身の力を抜いてリラックスします。目を閉じて、そのまましばらく寝た状態で深呼吸を繰り返します。

DVD no.2-7~13

筋肉を鍛える

骨盤につながっている筋肉を鍛えることで、骨盤を常に正しい位置で支えられるようにします。骨盤の下の筋肉（骨盤底筋）ともも内側の筋肉は特に重要。バランスよく鍛えて、ゆがみをリセットしましょう。

DVD no.2-7

おなか

1
よつんばいになる

よつんばいになり、手と脚は肩幅に開きます。

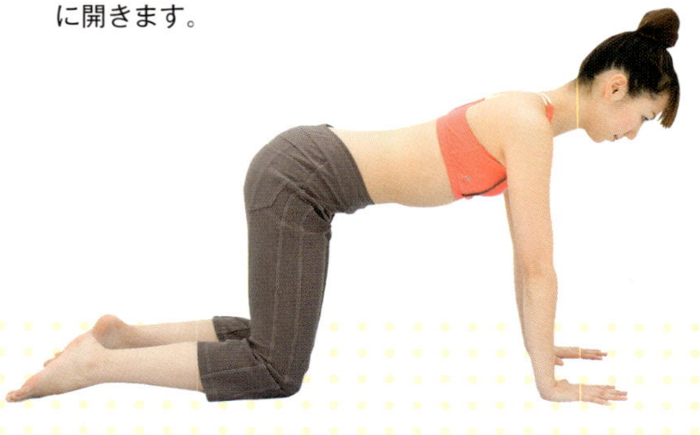

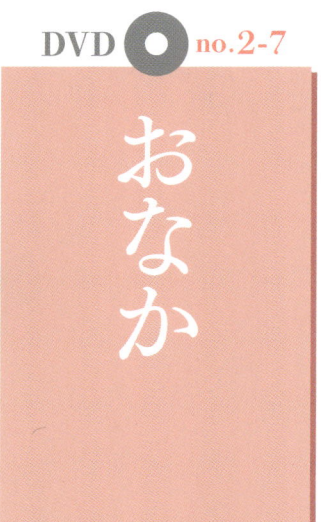

2
はく息で おなかをへこませる

息をはきながらおなかに力を入れてへこませます。おなかを天井に突き上げるようにして背中を丸め、5～10呼吸キープします。息をすいながら、ゆっくりと1の姿勢に戻ります。1～2の動作を5回繰り返します。

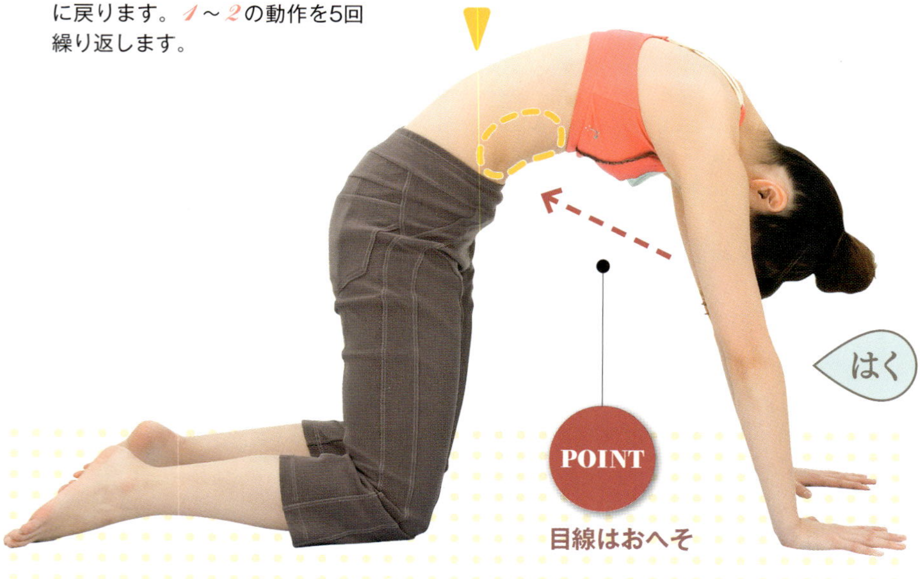
おなかが縮むのを意識する
はく
POINT
目線はおへそ

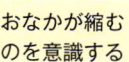

各5回
*
おなかの筋肉は、骨盤を支えるほか、内臓を包む重要な役目もあります。この筋肉を鍛えると血行が良くなり、冷え性も緩和されます。

3 あお向けに寝る

あお向けに寝て（正しいあお向け→P48参照）、脚を肩幅に開き、ひざを立て、手のひらを床につけます。

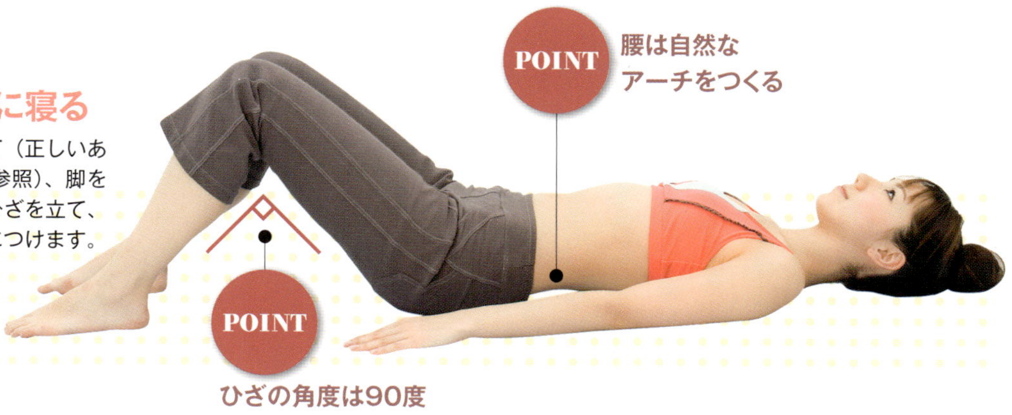
POINT
腰は自然なアーチをつくる
POINT
ひざの角度は90度

4 おなかをへこませる

息をはきながら、おしりを足のほうへ押し出し、おなかを下に押し込むようにへこませます。

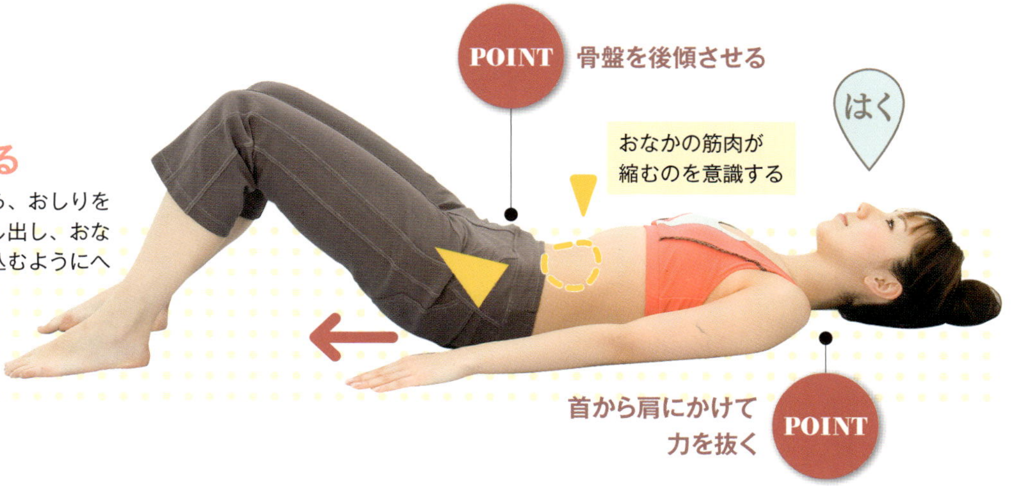
POINT
骨盤を後傾させる
はく
おなかの筋肉が縮むのを意識する
首から肩にかけて力を抜く
POINT

5 おなかをふくらませる

息をすいながら、おしりを頭のほうへ引き、おなかを突き上げるようにふくらませます。*4*～*5*の動作を呼吸に合わせてゆっくり5回繰り返します。

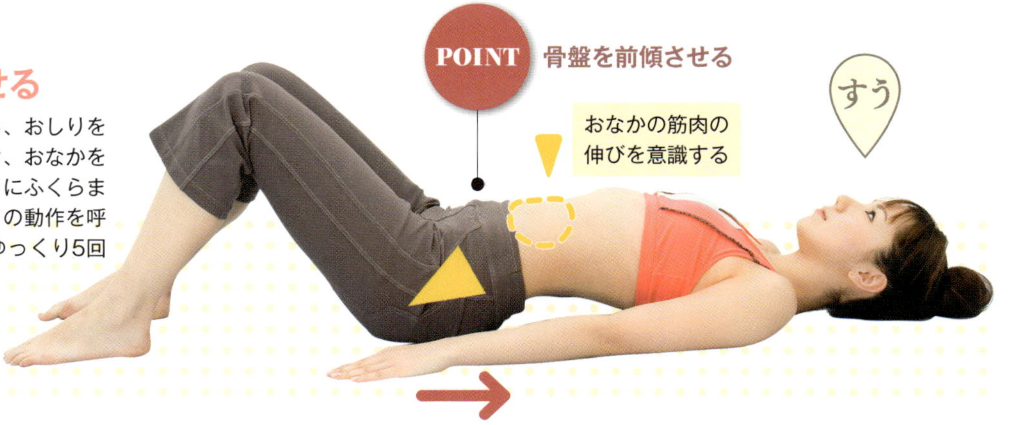
POINT
骨盤を前傾させる
すう
おなかの筋肉の伸びを意識する

こんな悩みも解消

H Health	●胃腸などの消化器の不全 ●便秘 ●冷え性 ●生理痛	B Body	●下腹ぽっこり	S Style	●左右アンバランス型 ●ねじれ型

DVD no.2-8

わき腹

各角度10往復

＊

わき腹や腰の筋肉を鍛えます。立つ、座る、歩くという基本動作で大切な、体をひねるときに使う筋肉なので、左右均等に鍛えることが大切です。

1 脚を90度に上げる

あお向けに寝て（正しいあお向け→P48参照）、腕を胸の上で交差させ、上半身と脚、ひざの角度が90度になるように上げます。

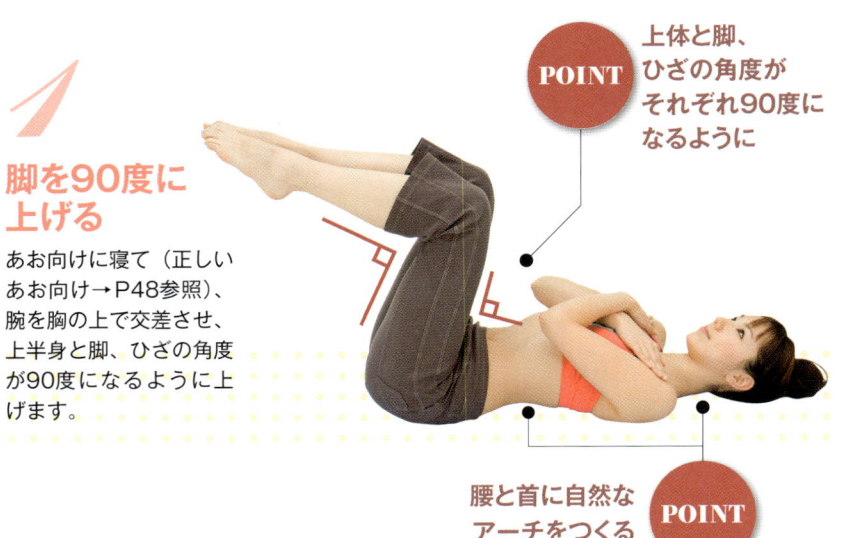

POINT 上体と脚、ひざの角度がそれぞれ90度になるように

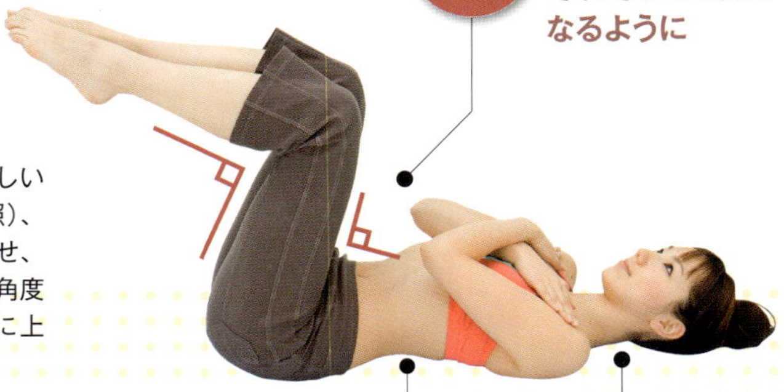

POINT 腰と首に自然なアーチをつくる

POINT 両ひざをつける

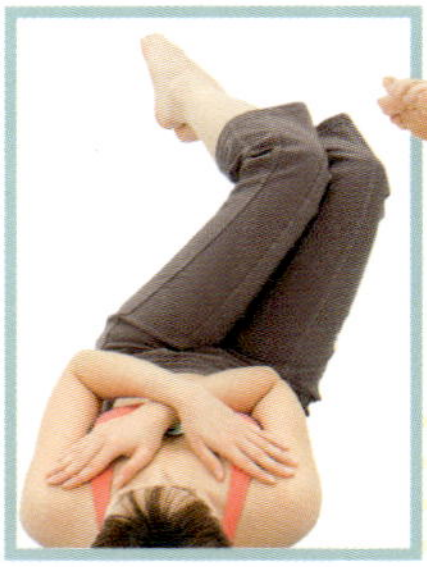

from TOP

左わき腹が縮み、右わき腹が伸びるのを意識する

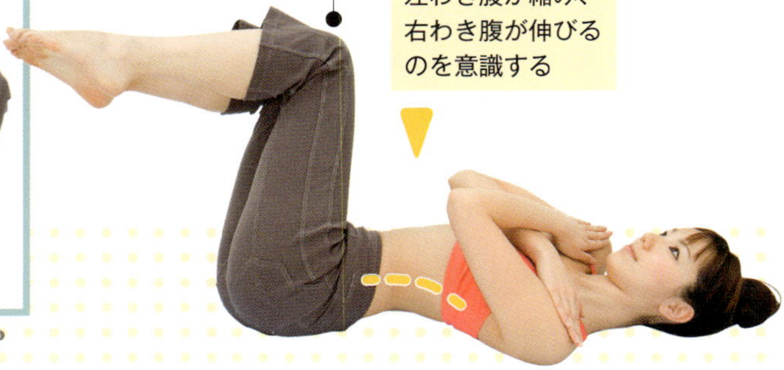

2 ひざを右に振る

腰をひねって、ひざが右、足先が左にくるように振ります。脚の角度は90度をキープします。

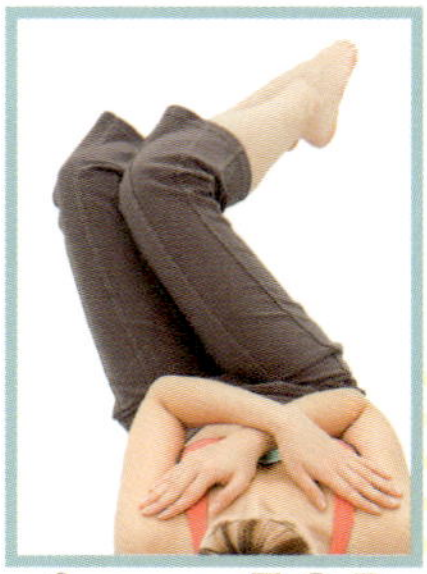

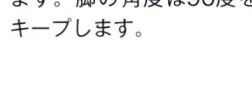

from TOP

右わき腹が縮み、左わき腹が伸びるのを意識する

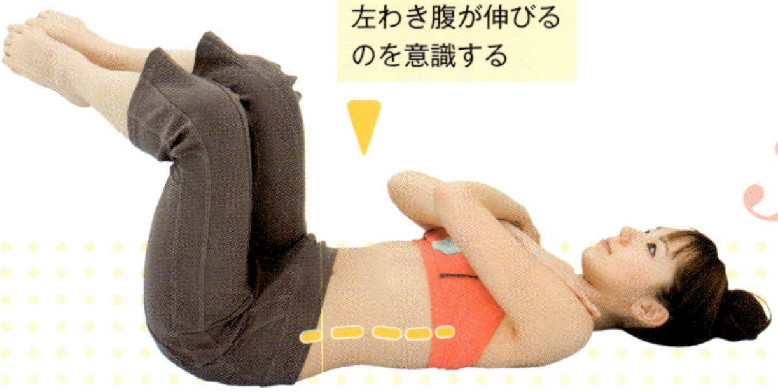

3 ひざを左に振る

次にひざが左、足先が右にくるように振ります。2～3の動作をリズミカルに10往復繰り返します。

4

脚の角度を鋭角にする

次に脚を体に近づけ鋭角にし、この角度をキープしながら、*2*～*3*のように脚を左右に10往復させます。おなか前面の筋肉も鍛えられます。

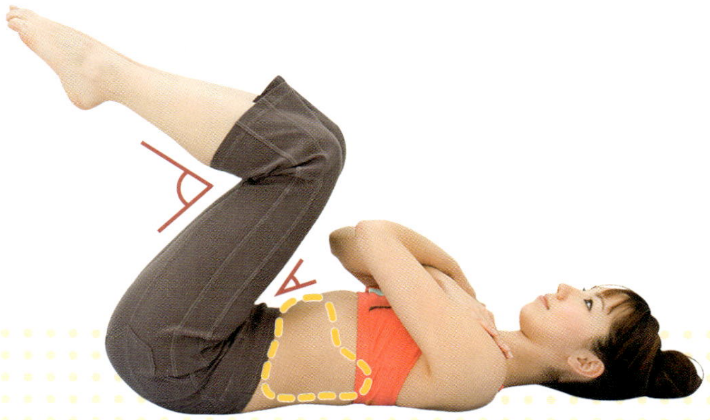

わき腹からおなか前面の伸びを意識する

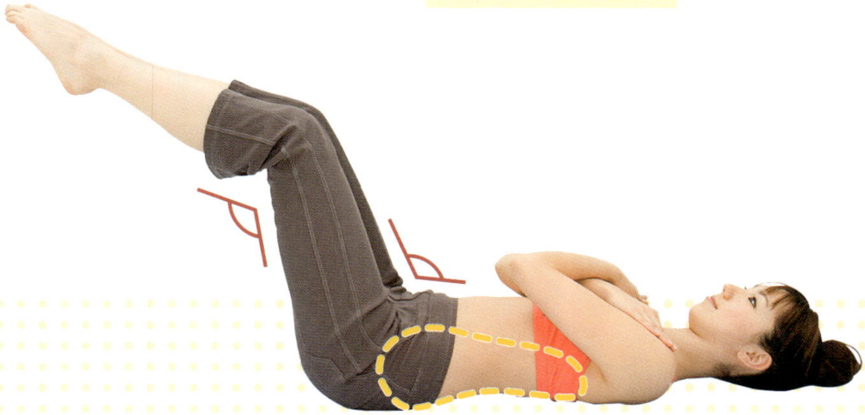

わき腹から腰と背中の伸びを意識する

5

脚の角度を鈍角にする

次に脚を体から離して鈍角にし、この角度をキープしながら、*2*～*3*のように脚を左右に10往復させます。腰や背中の筋肉も鍛えられます。

こんな悩みも解消

H Health	●腰痛 ●冷え性 ●便秘	B Body	●ずん胴 ●下腹ぽっこり	S Style	●左右アンバランス型 ●ねじれ型

DVD no.2-9

おしり・もも裏側

1

ひざを立てて寝る

あお向けに寝て（正しいあお向け→P48参照）、脚を肩幅に開き、ひざを立てます。

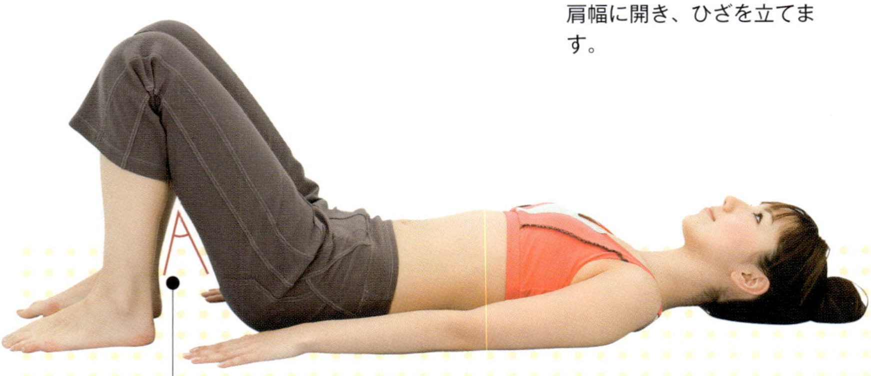

POINT ひざの角度は45度くらいに

from UNDER

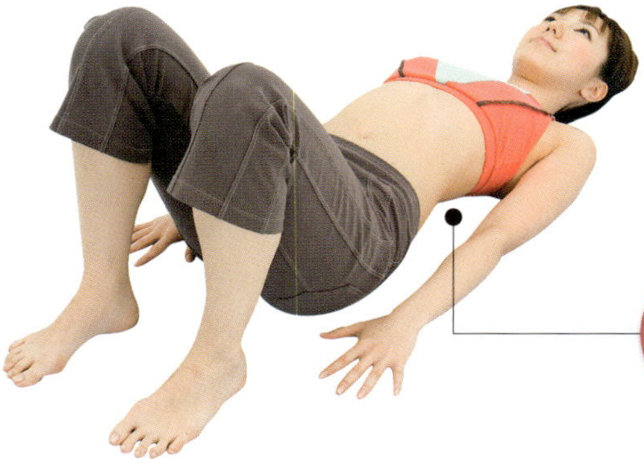

POINT 腰は自然なアーチをつくる

5回

＊

女性は一般的に、おしりともも裏側の筋肉が弱く、姿勢が悪くなりがちです。ここでは、骨盤の下の筋肉（骨盤底筋）やもも内側の筋肉も同時に鍛え、骨盤を締めます。

こんな悩みも解消

H Health ●冷え性	B Body ●たれしり	S Style ●猫背型

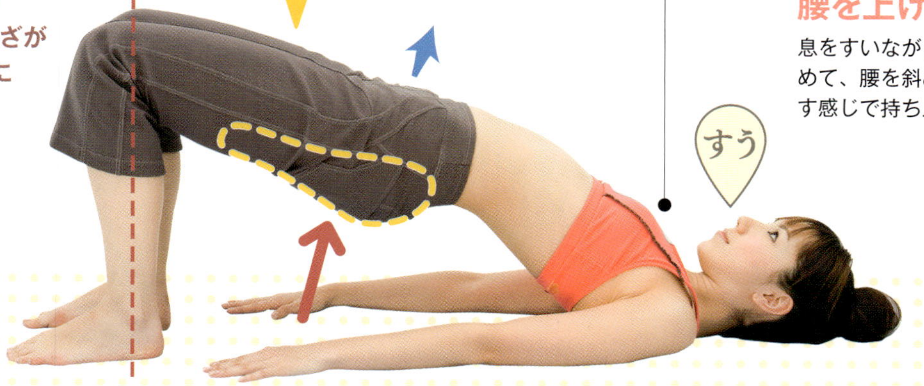
POINT
かかとの
真上にひざが
くるように
おしりからもも
裏側に意識を向
ける
胸をあごに
近づける
気持ちで
POINT
すう

2
もも裏の筋肉で腰を上げる

息をすいながらおしりを締めて、腰を斜め上に押し出す感じで持ち上げます。

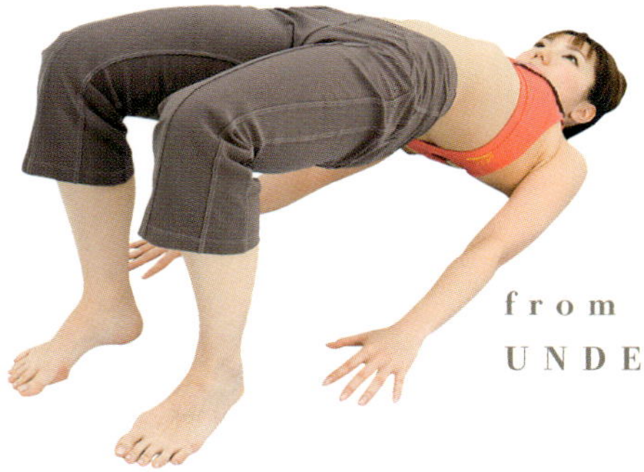
from
UNDER

NG!

ひざが足の幅より開いていたり、腰を反らせすぎていては効果がありません。

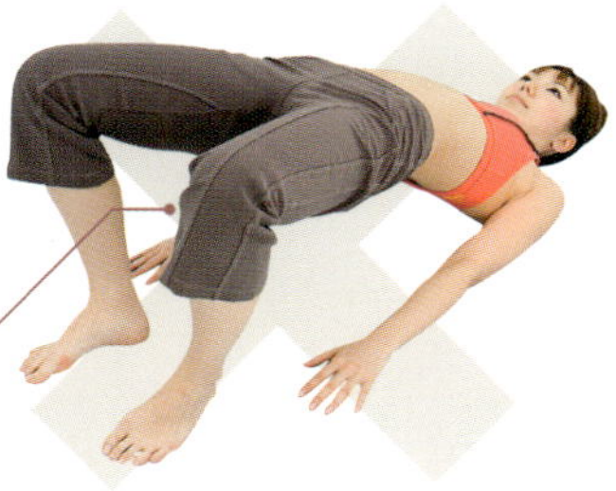
ひざが開き
すぎている

3
腰を上下させる

息をはきながら、腰を床すれすれまでゆっくり下げます。*2*～*3*の動作を5回繰り返します。

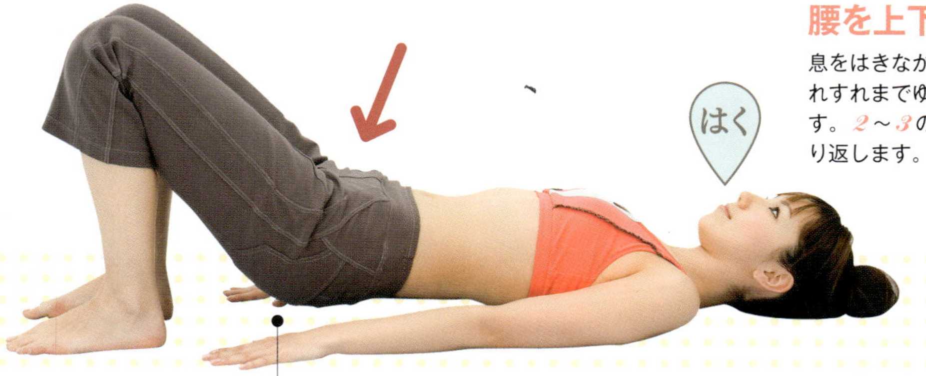
はく
POINT
おしりは床につけない

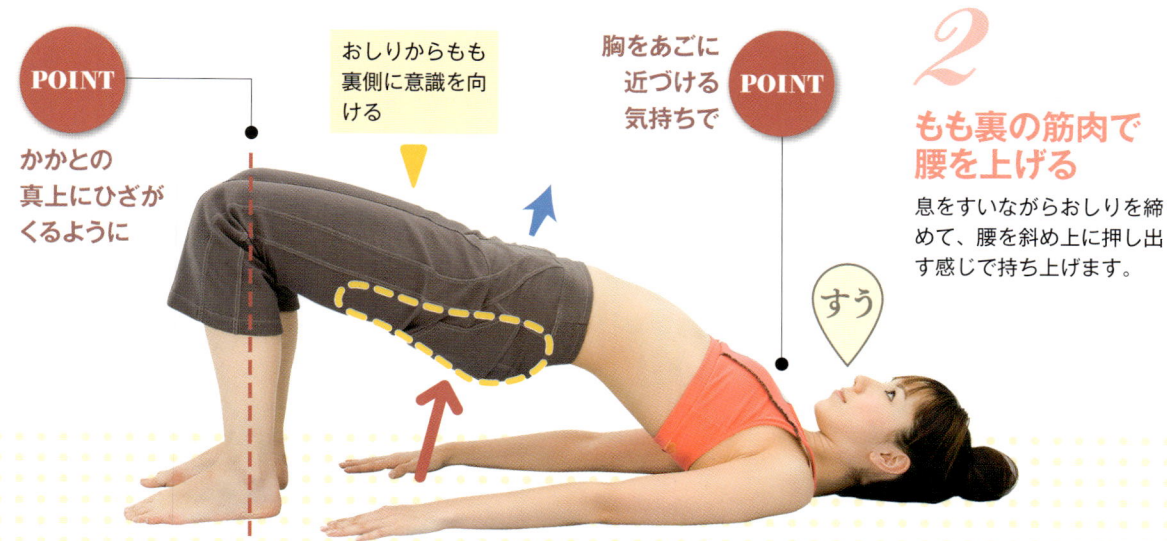

DVD no.2-10

もも内側

1 クッションをひざにはさむ

あお向けに寝て（正しいあお向け→P48参照）、ひざを立て、脚の間にクッションや折りたたんだタオルなどをはさみます。

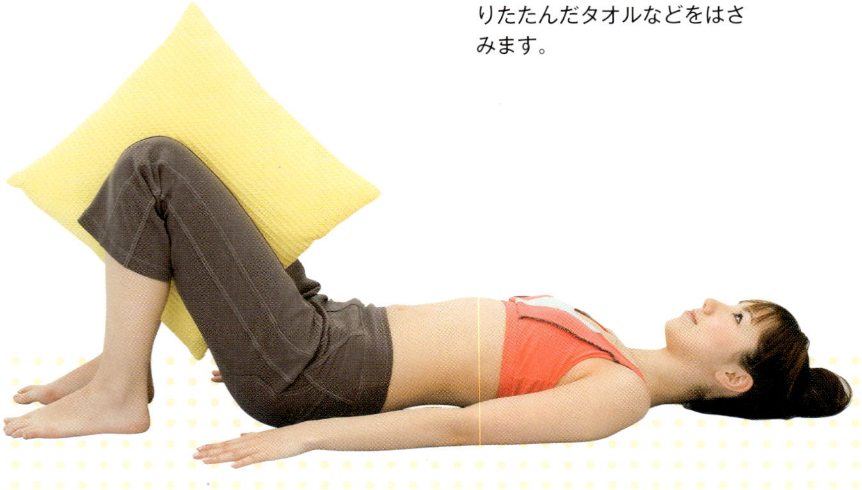

5回

＊

ももの内側の筋肉（内転筋群）は、骨盤を下から支え、まっすぐな脚をつくるのに重要な筋肉です。意識しづらい骨盤の下の筋肉（骨盤底筋）も同時に鍛えましょう。

●クッションをはさんで腰を上下させると……

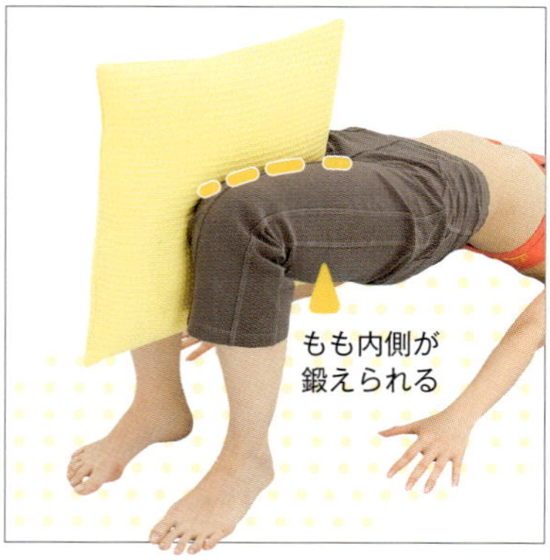
もも内側が
鍛えられる

●脚を肩幅に開いて腰を上下させると……

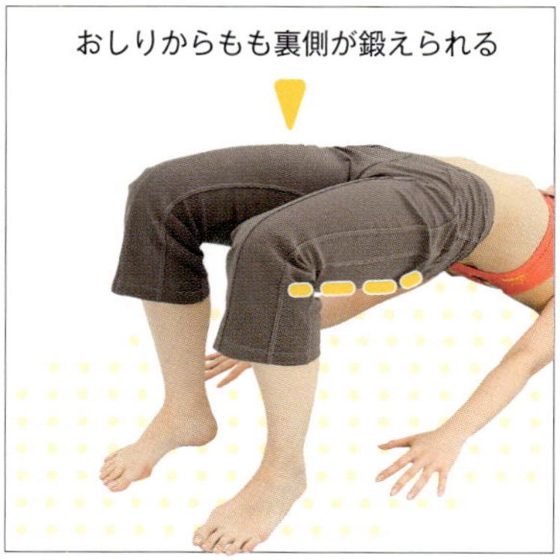
おしりからもも裏側が鍛えられる

クッションの有無で鍛える筋肉を変えられる

基本的な動きは「おしり・もも裏側」を鍛える（→P64参照）といっしょですが、ひざでクッションをはさむことによって、鍛えられる筋肉が違ってきます。

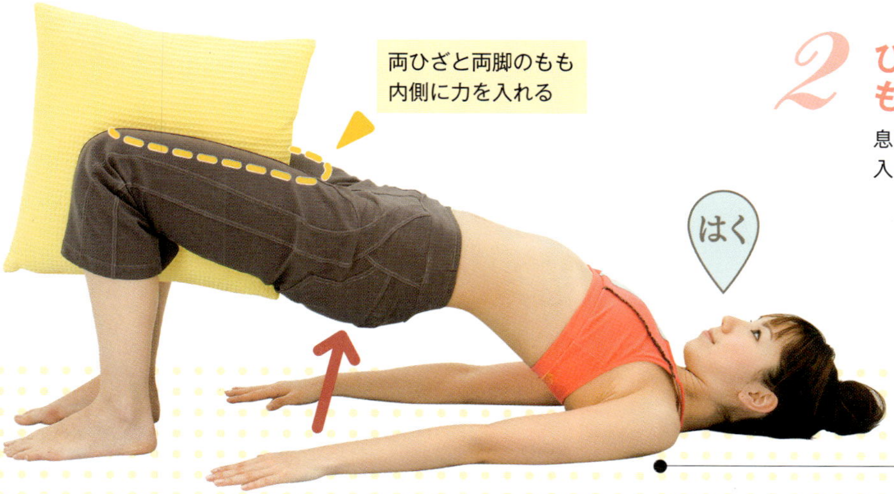
両ひざと両脚のもも
内側に力を入れる
はく

2 ひざに力を入れて もも内側を刺激

息をはきながら、ひざに力を入れて腰を持ち上げます。

POINT 肩は上げない

from UNDER

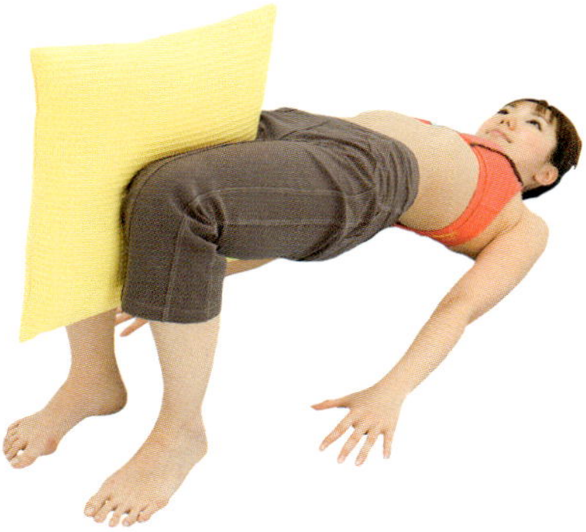

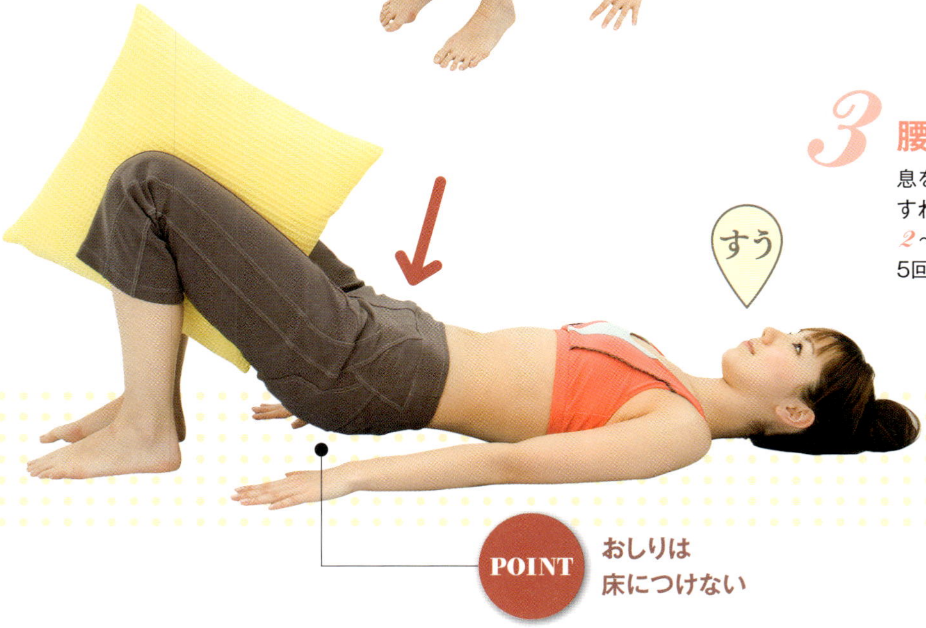
すう

3 腰を上下させる

息をすいながら、腰を床すれすれまでゆっくり下げます。
2～3の動作をリズミカルに5回繰り返します。

POINT おしりは床につけない

こんな悩みも解消

H Health	●冷え性 ●頻尿 ●尿漏れ	B Body	●下腹のたるみ ●O脚 ●X脚	S Style	●猫背型

DVD no.2-11

背中

1 うつぶせに寝る

うつぶせに寝て、脚は肩幅に開き、腕は手のひらを下にして床につけ、体の側面にそわせます。

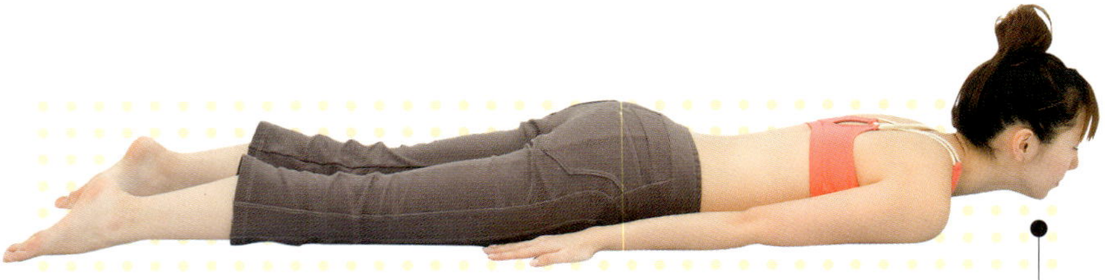

首をそらせない POINT

3回×2セット

＊

肩から腰まで背中の広範囲にある筋肉を鍛えます。骨盤を支えるほか、正しい姿勢を保ったり腕を動かすときにも使われる筋肉です。

2 腕の力で背中の筋肉を伸ばす

腕を後方へ引きながら胸をゆっくりと持ち上げます。1～2の動作を3回繰り返します。

POINT 腕は床と平行に

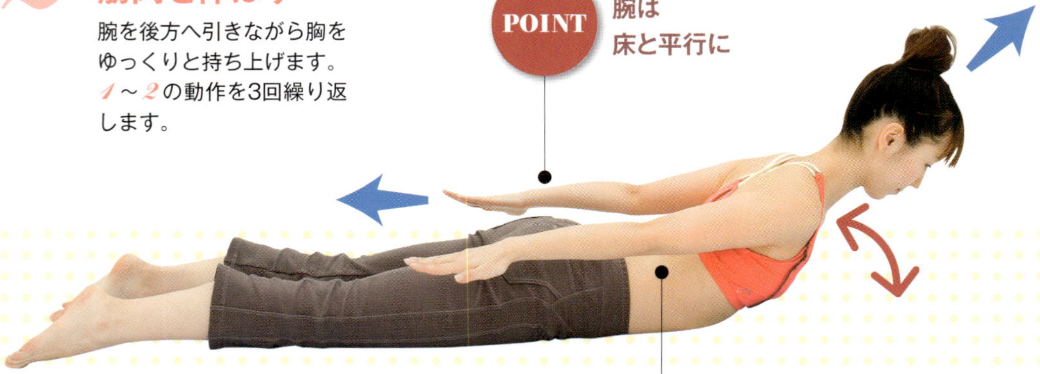

POINT 腰を反らせない

3 上体を反らせて静止する

2の状態を、そのまま5秒ほどキープしてから力を抜き、1の姿勢に戻ります。1～3を1セットとして2セット繰り返します。

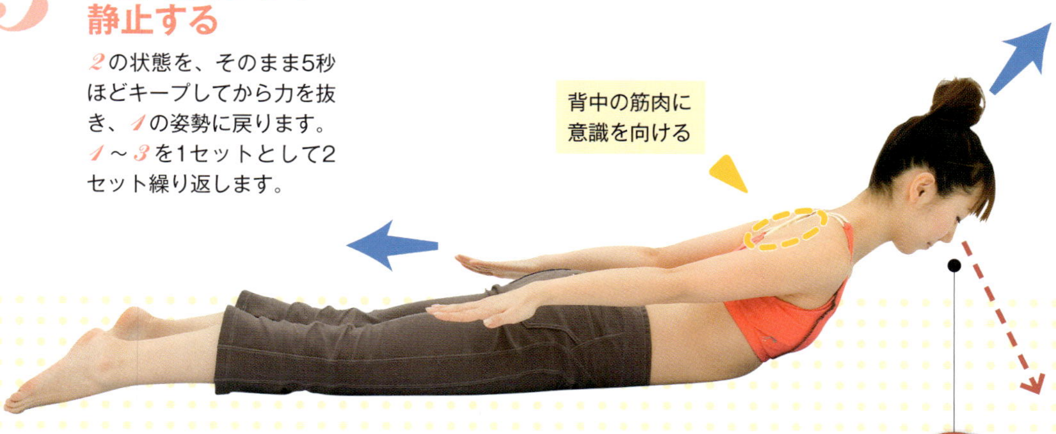
背中の筋肉に
意識を向ける

POINT

目線は
少し前方の床へ

NG!

あごと肩が上がり、首の前が伸びていると、腰や首に負担がかかり、痛めるおそれがあります。

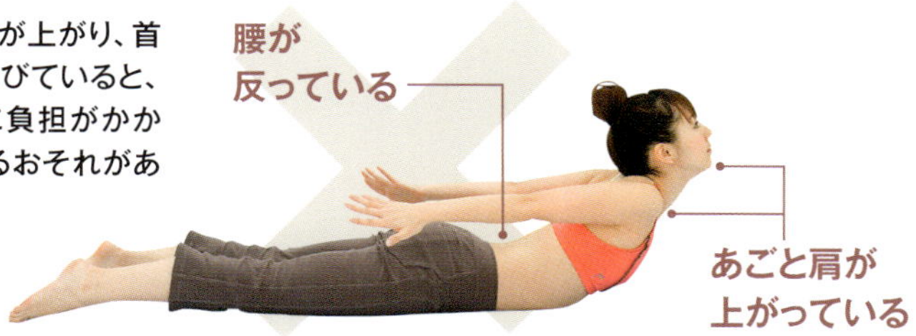
腰が
反っている
あごと肩が
上がっている

もっと効くポーズ

バンザイのポーズで背中を強化

腕を左右に開いて前方へ上げながら2～3の動作を行うと、背中の筋肉がさらに鍛えられます。

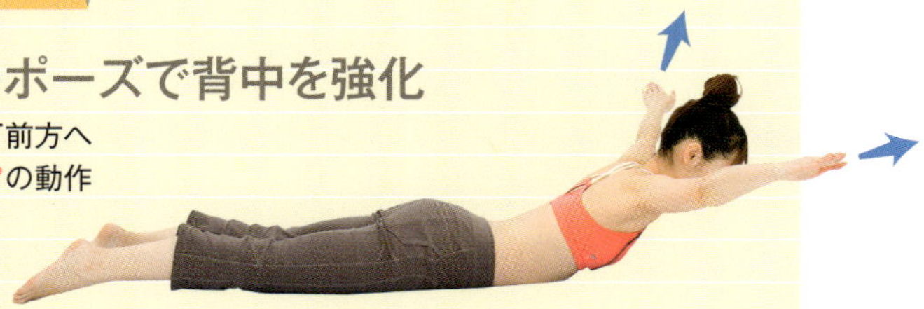

こんな悩みも解消

H Health ●肩こり ●腰痛

S Style ●猫背型

おしり・脚

1 うつぶせに寝る

うつぶせに寝て、脚はそろえ、手は自然に広げて手のひらを床につけます。

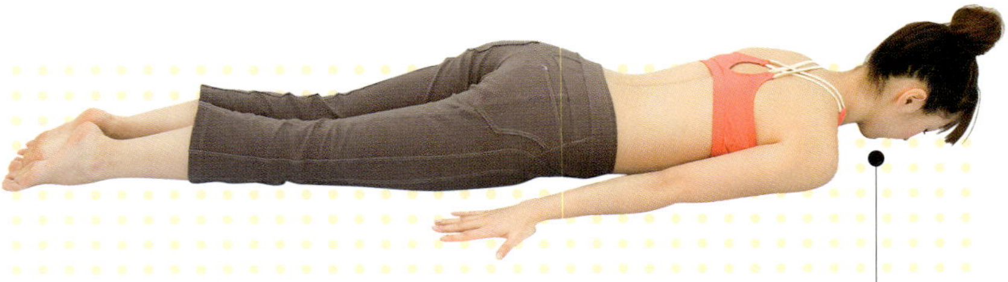

POINT 顔は床すれすれの位置でキープする

10回

＊

脚の付け根（股関節）の筋肉は、骨盤の開閉に深くかかわっています。この筋肉を鍛えて、骨盤の開閉をスムーズにしましょう。

2 脚をそろえて上げる

両脚をそろえたまま、床からひざを持ち上げます。

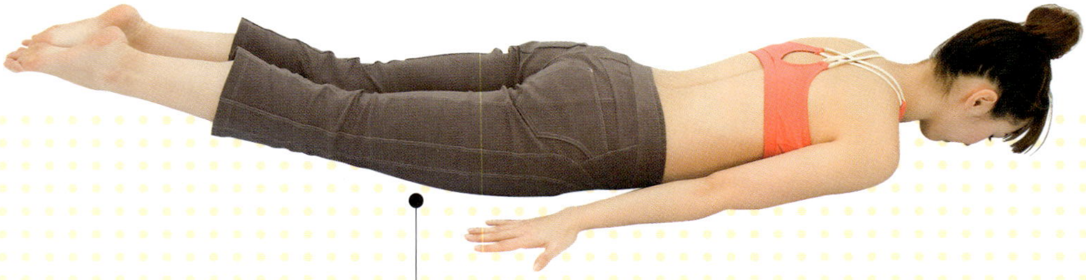

POINT 床にももがついていなければOK

3 脚を大きく開閉する

ひざを上げたまま、脚を大きく広げて閉じる動きをリズミカルに10回繰り返します。

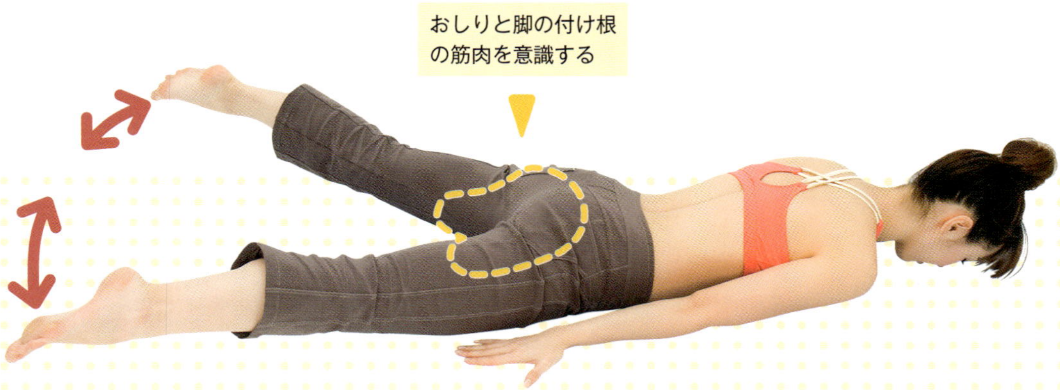
おしりと脚の付け根の筋肉を意識する

NG!

あごが上がり、肩に力が入ると、背中の筋肉がこわばってしまい、腰や首に負担がかかります。

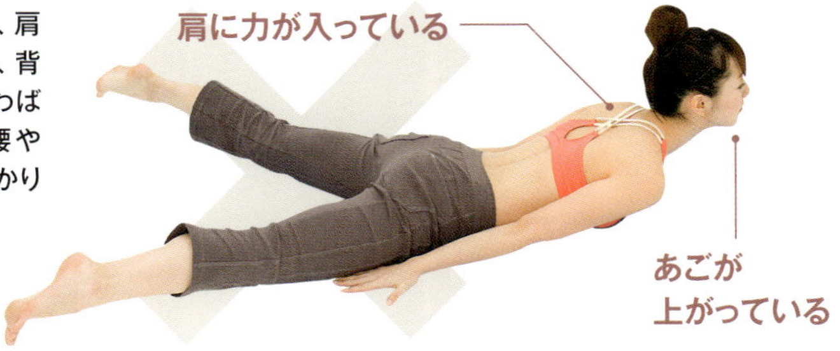
肩に力が入っている
あごが上がっている

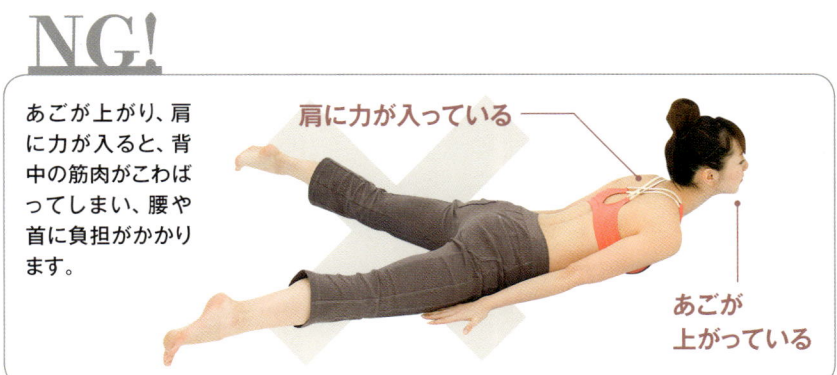

こんな悩みも解消

H Health ●尿漏れ ●生理痛

B Beauty ●たれしり ●下半身太り

骨盤を支える筋肉（骨盤底筋）

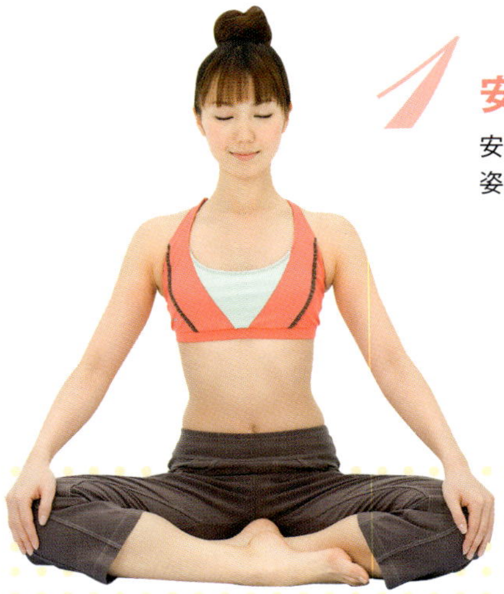

1 安楽座で座る

安楽座（→P44参照）の姿勢をとり、目を閉じます。

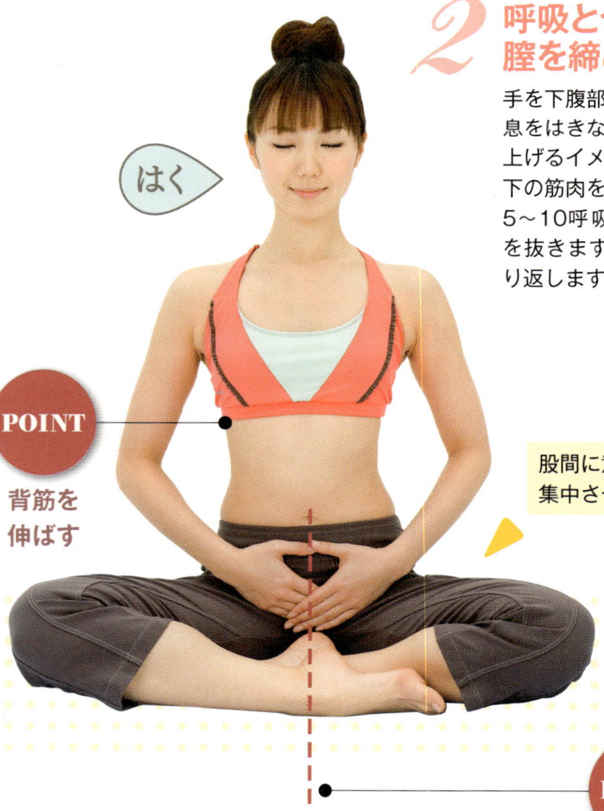

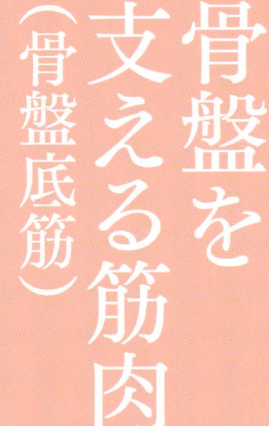

2 呼吸と合わせて膣を締める

手を下腹部に重ねて当て、息をはきながら膣からすい上げるイメージで、骨盤の下の筋肉を引き上げます。5〜10呼吸キープして力を抜きます。これを3回繰り返します。

POINT 背筋を伸ばす

股間に意識を集中させる

POINT 両足のかかとはおへそのラインにそろえる

3回
＊
骨盤を下から支える筋肉には、骨盤を開閉する働きがあるので柔軟性が不可欠です。普段は意識されにくいですが、じつは筋力が衰えている人が多いといわれています。

骨盤底筋を意識しにくい場合は、尿意を我慢するときをイメージしてください。

こんな悩みも解消

H Health ●尿漏れ、腰痛	B Beauty ●O脚、X脚	S Style ●反り型

Chapter 3

体の不調を解消しよう

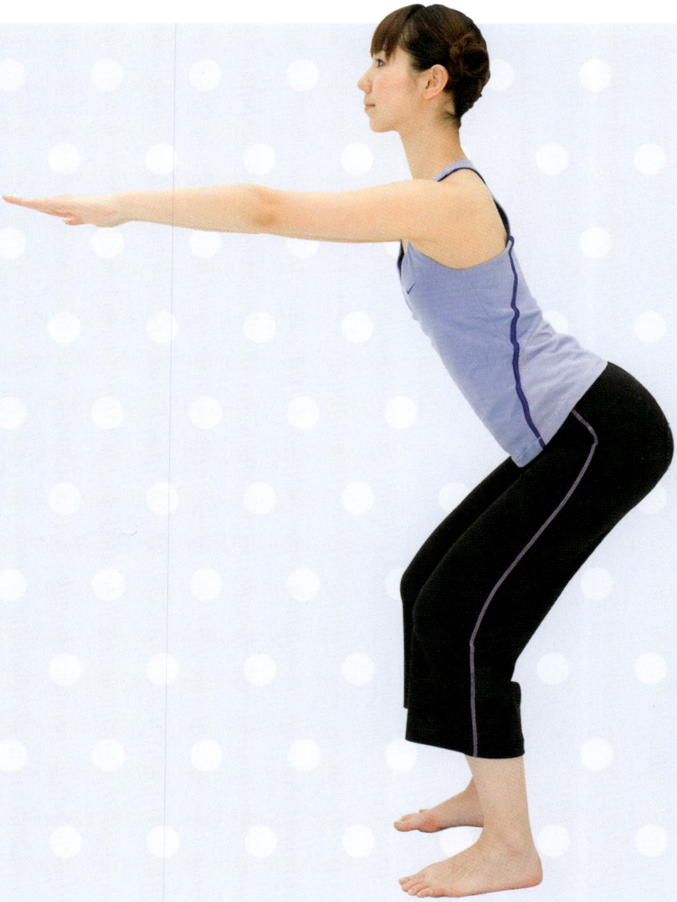

病院へ行くほどでないけれど、いつも調子が良くない人や、
肩こりや便秘など慢性的な体の不調に悩まされている人は少なくないでしょう。
体のゆがみを調整して、体がかなり楽になったところで、
これらの症状を緩和する運動を組み込めば、
長年の悩みも改善していくことができます。

DVD no.3-1

肩こり

3~5セット

肩こりの中でも比較的多くの人が悩んでいる、肩甲骨の内側のこりを取るエクササイズです。意識して肩甲骨を圧迫し血流やリンパの循環を滞《とどこお》らせ、その後力を抜くことで流れをスムーズにして、こりを取っていきます。

肩甲骨を寄せる

脚を肩幅に開いて立ち、体の後ろで手を組んで、腕を引き上げ、肩甲骨を寄せます。腕はできるところまで上げます。5~10呼吸キープしたら、腕を下ろして力を抜きます。

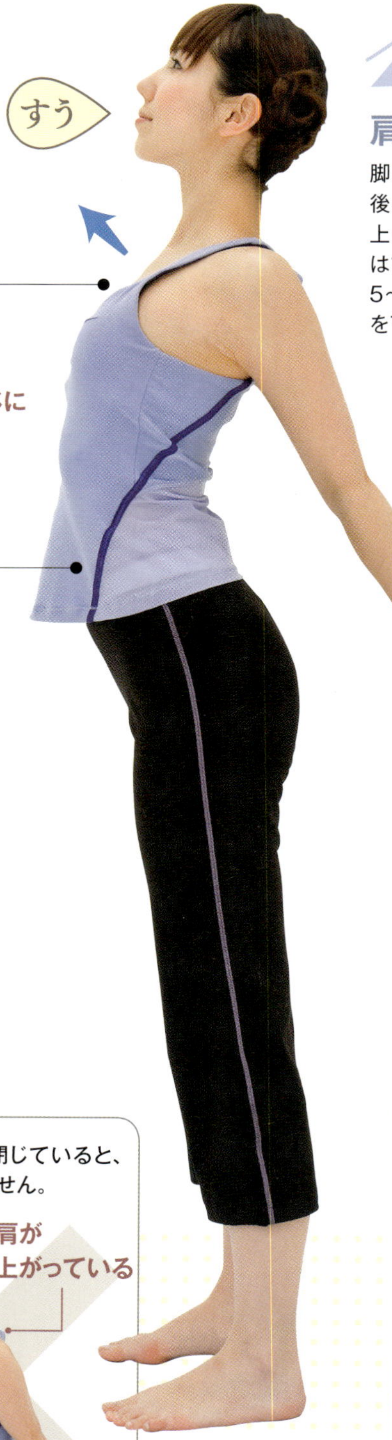

POINT
胸は反らせて突き上げる感じに

POINT
おなかに力を入れて引き締める

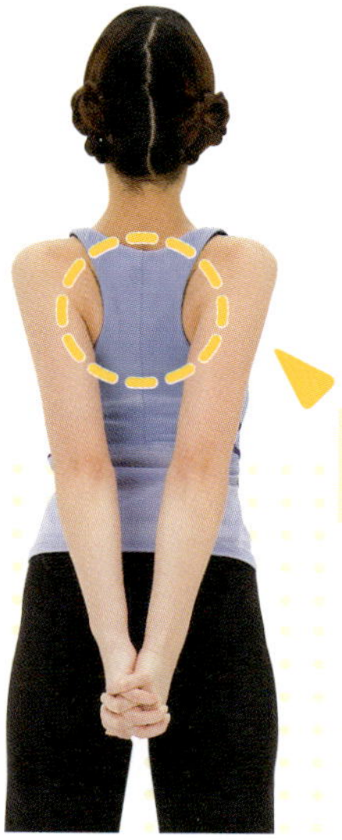

from BACK

肩甲骨を寄せることを意識する

NG!

肩が前にきて胸が閉じていると、肩甲骨が圧迫されません。

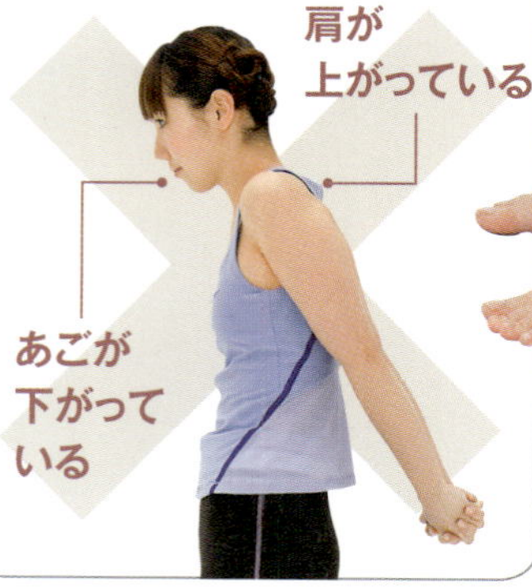

2

肩甲骨をゆるませる

1と反対の動きで体をリラックスさせます。ひざを軽く曲げて腰を落とし、ボールを抱えるイメージで前で手を組み肩甲骨を広げます。5～10呼吸キープしたら、腕を下ろして力を抜きます。1～2を1セットとして3～5セット行います。

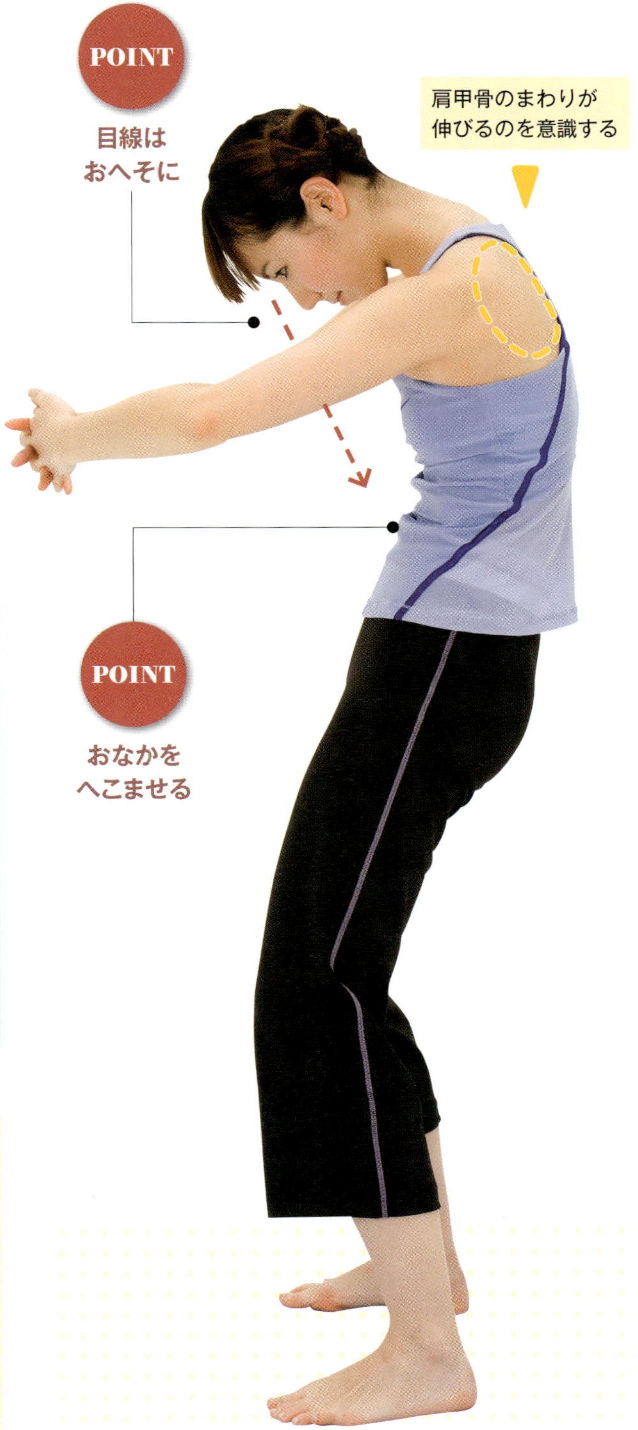
POINT
目線は
おへそに
肩甲骨のまわりが
伸びるのを意識する
POINT
おなかを
へこませる

1の簡単ポーズ

タオルを持ってやる

後ろで手を組みづらい場合は、タオルを持って行いましょう。慣れてきたら徐々に手の間隔を近づけていきます。

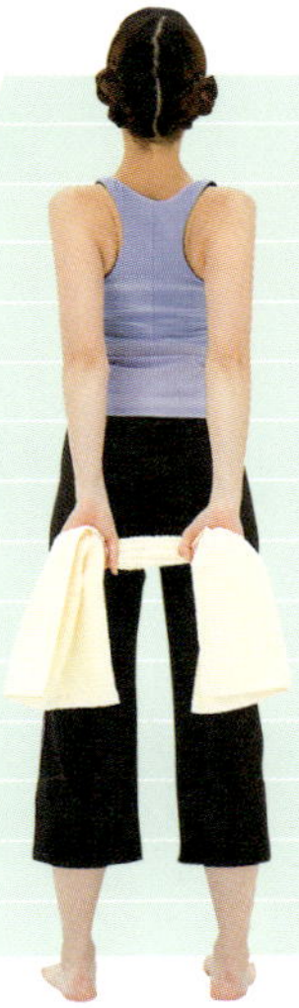

1のもっと効くポーズ

前屈して効果アップ！

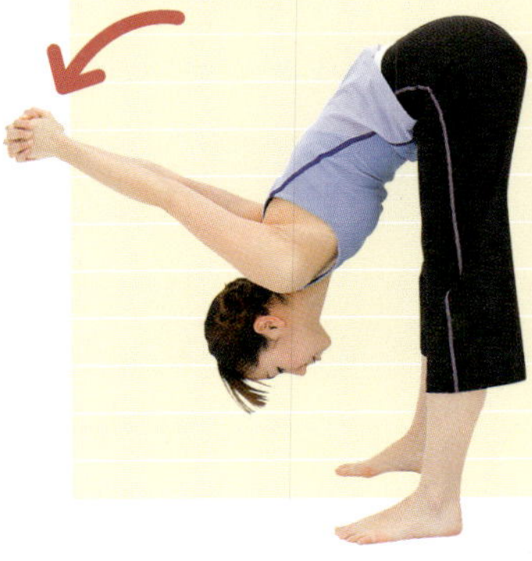

1の姿勢から脚を大きく広げ、徐々に前屈し、腕をできる限り引き上げます。肩甲骨をさらに強く寄せることができます。ひざは曲げてもかまいません。

DVD no.3-2

首のこり

1セット

首のこりは、肩と首の後ろを刺激して取ります。首の付け根の後ろを圧迫していったん血液を滞《とどこお》らせ、そのあと力を抜くことで血流をよくし、こりを緩和させます。

頭で押して首の後ろを圧迫

脚を腰幅に開いて立ち、片腕を上げてひじを曲げ、頭の後ろにまわします。もう一方の手でひじを持ち、頭の後ろに引き込みます。曲げたほうの腕を頭で押さえつけるようにして、5～10呼吸キープします。

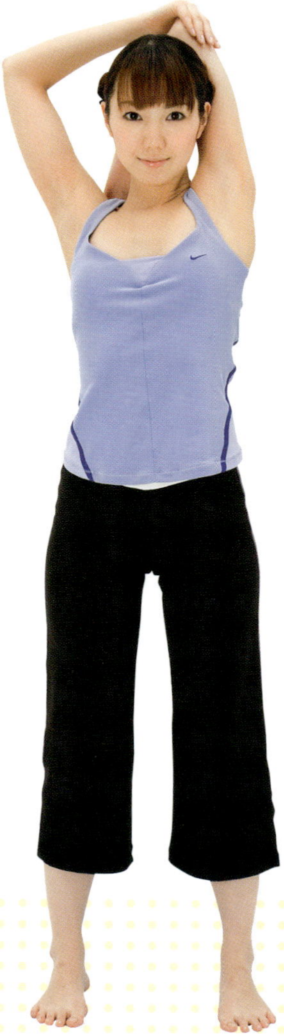

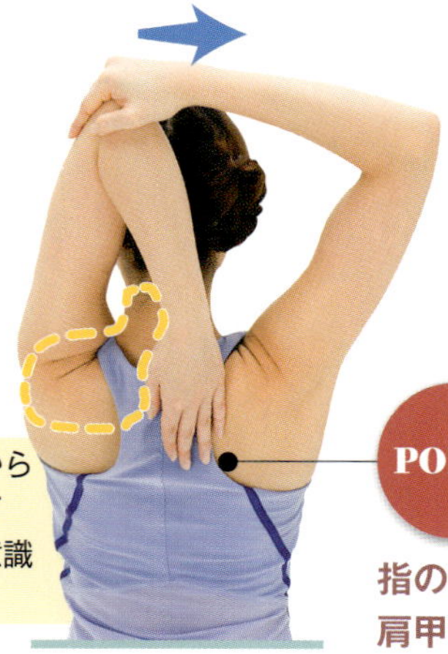

首の後ろから肩にかけて縮むのを意識する

POINT

指の先が肩甲骨の間にくるように

from BACK

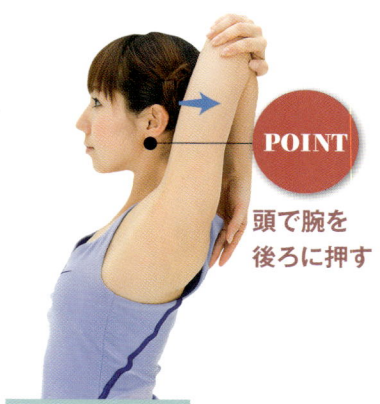

POINT

頭で腕を後ろに押す

from SIDE

NG!

ひじが頭の後ろに入っていないと、頭で腕をうまく押すことができません。

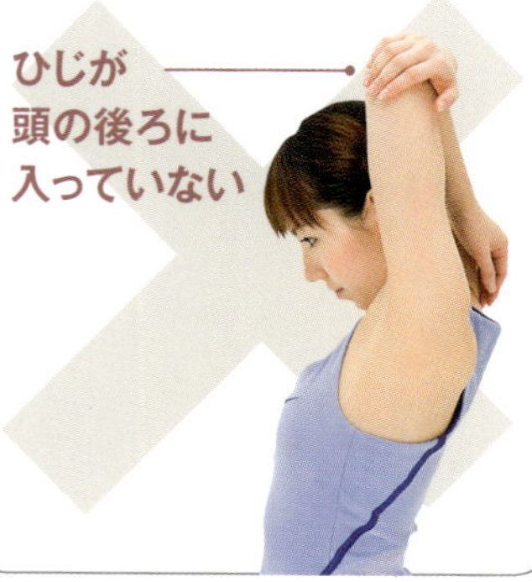

ひじが頭の後ろに入っていない

2

力を抜いて血流を感じる

腕を下ろし、力を抜きます。首から肩、腕にかけて、ジーンとする血液の流れを感じましょう。*1*～*2*を1セットとして、逆側の腕も同様に行います。

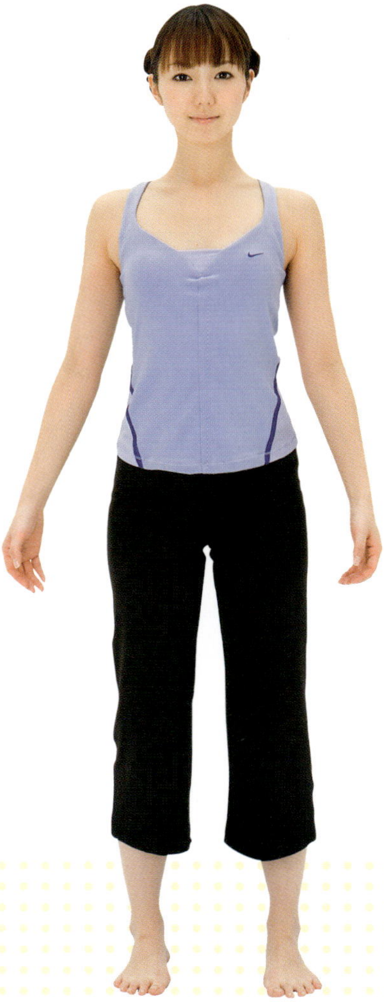

3

肩を上げて筋肉を圧迫

次に握りこぶしをつくって力を入れ、あごを上げて、両肩を耳に近づけるように上げ、5～10呼吸キープします。肩を下げて力を抜きましょう。この動作を3回繰り返します。

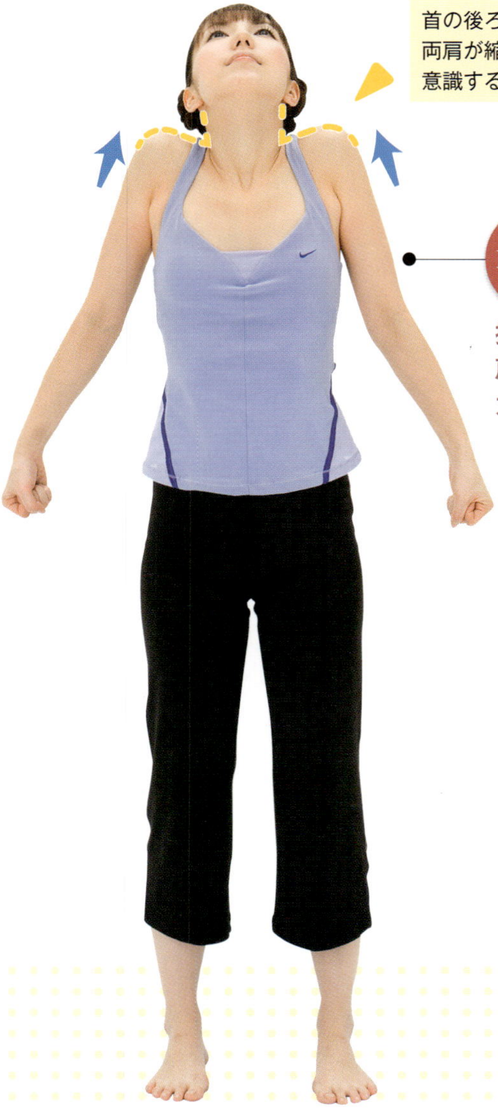

首の後ろと両肩が縮むのを意識する

POINT

握りこぶしから肩にかけて力を入れる

DVD no.3-3

目の疲れ

左右各・3～5回

目が疲れると頭皮が硬くこわばります。ヨガのうさぎのポーズで頭頂部を刺激してほぐし、滞《とどこお》った血流をよくしましょう。

1 よつんばいになる

よつんばいになり、手は肩幅に開き、足はそろえてつま先を立てます。

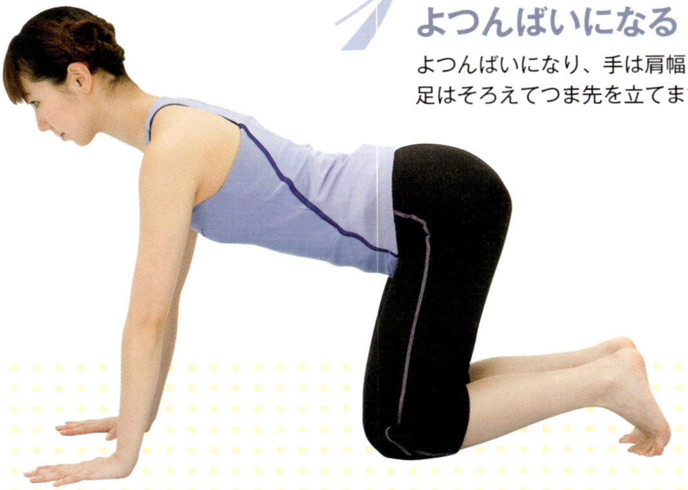

2 頭頂部をマッサージする

両手の間に頭頂部をつけ、小さな円を描くように頭を右に3回、左に3回まわします。このとき、首に負担がかからないように両腕でしっかり支え、やさしく動かしてください。

頭頂部・首の後ろ側の付け根の伸びを意識する

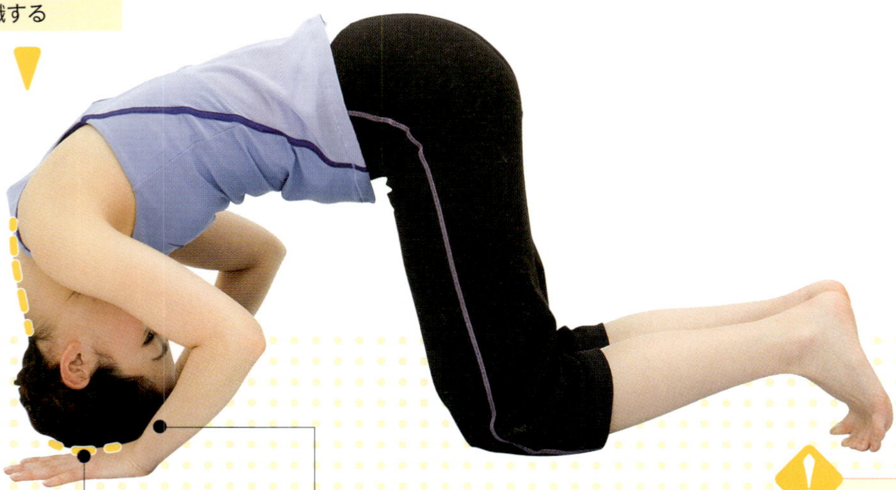

POINT 頭頂部はやさしく床につける

POINT 両腕でしっかり体重を支える

！ 必ず両手に体重をかけてください。首に体重がかかると、首を痛める危険があります。

3
握りこぶしに額をのせて休む

ゆっくりと頭を起こし、両手で握りこぶしをつくって重ね、額をのせて静かに30秒ほど休みます。

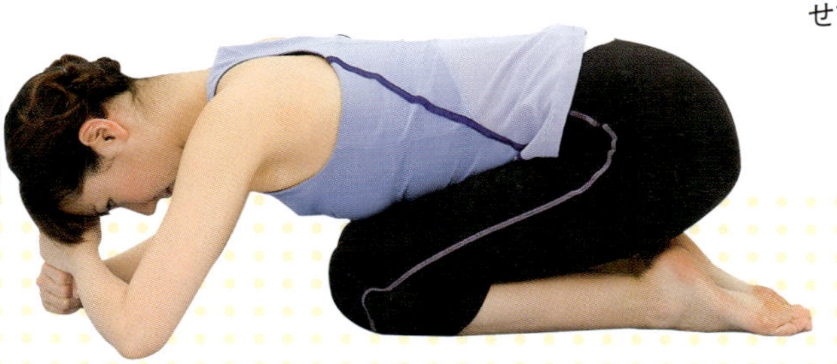

NG!

床につけるのが頭頂部でなければ効果がありません。

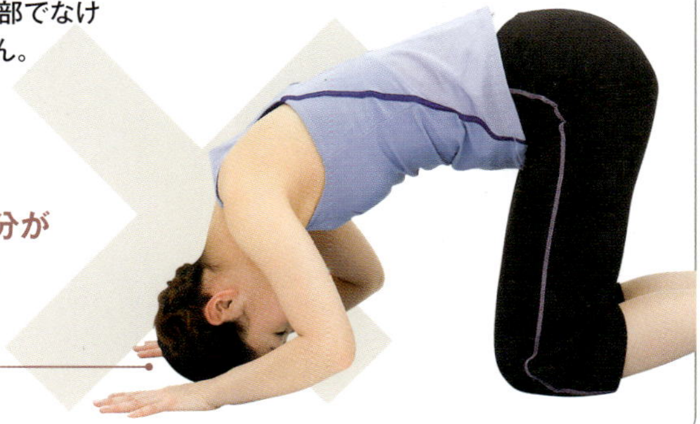

頭の額寄りの部分が床についている

2のもっと効くポーズ

体の重みを利用してマッサージ

2の姿勢から、ひざを額のほうへ近づけ、手でかかとを持って行うと、さらに効果があります。

※ただし、無理して行うと首をゆがめてしまい非常に危険です。2の姿勢が楽に行えない人は決してしないでください。

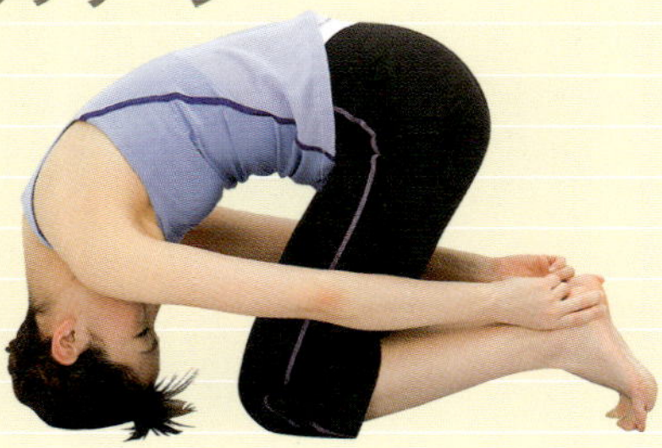

頭痛

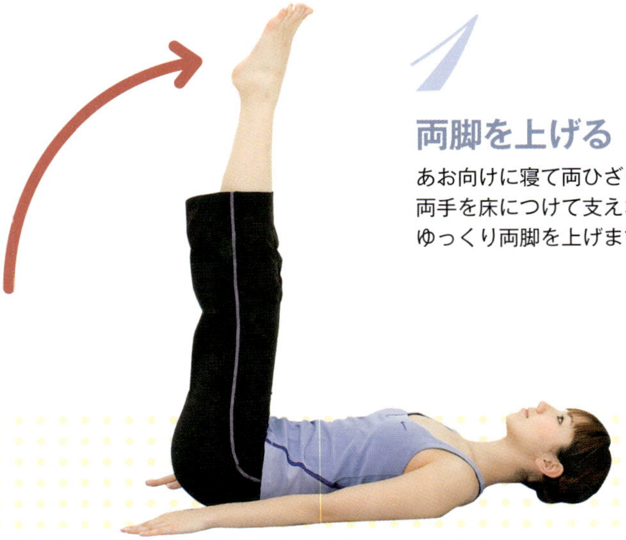

1 両脚を上げる

あお向けに寝て両ひざを立て、両手を床につけて支えながら、ゆっくり両脚を上げます。

2 脚の重みで肩まわりを刺激

はずみをつけずにゆっくり腰を上げ、手で背中を支えながら脚を頭の上のほうへもっていきます。そのまま5～10呼吸キープします。

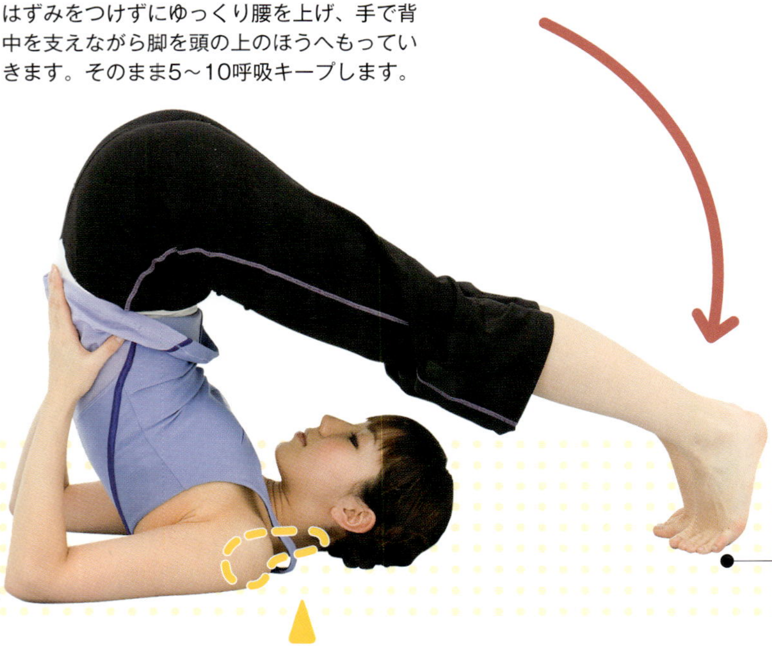

POINT

ひじを広げず
体の内側に入れるように
すると支えやすい

首の後ろから肩に
かけて圧迫される
のを意識する

首を痛めるので、絶対に首は動かさないようにしましょう。

POINT

脚はできるだけ
床に近づける。
つま先は
床につかなくてもOK

1～3セット

頭痛の原因はさまざまですが、首（頸椎《けいつい》）や肩、背中（胸椎《きょうつい》）のこりも、大きな原因のひとつです。ヨガの鋤《すき》のポーズで、首の後ろから背中の血行をよくし、緊張した筋肉をほぐしましょう。

3 ゆっくりと あお向けに戻る

背骨を1個ずつ上から順番に床につける感じで、できるだけゆっくりと腰を下ろしていき、あお向けの姿勢に戻ります。1〜3を1セットとして1〜3セット行います。

POINT 脚はできるだけゆっくりと戻す

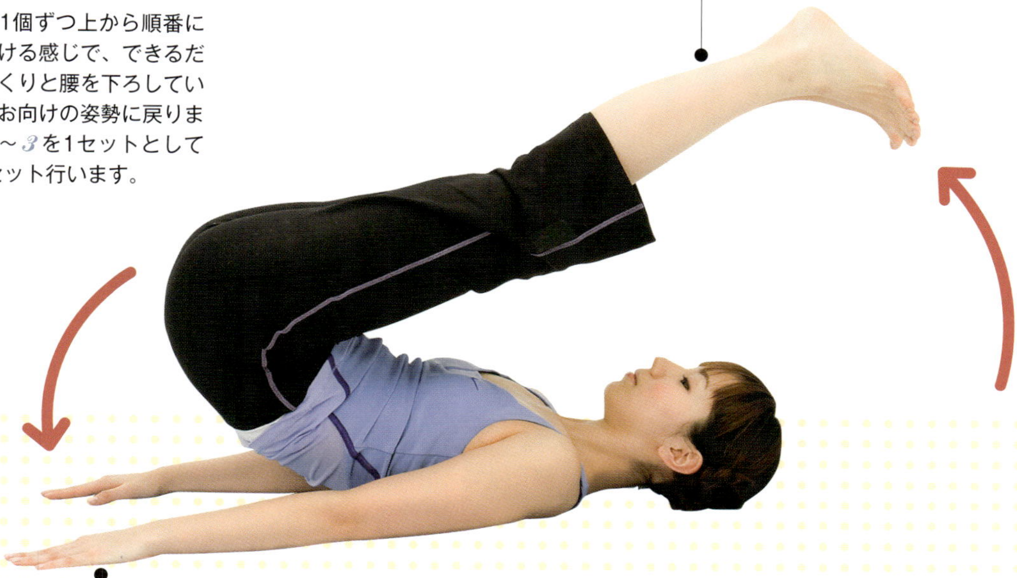

POINT 手のひらを床につけて支える

2のもっと効くポーズ

手を組んで伸ばす

背中を支えている両腕を下ろし、手を組んで伸ばすと、背骨が床に対してより垂直に近くなります。こうすると肩甲骨をさらに寄せることができ、首の後ろと肩がより強く圧迫され効果的です。このときも、絶対に首を動かさないようにしましょう。

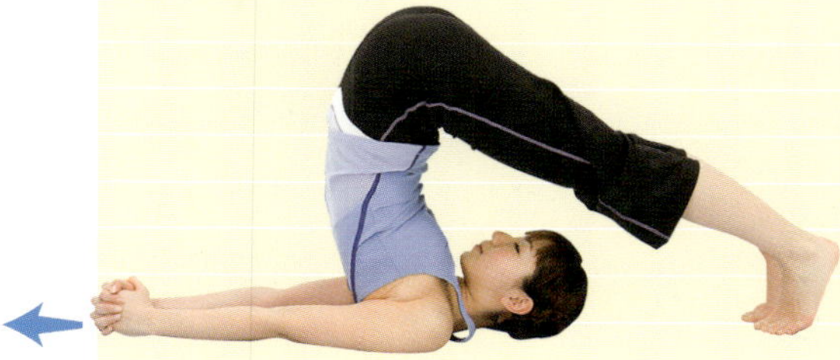

2の簡単ポーズ

足先を椅子にのせる

床に足先が届かない人は、頭の上に椅子など高さのあるものを用意して、そこにのせるようにすると楽にできます。

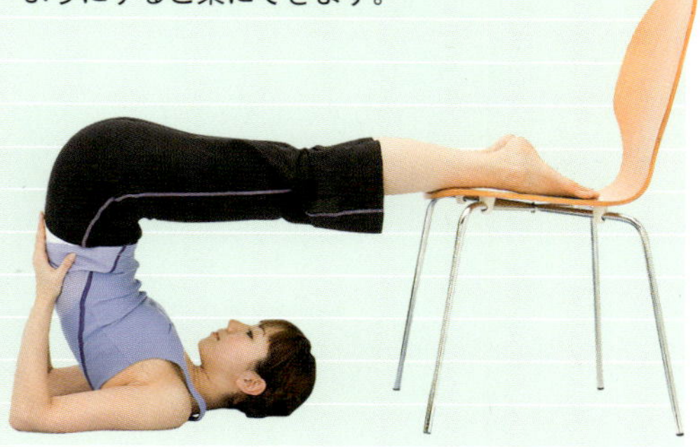

DVD
no.3-5

腰痛

各角度10～30回

腰痛の原因のひとつとして、腰から背中の筋肉が硬くなって背骨が萎縮していることが考えられます。足を強く蹴り出すことで背骨を刺激し、腰や背中の筋肉をゆるめていきます。

1 かかとを交互に蹴り出す

あお向けに寝て（正しいあお向け→P48参照）、手のひらを床につけます。両脚を床から少しだけ持ち上げて、左右交互に10回かかとを蹴り出します。

POINT
足首を直角に曲げてかかとで強く蹴る

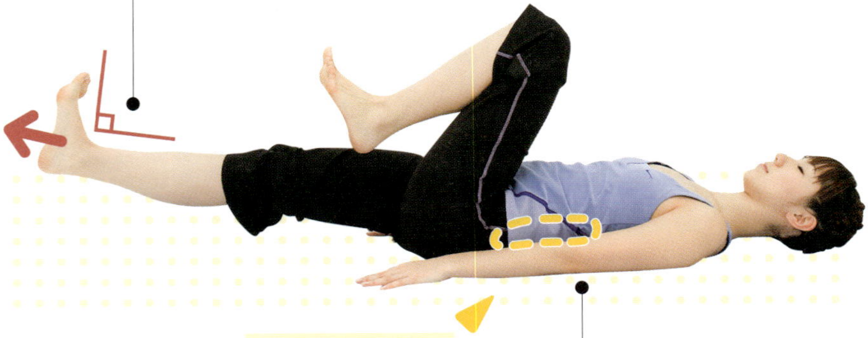

腰の伸びを意識する

POINT
腰は自然なアーチをつくる

NG!

足首を伸ばして蹴り出すと、腰や背骨にまで刺激が届かず、効果がありません。

足首が伸びている

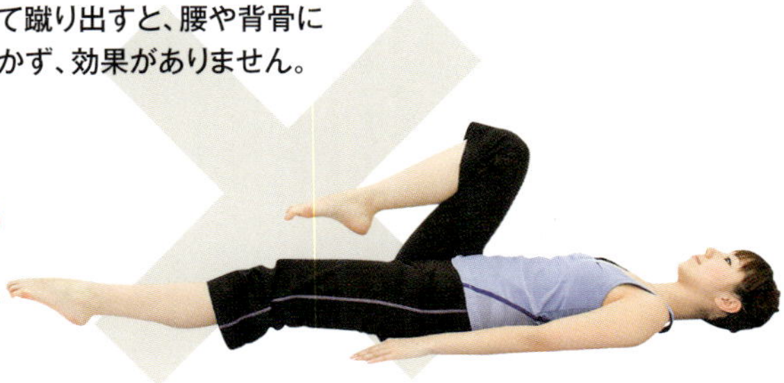

2 30度で脚を蹴り出す

次に床から30度くらいの高さに両脚を上げ、左右交互に10回かかとを蹴り出します。脚の角度を変えることで、腰に加えて、下腹部の筋肉にも効いてきます。

POINT
床と脚の角度は30度

30°
腰と下腹部の筋肉を意識する

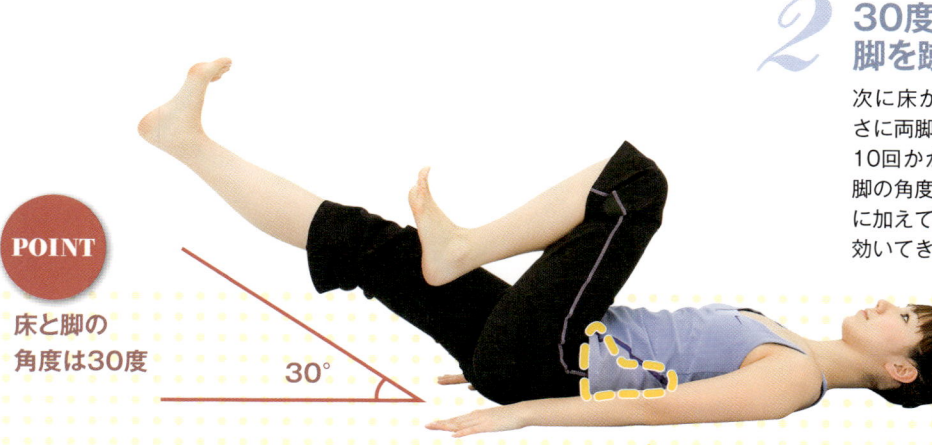

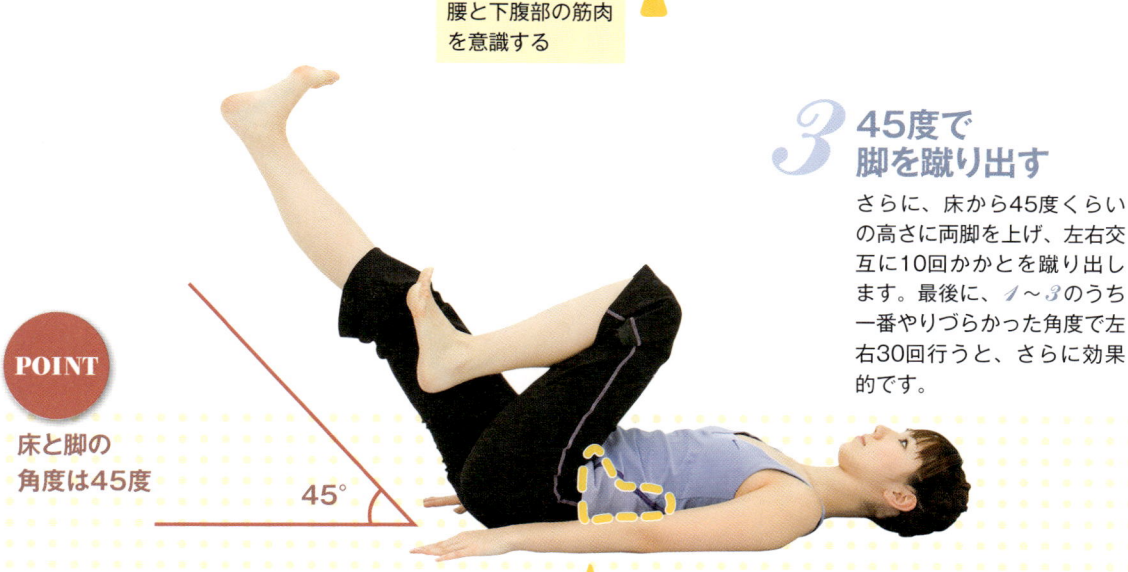

3 45度で脚を蹴り出す

さらに、床から45度くらいの高さに両脚を上げ、左右交互に10回かかとを蹴り出します。最後に、*1*～*3*のうち一番やりづらかった角度で左右30回行うと、さらに効果的です。

POINT
床と脚の角度は45度

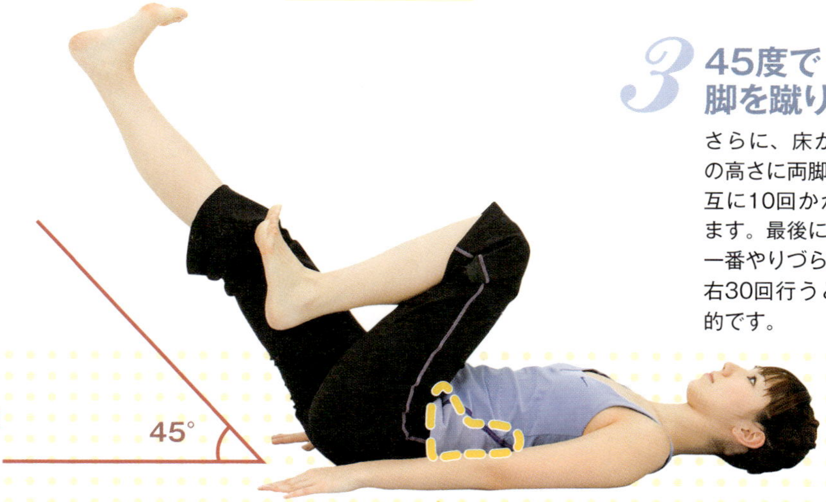
45°
腰と下腹部の筋肉を意識する

腰を伸ばしてクールダウン

1～*3*が終わったら、腰を伸ばして休めてやると、エクササイズの効果がより感じられます。正座をしてひざを開き、腕を伸ばして上体を前に倒し、腕と額を床につけて5～10呼吸キープします。

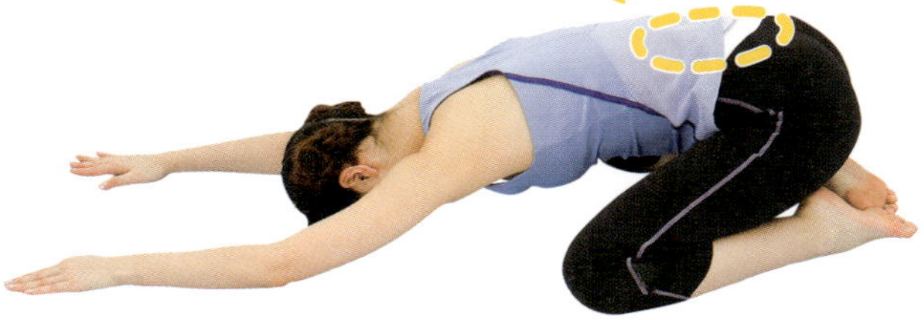
腰の伸びを意識する

DVD
no.3-6

冷え性

3～5セット

冷え性は、全身の筋肉量を増やして血行をよくすることで改善されます。筋肉の大部分は脚にあるので、脚を集中的に鍛えましょう。ふくらはぎや足首といった体の末端の筋肉を使うことで、全身の血流がよくなります。

1 腕を肩の高さに上げる

脚を肩幅に開いて立ち、腕は肩の高さに上げます。

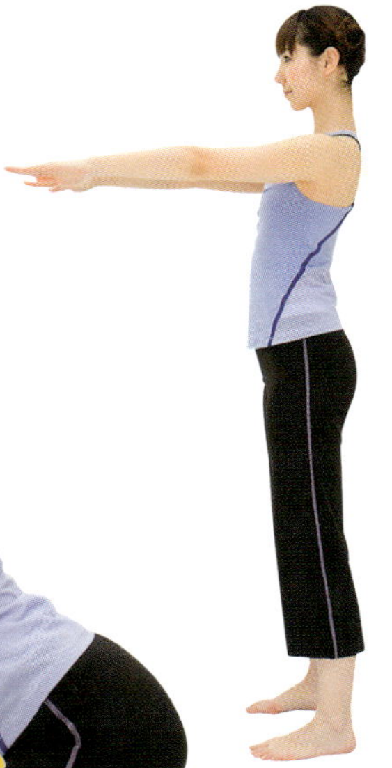

2 腰を後ろに引いてキープ

ひざを曲げ、遠くの椅子に座るイメージで腰を後ろに引き、5秒ほどキープします。このときひざがつま先より前に出ないように。ひざを曲げるというより、脚の付け根を曲げることを意識しましょう。

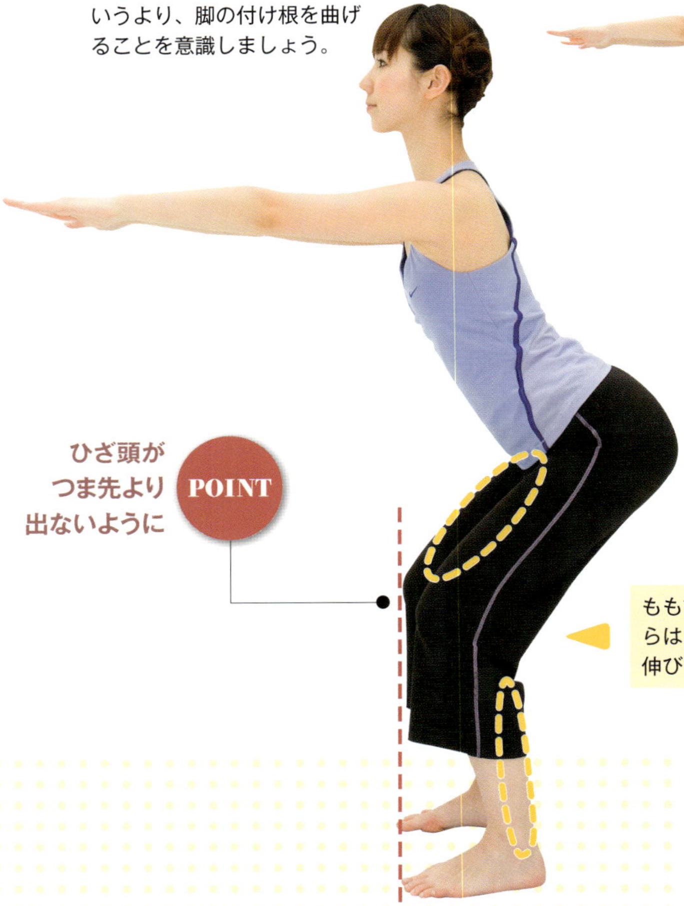

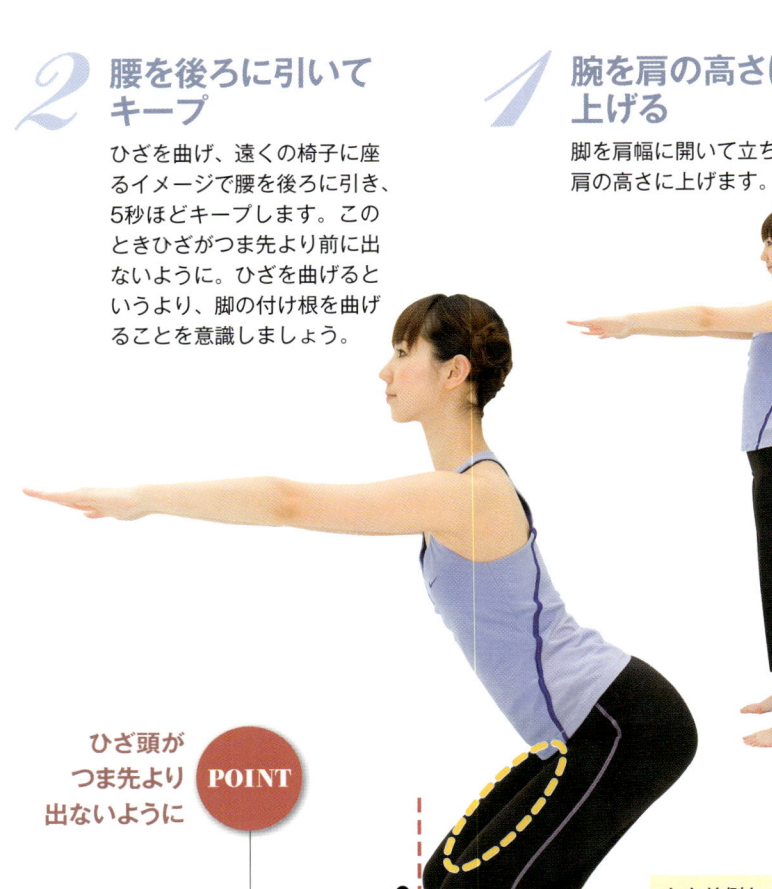

POINT
ひざ頭がつま先より出ないように

もも前側と、ふくらはぎから足首の伸びを意識する

2のもっと効くポーズ

つま先立ちで、骨盤も調整

2の姿勢をつま先立ちで行うと、もも内側や腹筋も使うことになり、骨盤まわりの筋肉も同時に鍛えられます。

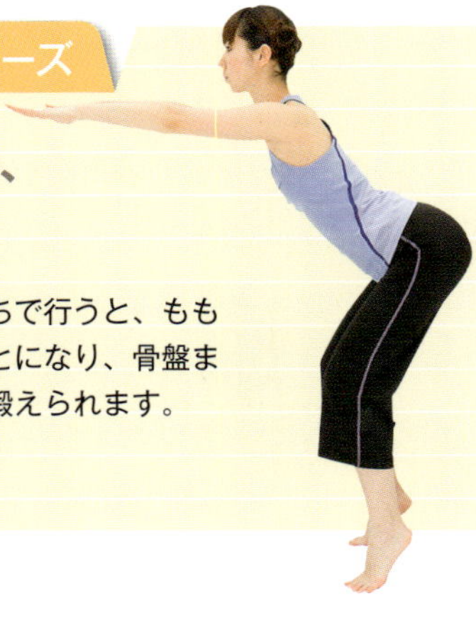

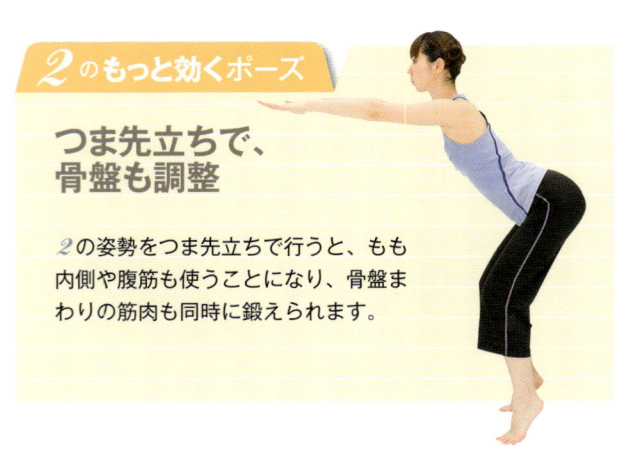

3 つま先立ちでキープ

ひざを伸ばして体を引き上げ、つま先立ちをして5秒ほどキープします。足の親指に重心をかけてもも内側に力を入れると安定します。*2*～*3*を1セットとして3~5セット繰り返します。

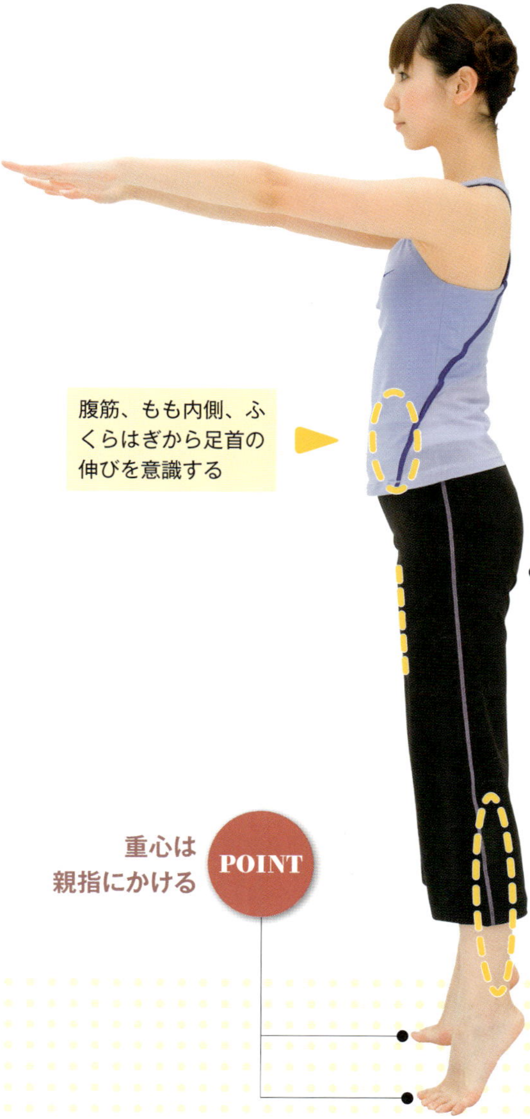
腹筋、もも内側、ふくらはぎから足首の伸びを意識する
POINT
おしりを引き締める
重心は親指にかける
POINT

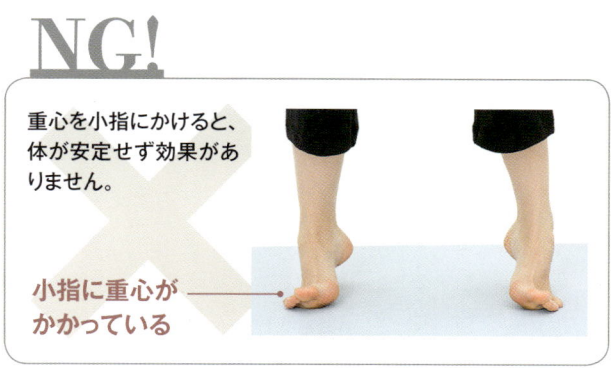

NG!

重心を小指にかけると、体が安定せず効果がありません。

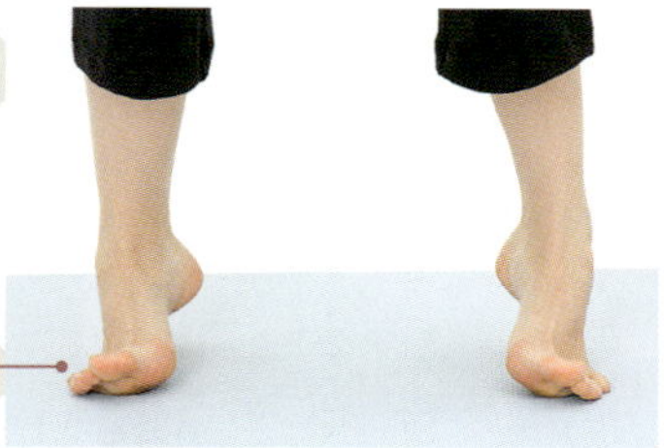
小指に重心がかかっている

DVD no.3-7

便秘

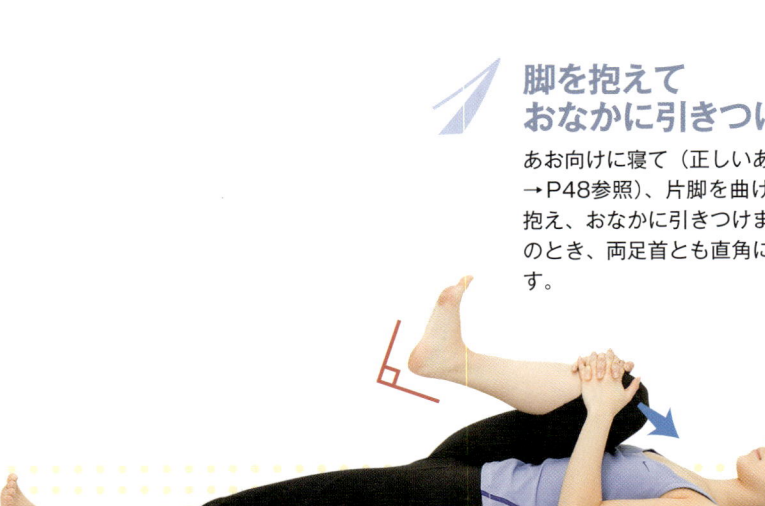

左右・各1~3セット

便秘は、食事の量や質の問題のほか、ストレスによる大腸の機能低下によっても起こります。おなかの筋肉を伸ばしたり縮めたりすることで大腸を刺激し、活性化させましょう。

1 脚を抱えておなかに引きつける

あお向けに寝て（正しいあお向け→P48参照）、片脚を曲げて腕で抱え、おなかに引きつけます。このとき、両足首とも直角に曲げます。

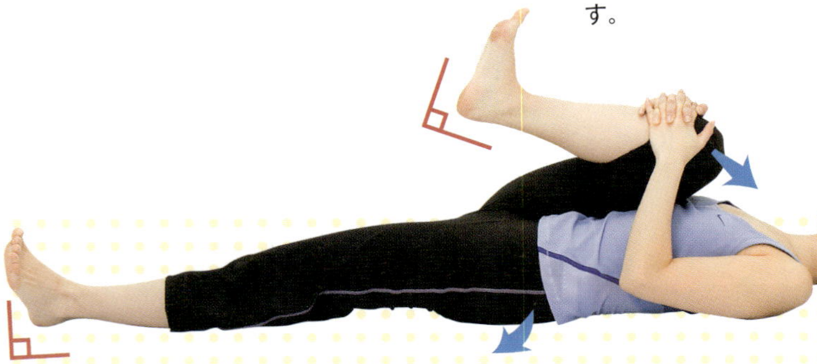

2 かかとを突き出しおなかを刺激

両脚のかかとを強く突き出すようにし、曲げたほうの脚はひざをおなかに引きつけます。そのまま5～10呼吸キープします。

POINT 両方のかかとを突き出す

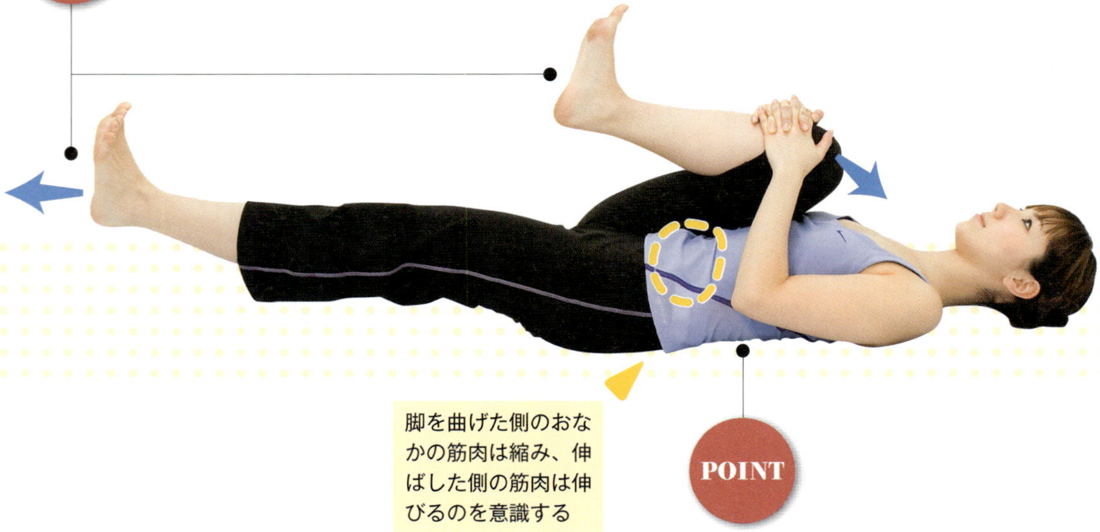

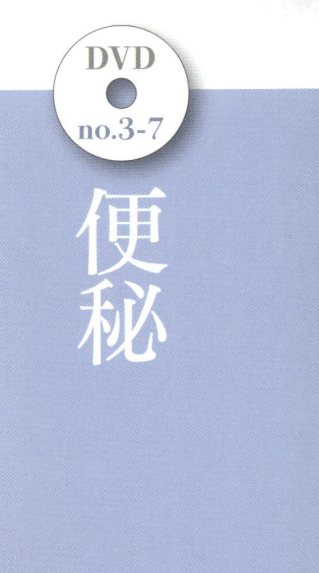

脚を曲げた側のおなかの筋肉は縮み、伸ばした側の筋肉は伸びるのを意識する

POINT 腰は自然なアーチをつくる

3 かかとを中心に円を描く

伸ばしたほうの脚を床から少し浮かせ、かかとを中心に小さく5回ほどまわします。反対方向にも同じようにまわします。1～3を1セットとして逆側の脚も同様に行い、これを各1～3セットを繰り返します。

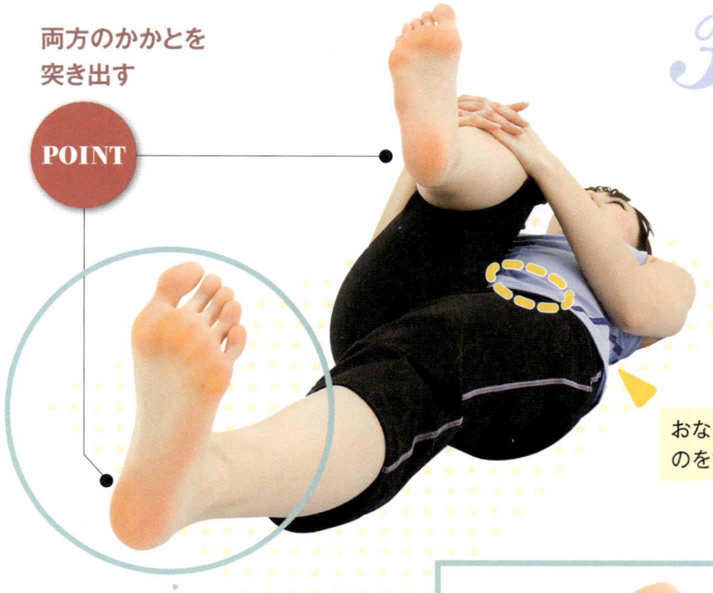
両方のかかとを
突き出す
POINT
おなかが刺激される
のを意識する

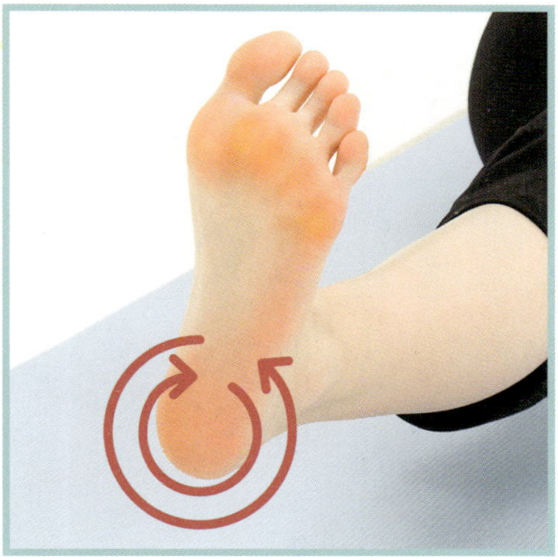

かかとを蹴り出しながら、
できるだけ小さくまわします。

NG!

足首を伸ばしていては、おなかの
筋肉があまり刺激されません。

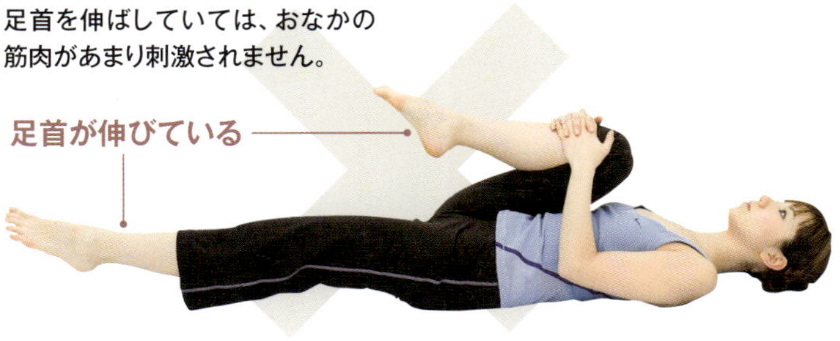
足首が伸びている

DVD
no.3-8

生理痛

1 足の裏を合わせて座る

足の裏を合わせて座り、つま先を両手で持ちます。ひざを10～20回上下させます。

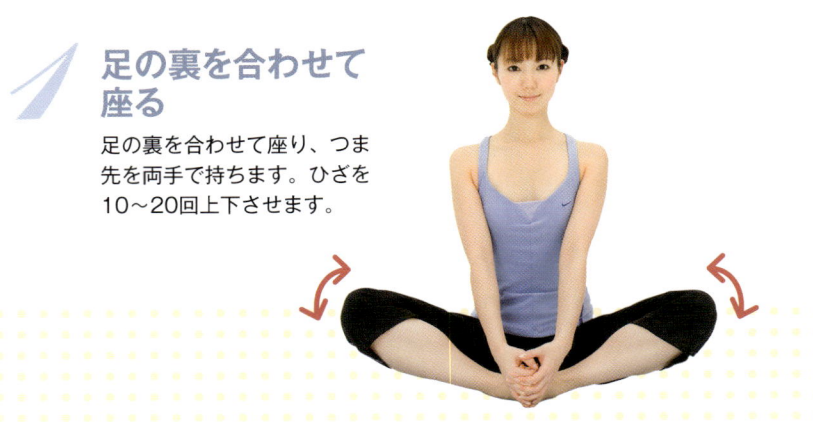

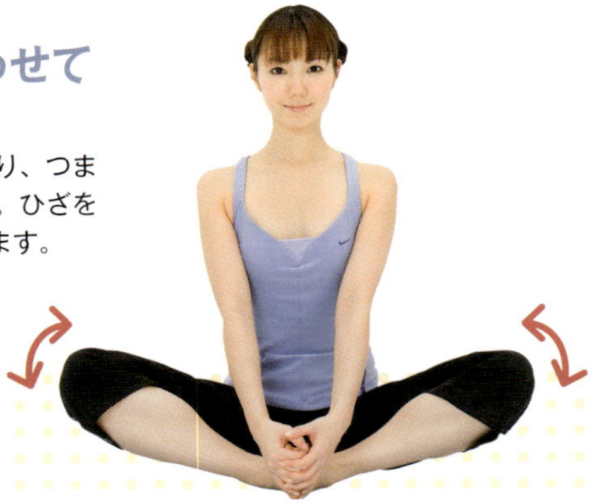

2 息をはいて前屈

息をはきながら前屈して5～10呼吸キープします。

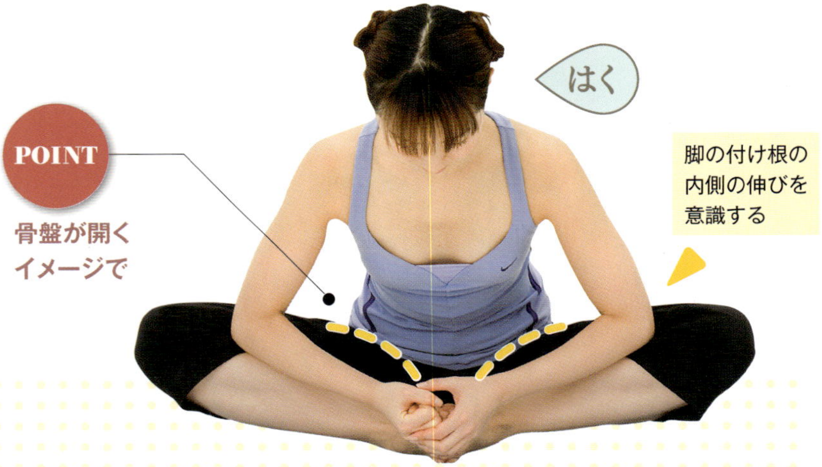
はく
POINT
骨盤が開く
イメージで
脚の付け根の
内側の伸びを
意識する

3～5セット

一般的な生理痛は、骨盤のゆがみによって子宮の位置がずれ、血行が悪くなって起こります。骨盤まわりと脚の付け根の筋肉を柔軟にして、子宮を開きやすくするこの運動を、生理の1週間前から生理2日目ぐらいに行うと痛みが緩和されます。

from SIDE

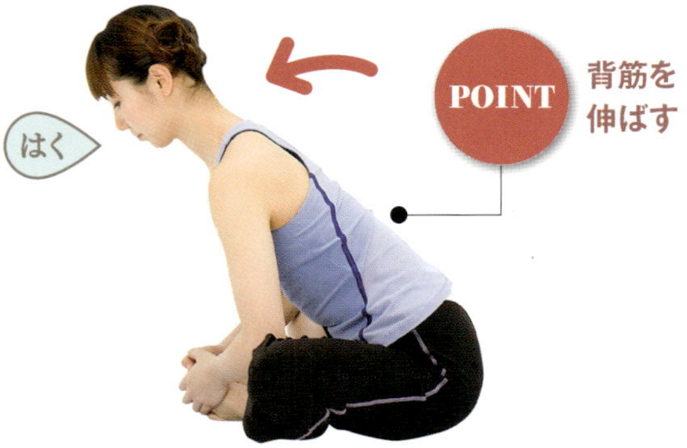
はく
POINT
背筋を
伸ばす

NG!

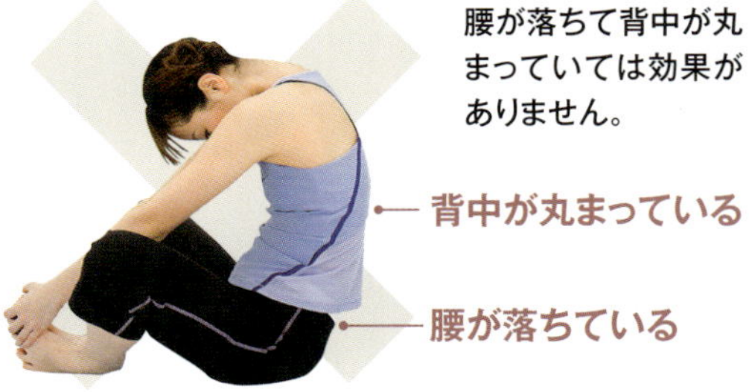
腰が落ちて背中が丸まっていては効果がありません。
背中が丸まっている
腰が落ちている

3 息をすいながら元に戻る

息をすいながら、ゆっくりと1の姿勢に戻ります。

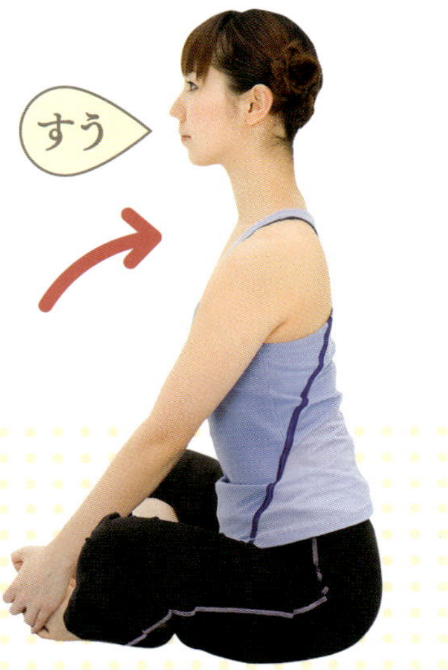

4 あお向けでひざを開く

足の裏を合わせたまま、両腕で支えながらゆっくりとあお向け（正しいあお向け→P48参照）になります。おしりに力を入れてひざをできるだけ開き、5～10呼吸キープしてから力を抜きます。1～4を1セットとして3～5セット繰り返します。

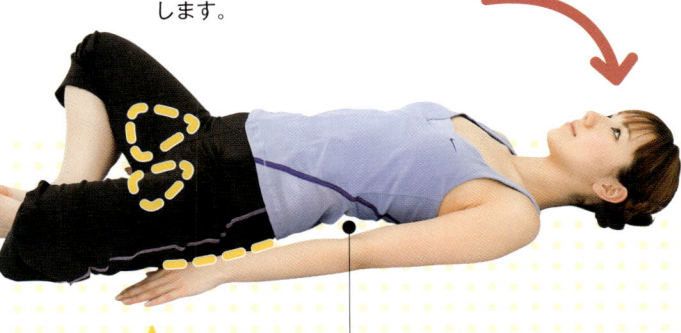

脚の付け根の内側とおしりの伸びを意識する

POINT
腰は自然なアーチをつくる

4の簡単ポーズ

腰にクッションを当てる

あお向けになるとき、腰に負担を感じる人は、クッションを腰に当てて腕で体を支えると、腰を痛めることなく安全に行えます。

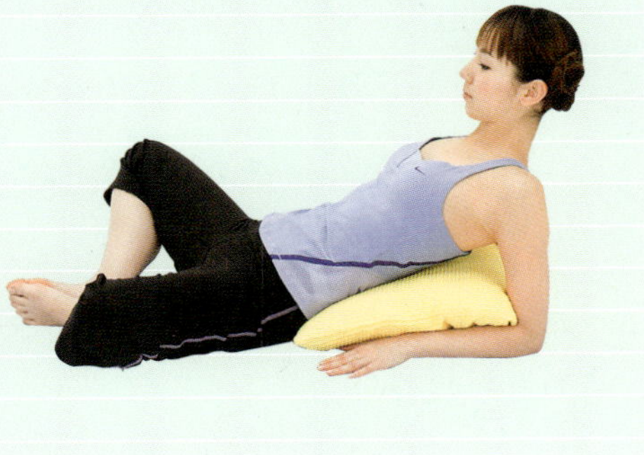

症状が改善されない人は別メニューで

人によって子宮の形状や向きは微妙に異なります。1～4のエクササイズで症状が改善されなかったり、痛みを感じる場合は、逆効果になってしまうことがあるので、こちらのメニューを試してみてください。

正座をしてひざを開きます。腕を伸ばして体を前に倒し、額と腕を床につけて5～10呼吸キープして、元の正座の姿勢に戻ります。この動作を3～5回繰り返します。

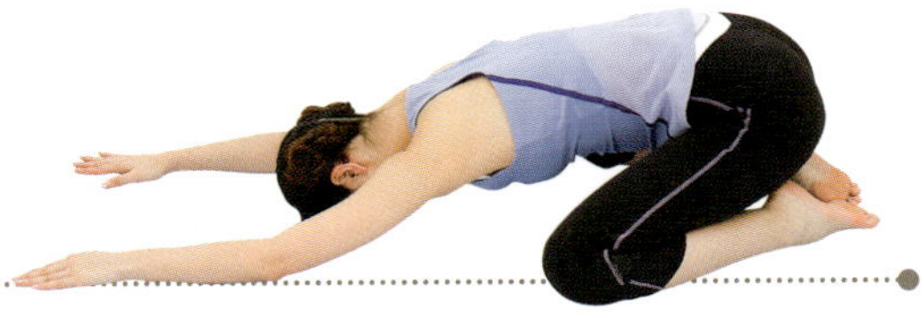

DVD no.3-9

産後のケア

3〜5セット

骨盤を締める運動です。出産後すぐに始められ、毎朝行うとゆるんだ骨盤が早期に改善されます。ゆるんだままでいると、骨盤がゆがみ、おなかまわりに脂肪がつきやすくなり、体型や体調に影響します。

1

あお向けに寝て骨盤に手をそえる

あお向けに寝て（正しいあお向け→P48参照）、脚を肩幅に開き、骨盤の上に手をそえます。

POINT 腰は自然なアーチをつくる

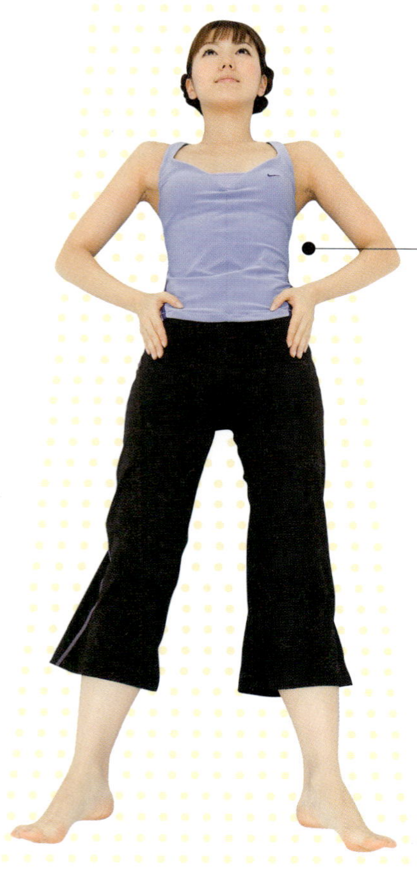

NG!

足首が伸びて、ひざが内側に入ってしまうと、骨盤が締まりません。

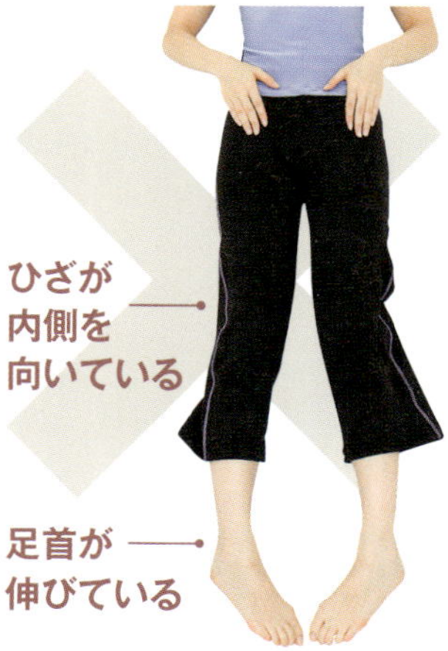
ひざが内側を向いている
足首が伸びている

2 息をはきながら骨盤を締める

骨盤を意識して、かかとを強く蹴り出し、息をはきながら脚全体を内側にひねるような気持ちで、骨盤を内側に締めます。息をすうあいだ、そのままの状態をキープします。

3 さらに骨盤を締める

もう一度、息をはきながら2と同じようにさらに骨盤を締め、息をすうあいだ、そのままの状態をキープします。

4 もう一段階、骨盤を締める

さらにもう一段階、息をはきながら骨盤を締め、息をすうあいだ、そのままの状態をキープします。力を抜いて1の姿勢に戻ります。1～4を1セットとして3～5セット繰り返します。

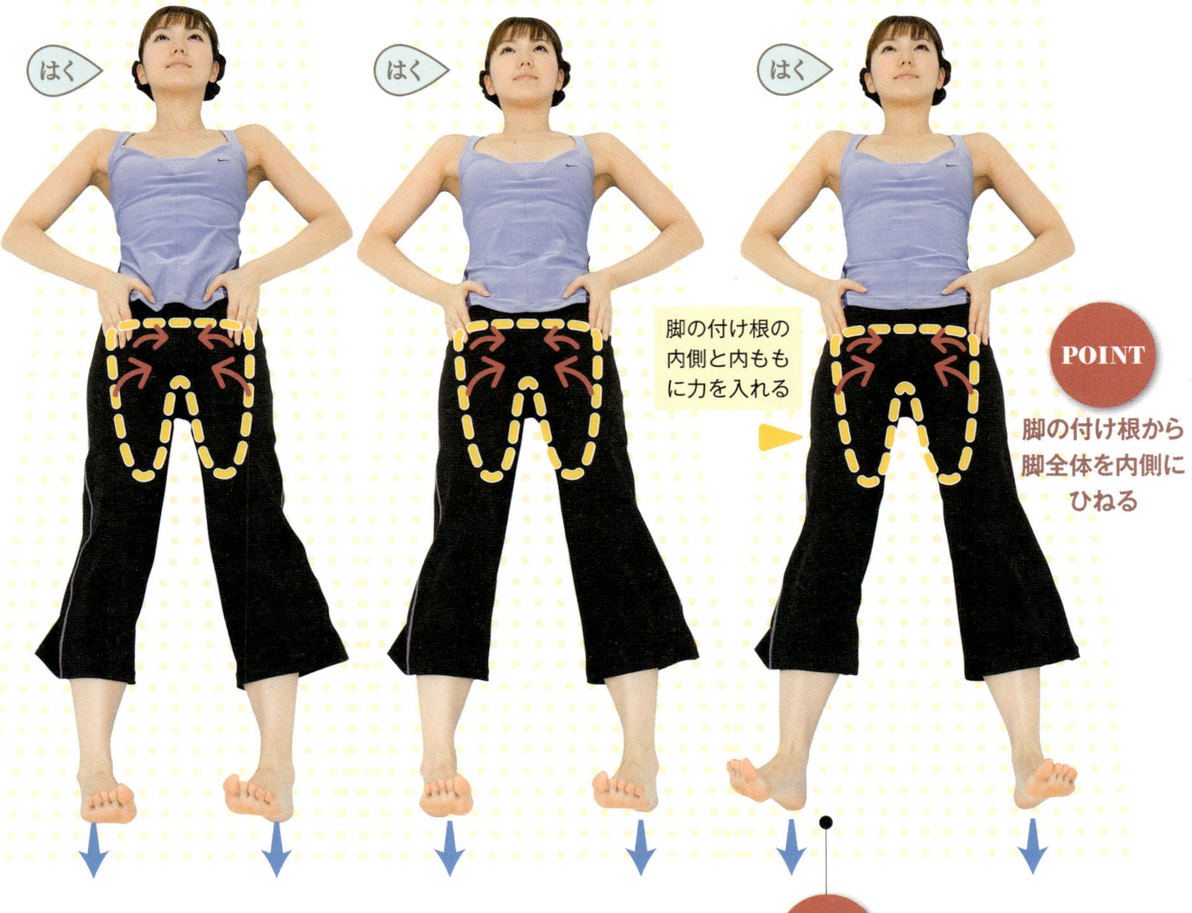
はく
はく
はく
脚の付け根の内側と内ももに力を入れる
POINT
脚の付け根から脚全体を内側にひねる
POINT
脚が少し浮くくらいにかかとを強く蹴り出す

微妙な動きなので、最初は骨盤を締めるイメージがわからないかもしれませんが、脚の付け根に力を入れて脚全体を内側にひねると自然と骨盤は締まっていきます。骨盤まわりに意識を集中して少しずつ慣れていきましょう。

DVD
no.3-10

更年期障害

3～5セット

更年期の不調は、ホルモンバランスの乱れが原因です。これを整える甲状腺は首にあります。また骨盤の中央の骨（仙骨→P20参照）は女性ホルモンと深い関係があります。首と仙骨を刺激して、正しいホルモンバランスを取り戻しましょう。

1 よつんばいになる

脚と手を肩幅に開いて、よつんばいになります。

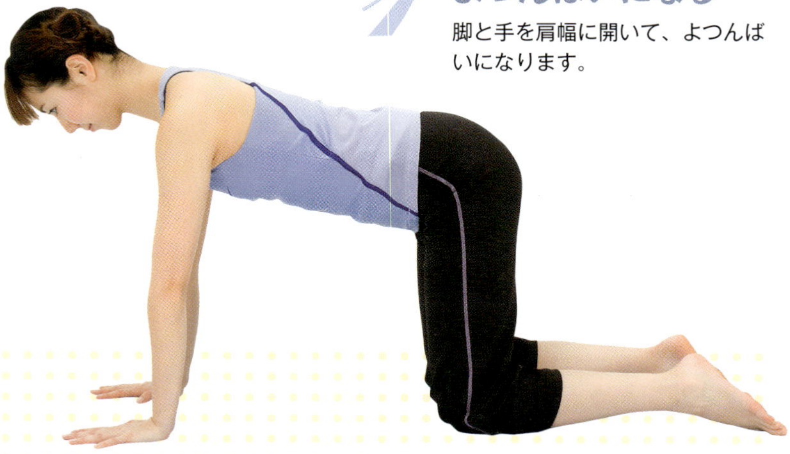

2 おなかをへこませ背中を突き上げる

息をはきながら、おなかに力を入れてへこませます。おへそを天井に突き上げるように背中を丸め、5～10呼吸キープします。あごを胸に引きつけ、首の後ろを伸ばしましょう。

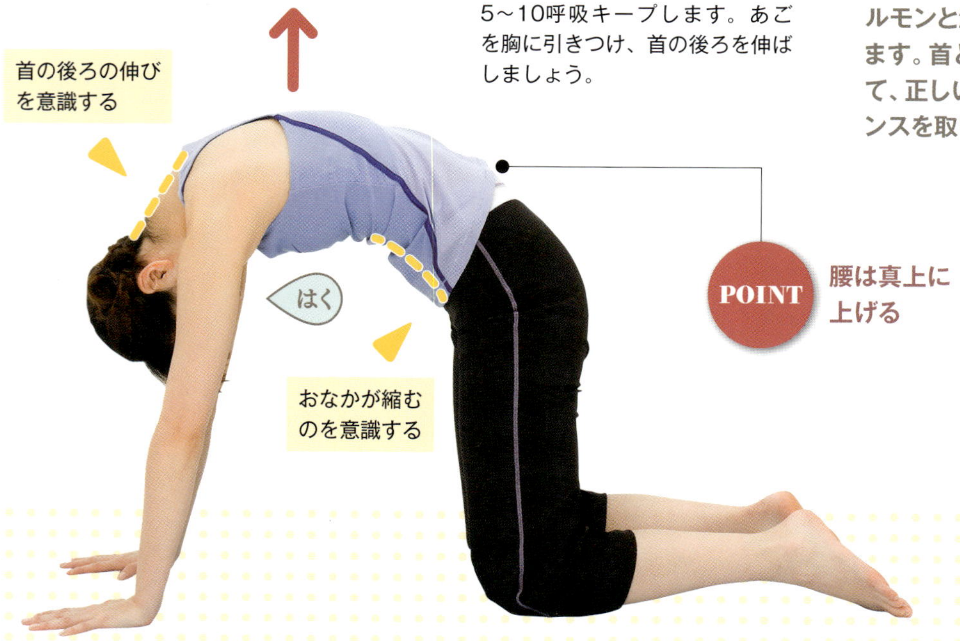
首の後ろの伸びを意識する
はく
おなかが縮むのを意識する
POINT
腰は真上に上げる

3 首を伸ばし胸を張る

息をすいながら背筋を伸ばし、胸を斜め上へ引き上げるイメージで頭を上げます。首の前をしっかりと伸ばし、3〜5呼吸キープします。2〜3を1セットとして3〜5セット繰り返します。

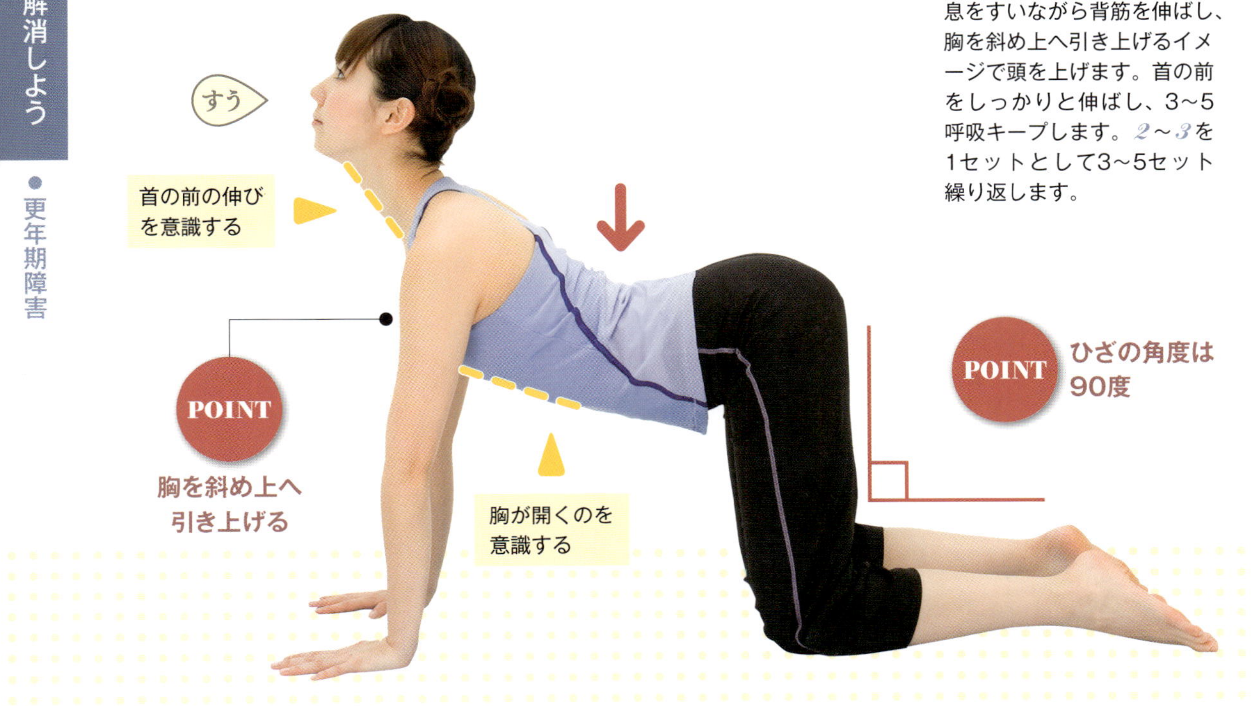
すう
首の前の伸びを意識する
POINT
胸を斜め上へ引き上げる
胸が開くのを意識する
POINT
ひざの角度は90度

NG!

肩が上がってしまったり、腰を反らせすぎていては効果がありません。また、胸を引き上げるとき、おしりもいっしょに前に出て上半身が前のめりにならないように注意しましょう。

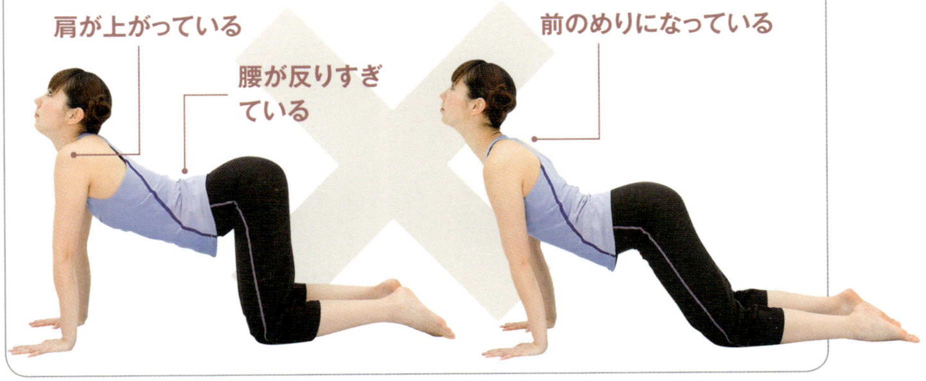
肩が上がっている
腰が反りすぎている
前のめりになっている

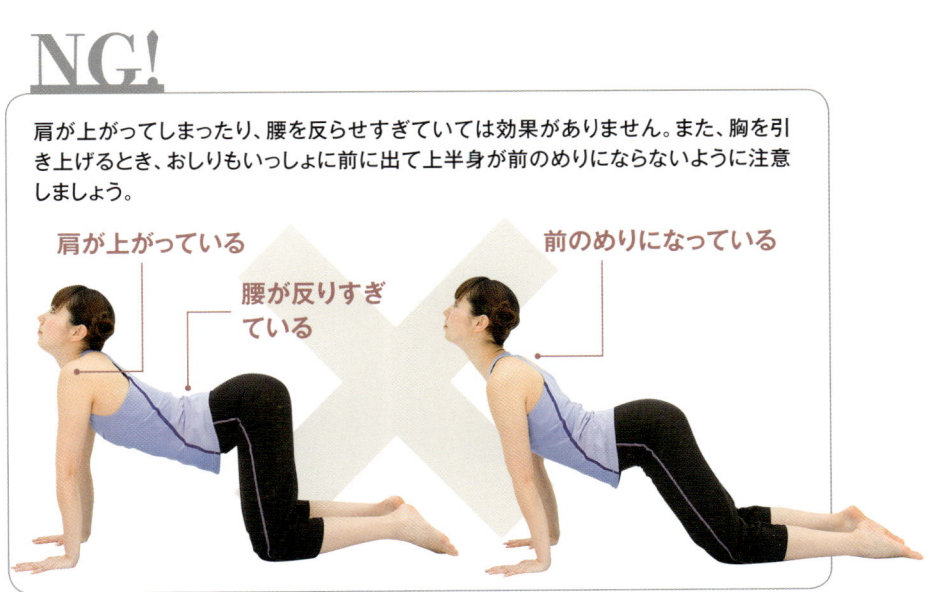

DVD no.3-11

ストレス

1 うつぶせで脚を大きく開く

うつぶせに寝て、脚を大きく開き、つま先を立てて床につけます。手は胸の横につきます。

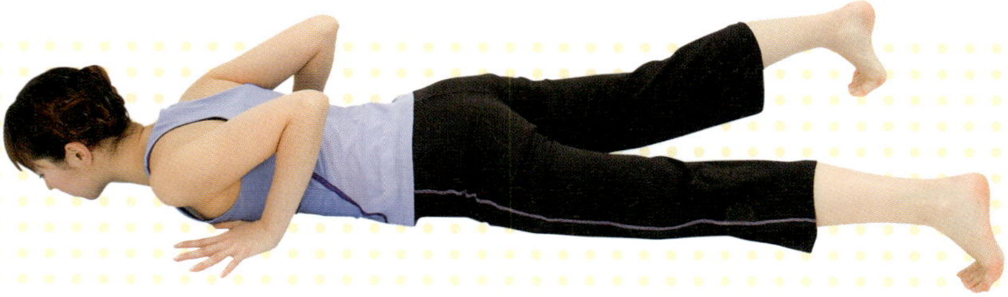

2 胸を反らせる

両手で体重を支えながら、胸を張り、5～10呼吸キープします。

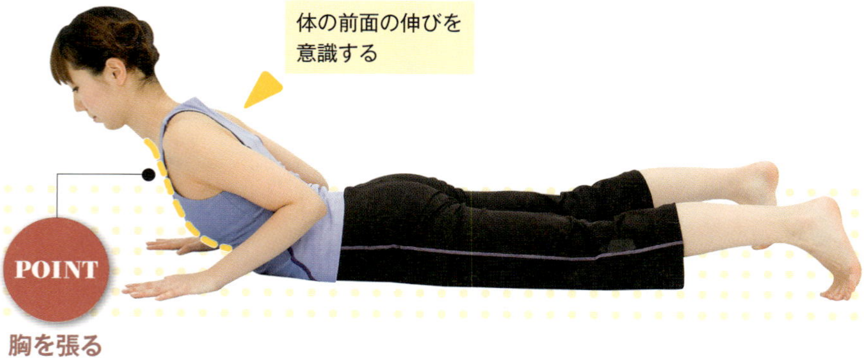
体の前面の伸びを意識する
POINT
胸を張る

2～5セット

体内の発散できないエネルギーがストレスの正体です。ストレスが蓄積するとイライラや不安な気持ちとなって現れます。ハードな動きを繰り返し行い、エネルギーを発散して鎮静化させ、精神の安定を取り戻しましょう。

NG!

肩とあごが上がっていると、腰や首を痛めてしまいます。

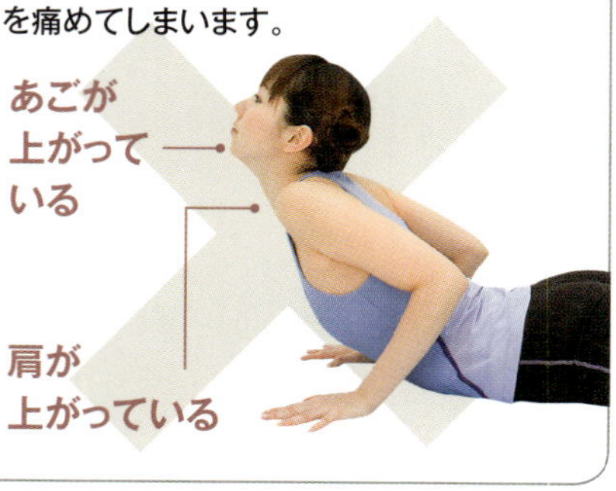
あごが上がっている
肩が上がっている

2のもっと効くポーズ

脚を床から浮かせて行う

胸を張るとき、できる人はひざや骨盤を床につけずに、腰や脚を浮かせた状態で行いましょう。体の前面すべてが、さらによく伸びます。

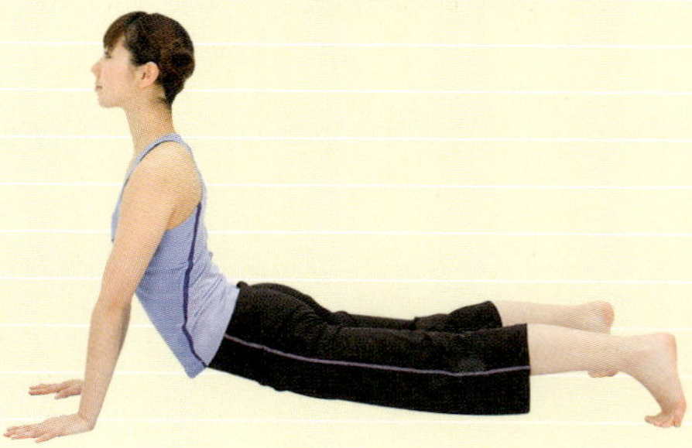

3 背中と脚を伸ばす

息をはきながら、おしりを斜め後ろに突き上げて、5～10呼吸キープします。

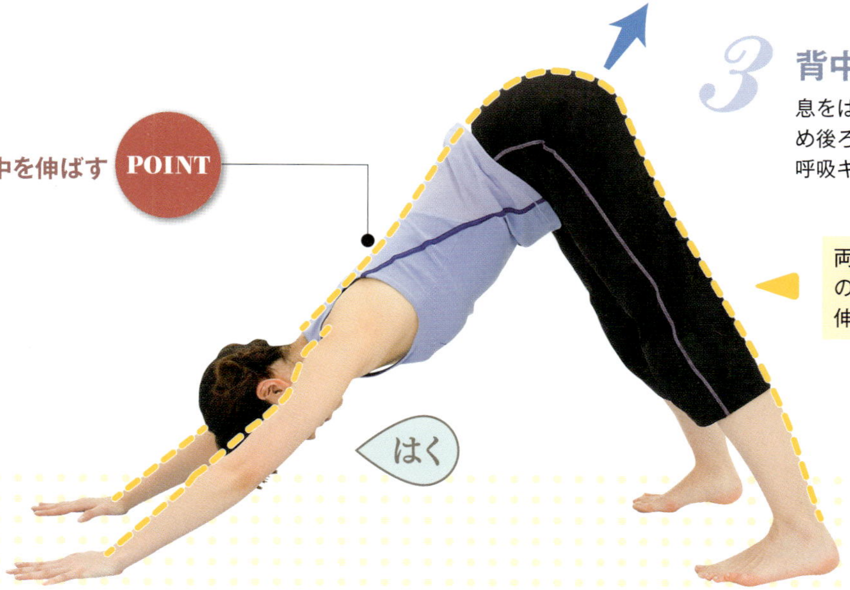
背中を伸ばす POINT
両腕、背中から脚の後面にかけての伸びを意識する
はく

4 ひざをつきながら元のポーズへ

息をすいながら、2のポーズに戻ります。このとき、ひざをつきながらゆっくり戻りましょう。2～4を1セットとして2～5セット繰り返します。

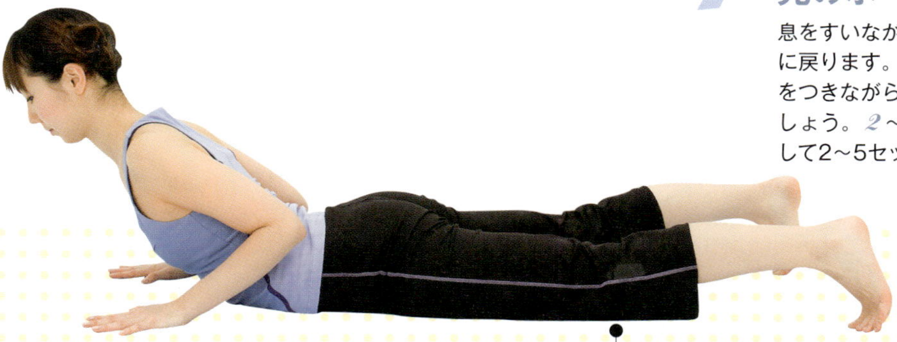
すう
POINT ひざをつきながらゆっくり戻る

5 体を前に倒し静かにキープ

最後に、起き上がって正座になり、上体を前に倒して額を床につけます。腕はなるべく前に伸ばして5～10呼吸キープします。

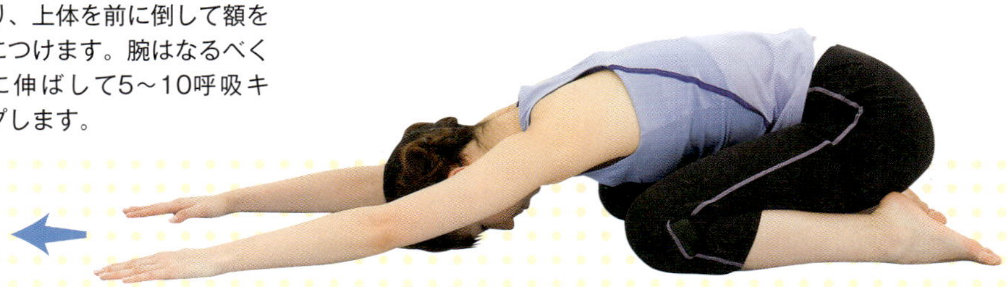

DVD no.3-12

落ち込み

2~5セット

軽い落ち込みなら、気持ちを盛り上げるエクササイズで、かなりの改善が期待できます。呼吸と動きを合わせて行うと精神的に安定し、安らかな気持ちになれるでしょう。

1 呼吸を整える

脚を肩幅に開いて立ち、目を閉じて胸の前で両手を合わせ、呼吸を整えます。

2 呼吸に合わせて両腕を下に

息をはきながら、ゆっくり両腕を下げて左右に大きく開いていきます。このとき、体の動きを呼吸のリズムに合わせるようにします。

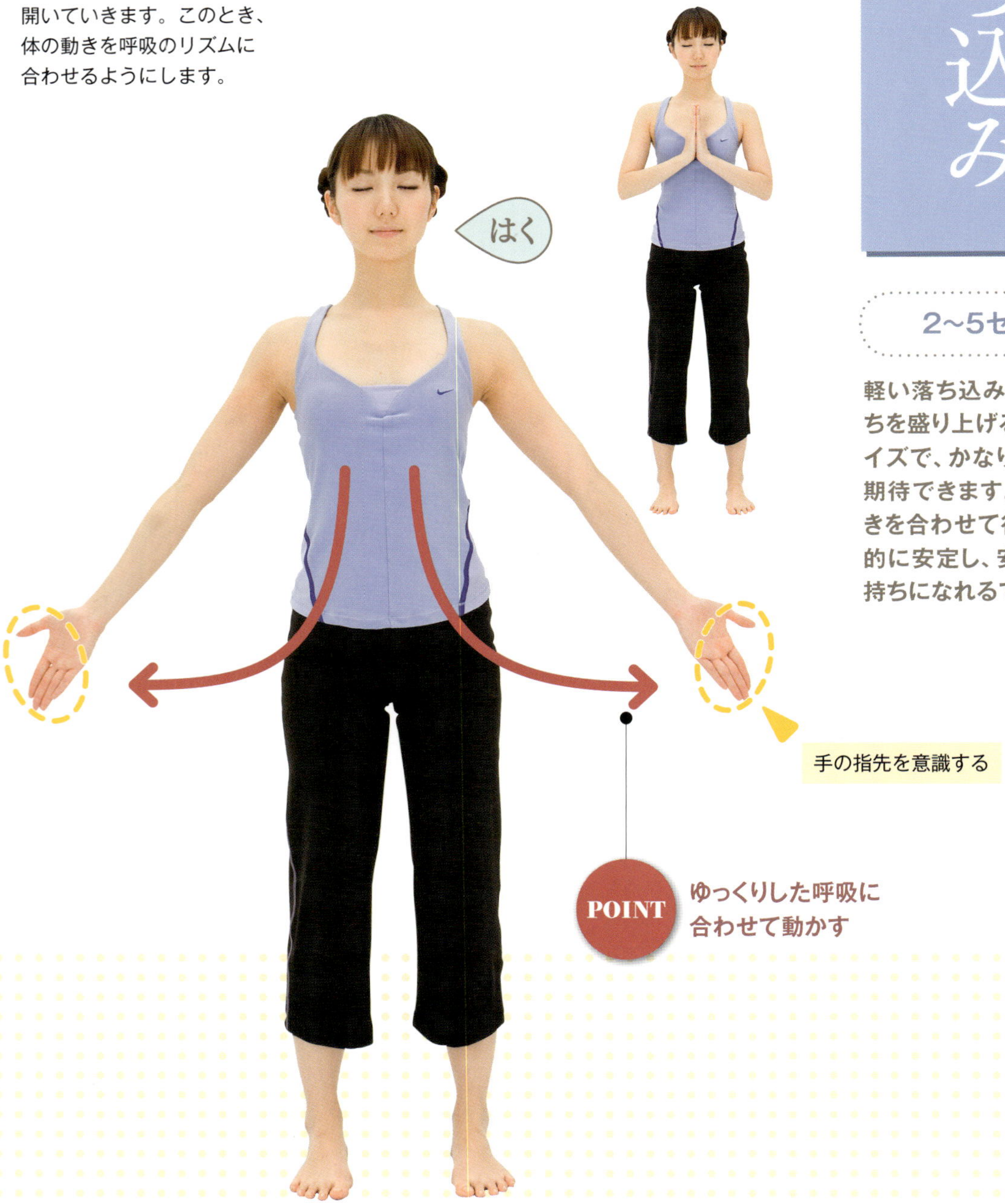
はく
手の指先を意識する
POINT
ゆっくりした呼吸に合わせて動かす

3

呼吸に合わせて両腕を上に

息をすいながら、腕をゆっくりと横から大きく上げていきます。胸を開き、顔を天井へ向け、5～10呼吸キープします。息をはきながら、腕をゆっくりと横から下ろし、*2*の姿勢に戻ります。*2*～*3*を1セットとして2～5セット繰り返します。

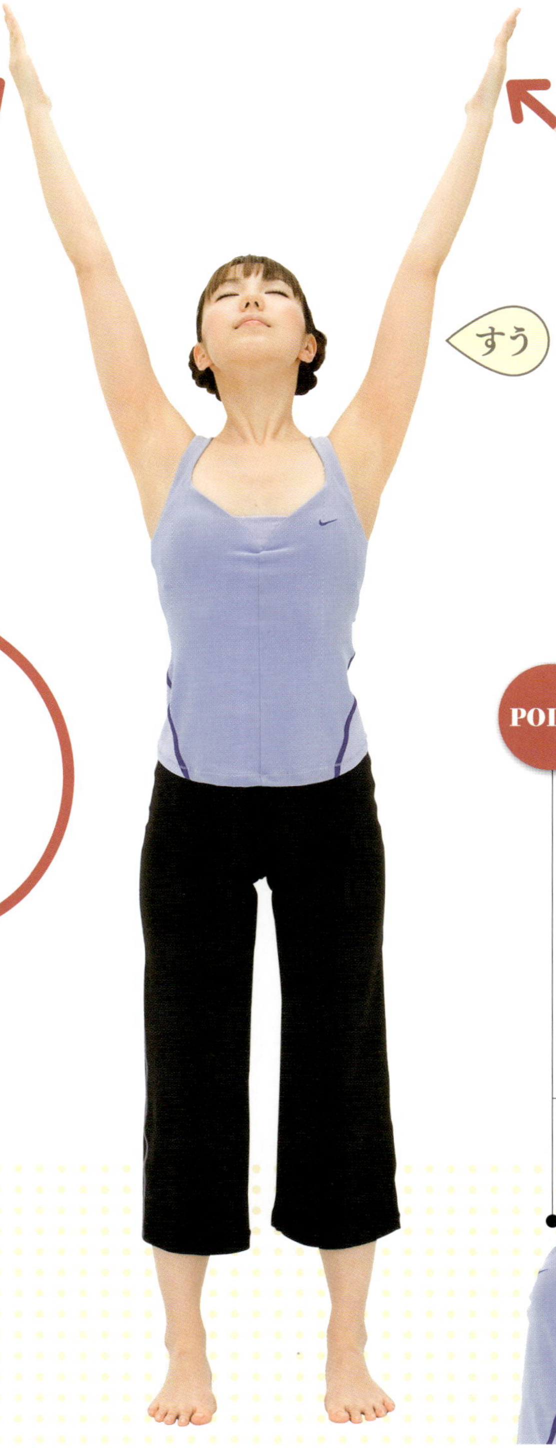

4

ふたたび両手を胸の前へ

息をはきながら、腕をゆっくり横から下げて、胸の前で手を合わせます。この状態で静かに5～10呼吸キープします。

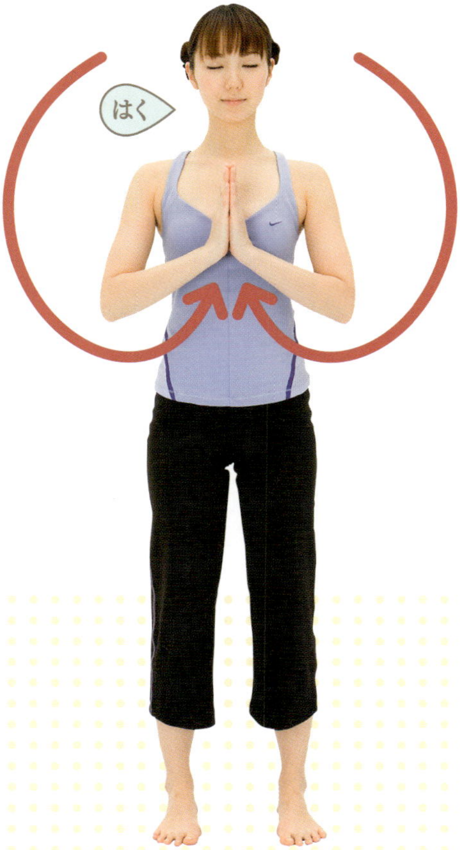

POINT 胸と顔を天井に向ける

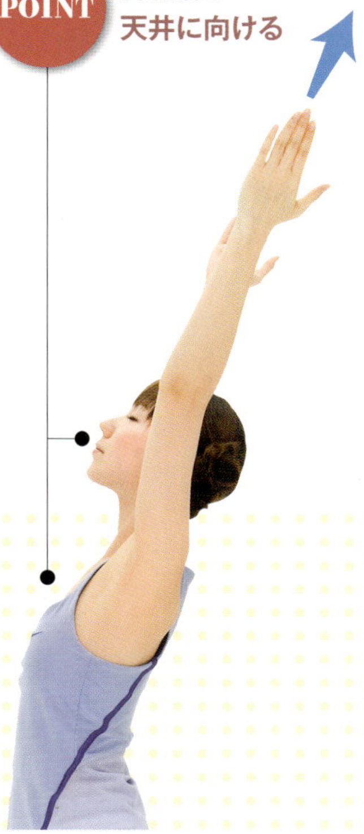

from SIDE

DVD
no.3-13

眠りが浅い

1セット

腰（腰椎《ようつい》）と首（頸椎《けいつい》）が硬くこわばっていると、しっかり熟睡できないことがあります。脚の付け根を動かして腰を刺激しましょう。また全身に力を入れてから脱力すると、体の緊張がほぐれます。

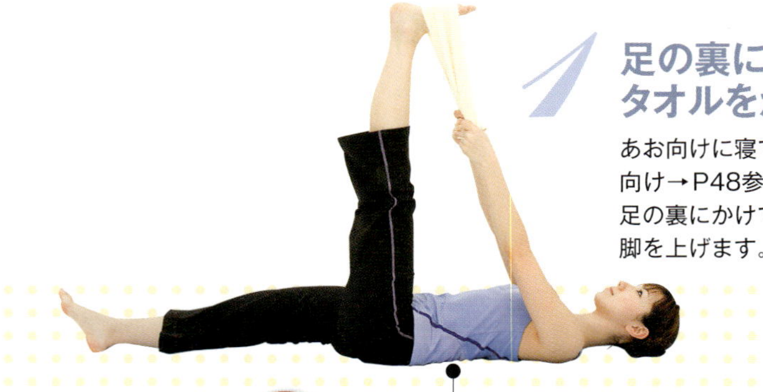

1 足の裏にタオルをかける

あお向けに寝て（正しいあお向け→P48参照）、タオルを足の裏にかけて両手で持ち、脚を上げます。

POINT 腰は自然なアーチをつくる

2 かかとを突き上げ腰を刺激

タオルを手前に引いて脚を体に引き寄せ、上げた脚のかかとを突き出すようにして5～10呼吸キープします。

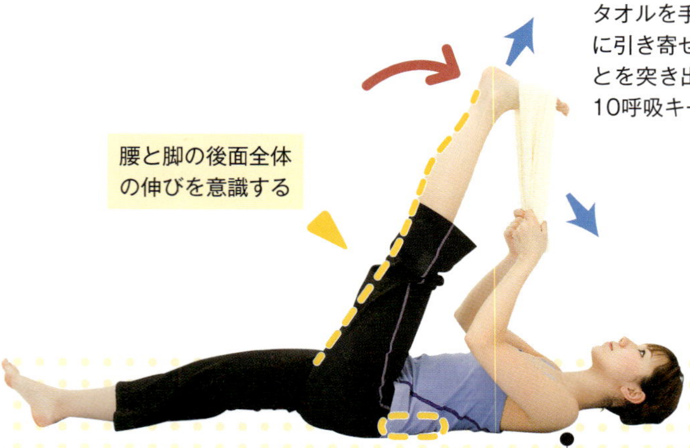

腰と脚の後面全体の伸びを意識する

POINT 肩は床につける

POINT おしりを床につける

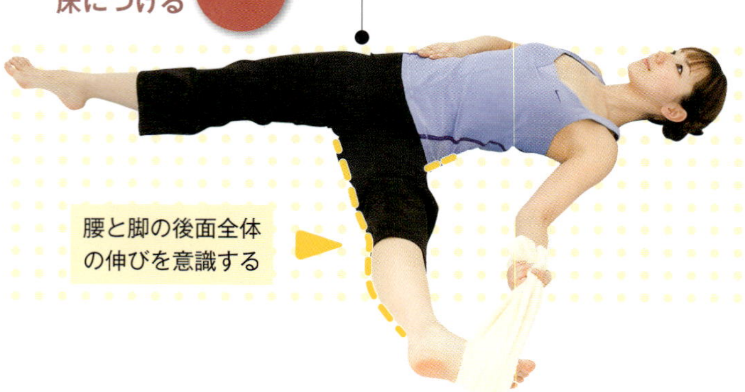

腰と脚の後面全体の伸びを意識する

3 脚を外側へ倒す

タオルを片手で持ち、もう一方の手を骨盤にそえて腰が浮かないようにしながら、脚を外側に倒し、5～10呼吸キープします。1～3を1セットとして逆側の脚も同様に行います。

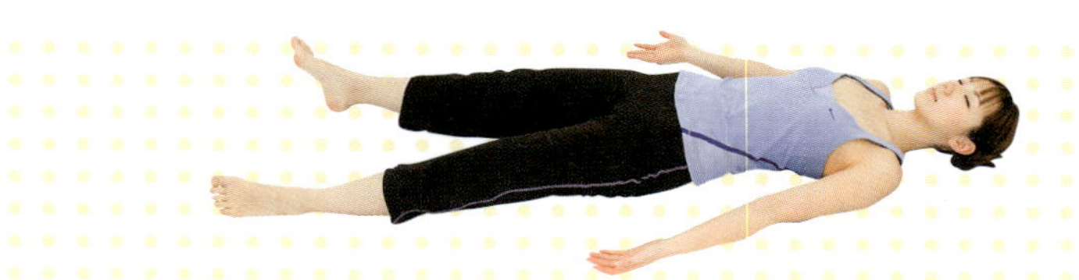

4 脱力して体を休める

タオルをはずして自然なあお向けの状態になり、手のひらを上に向けて、全身の力を抜きます。

Chapter 4

キレイな体をつくろう

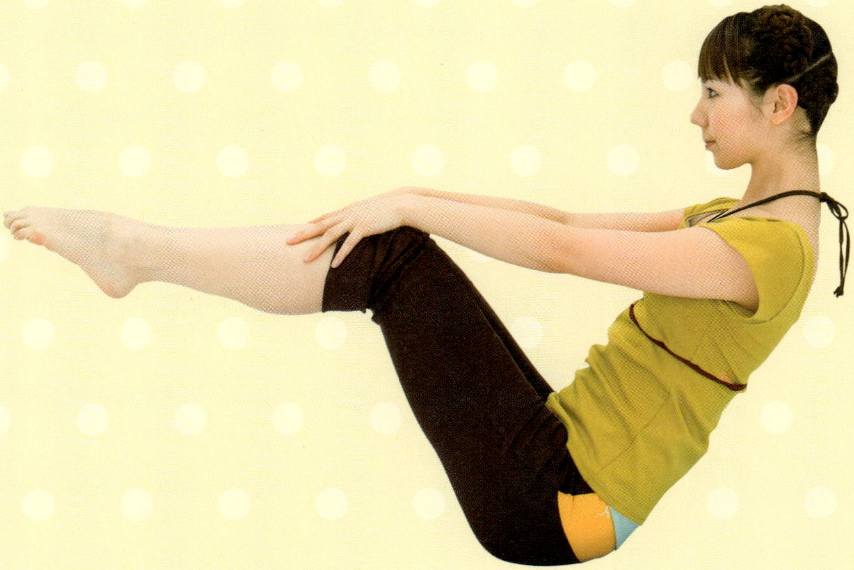

体のゆがみが取れると、
プロポーションのコンプレックスも改善しやすくなります。
このエクササイズで理想のボディラインに近づきましょう。
血行が良くなり、内臓の働きも活発になるので、
肥満の原因となるむくみもとれ、ダイエットの成功率も上がるはずです。

DVD no.4-1

O脚を直す

左右・各3～5回

O脚は、骨盤、股関節、ひざ、足首のゆがみが連動して起こります。骨盤のゆがみにより、股関節とひざが内側にゆがみ、立ったとき足の小指に重心がくるので、脚が外側に開いてしまうのです。まずは、股関節ともも内側の筋肉を鍛えます。

＊さらに、「まっすぐな美脚にする」（→P102）、「脚を長く見せる」（→P104）を続けて行うと効果的です。

1 片脚を外側に曲げる

片脚を前に伸ばし、もう一方の脚を曲げて座ります。曲げた脚は、甲を床につけて、おしりの横にぴったりとそわせます。

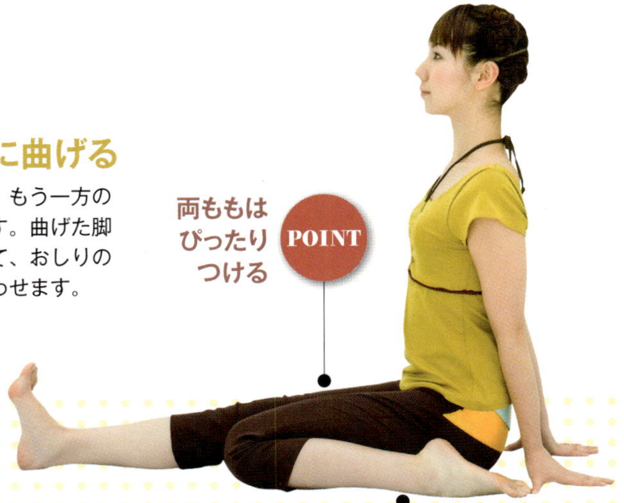

POINT 両ももはぴったりつける

POINT 足首は伸ばす

2 かかとを突き出して前屈する

おしりを突き出すように少し前屈し、かかとを前に突き出して5～10呼吸キープし、1の姿勢に戻ります。1～2の動作を3～5回繰り返します。逆側の脚も同様に行います。

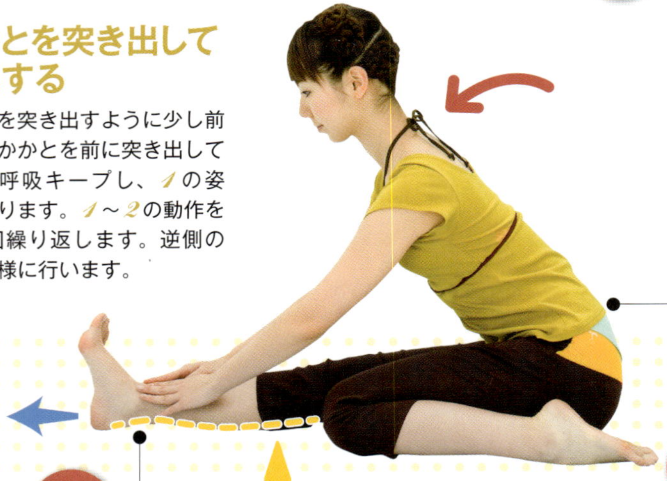

POINT かかとを突き出す

脚の裏側全体ともも内側、股関節の伸びを意識する

POINT 腰は真正面に向ける

NG!

背中が丸まり、おしりが浮いていては効果がありません。

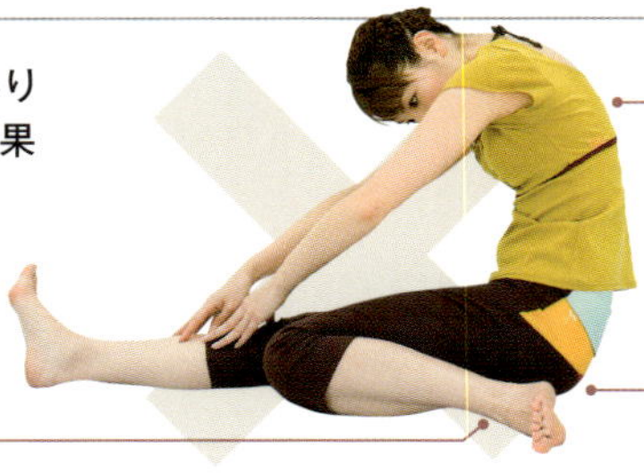

背中が丸まっている

おしりが浮いている

足の甲が床についていない

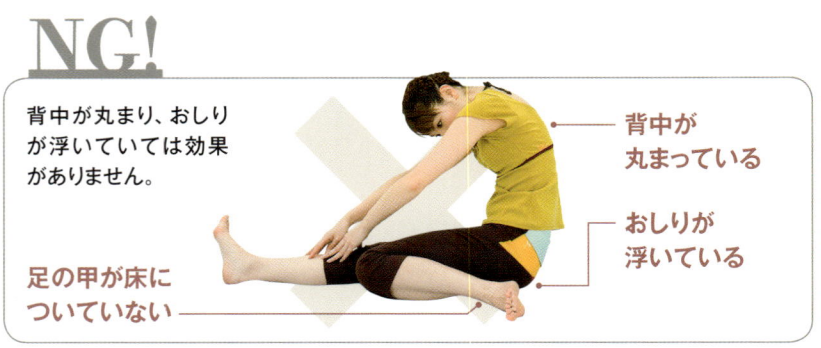

DVD no.4-2

X脚を直す

左右・各3~5回

X脚は、骨盤、股関節、ひざ、足首のゆがみが連動して起こります。X脚の人は、股関節とひざが外側にゆがんでいるので、股関節ともも内側を鍛えましょう。

＊さらに、「まっすぐな美脚にする」(→P102)、「脚を長く見せる」(→P104)を続けて行うと効果的です。

1 片脚を内側に曲げる

片脚を前に伸ばして座り、もう一方の脚を内側に曲げて、足裏をももにつけます。

from SIDE

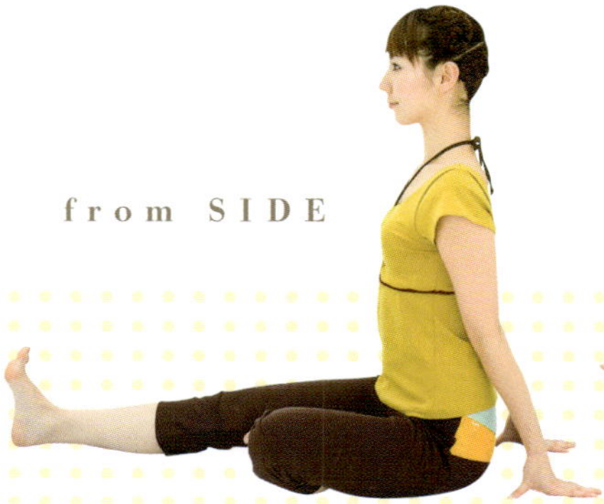

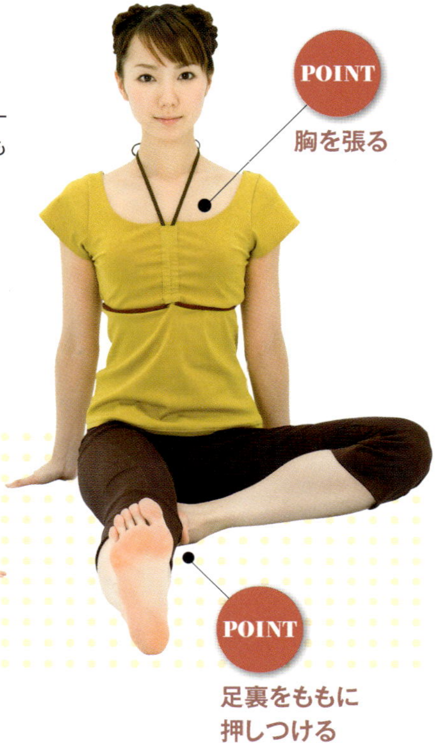
POINT
胸を張る
POINT
足裏をももに
押しつける

2 前屈してもも内側と股関節を伸ばす

おしりを突き出すように少し前屈し、かかとを前に突き出して5~10呼吸キープし、1の姿勢に戻ります。1~2の動作を3~5回繰り返します。逆側の脚も同様に行います。

from SIDE

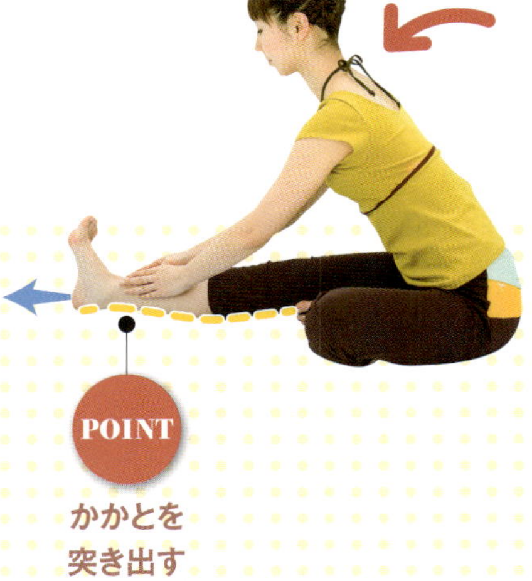
POINT
かかとを
突き出す

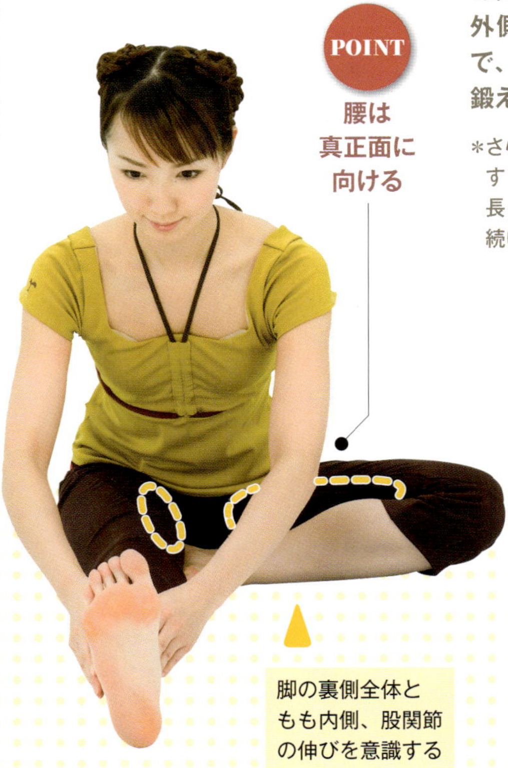

DVD no.4-3

まっすぐな美脚にする

3~5セット

ひざを中心に、股関節(脚の付け根の骨の関節)と足首のゆがみを同時に取りながら、まっすぐな脚のラインをつくります。特に、O脚の改善に効果があります。

1 おなかを引き締めて立つ

おなかを引き締めて、足をそろえて立ちます。

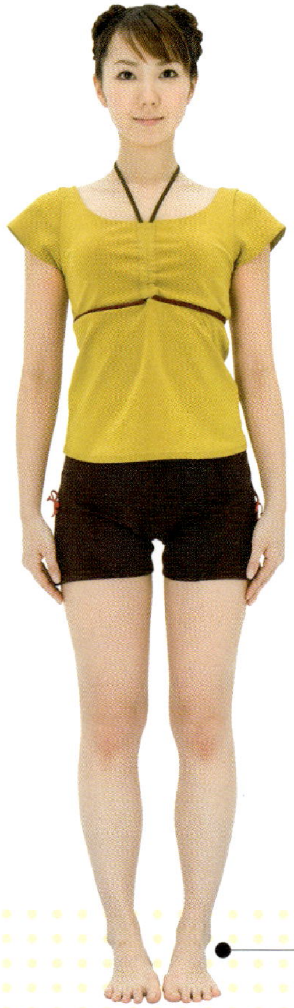

POINT 足をそろえる

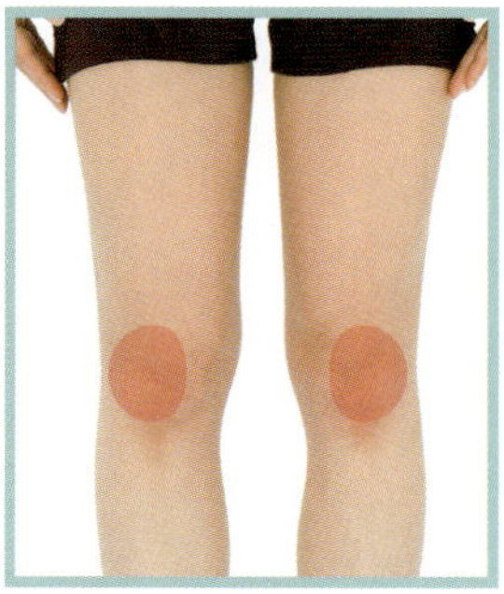

2 ひざを内側に向ける

立ち位置は変えずに、ひざ頭に意識を集中して、ひざ頭だけを内側に向けます。

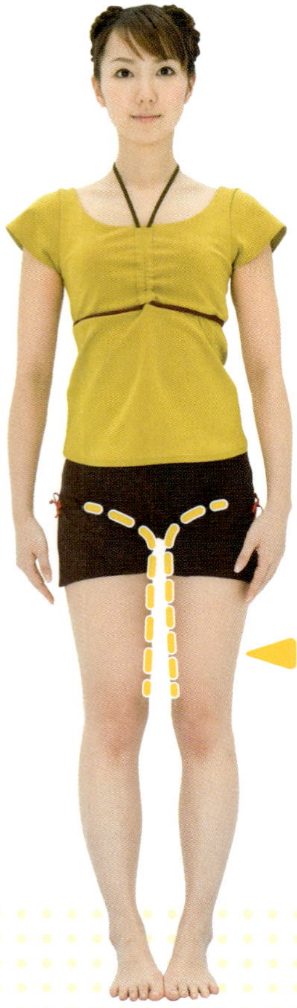

常に股関節ともも内側、おしりに力を入れて行う

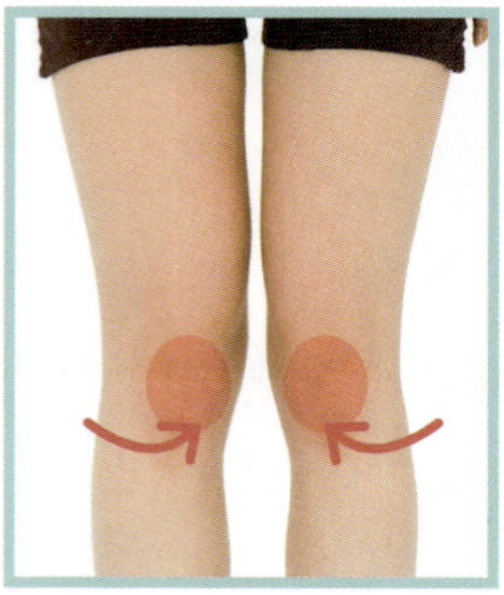

3 脚を曲げて両ひざをつける

両ひざがつくところまで、ゆっくりと腰を落としていきます。ひざがついたところで止めます。

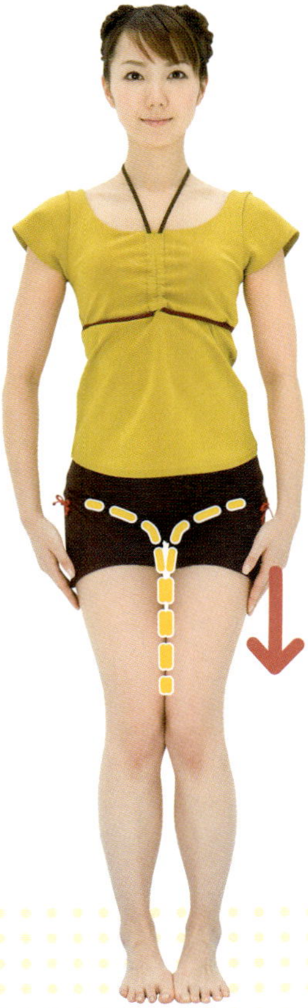

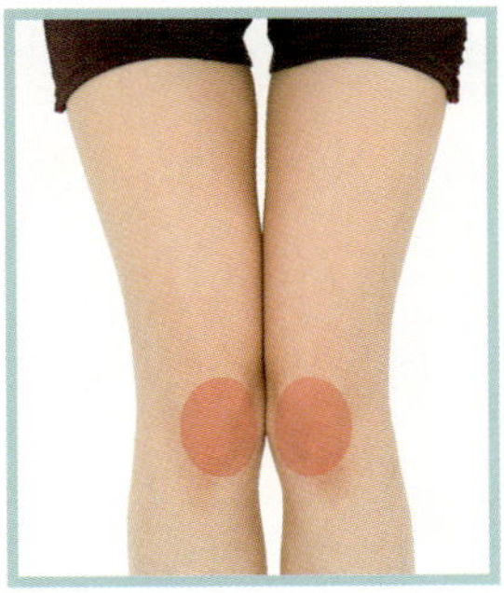

4 ひざ頭を正面に向ける

腰を落としたままの状態で、ひざ頭が真正面を向くようにします。

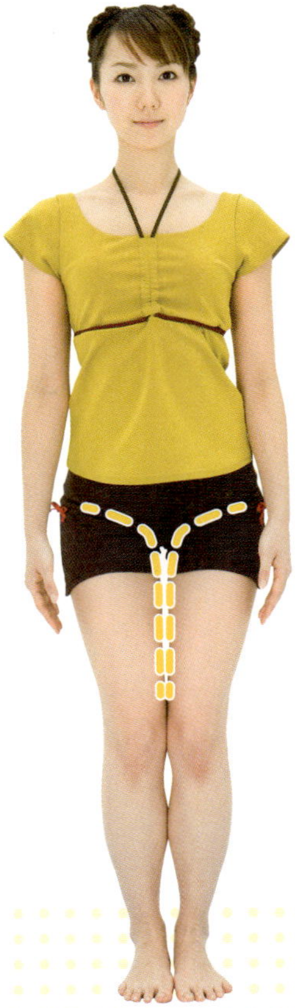

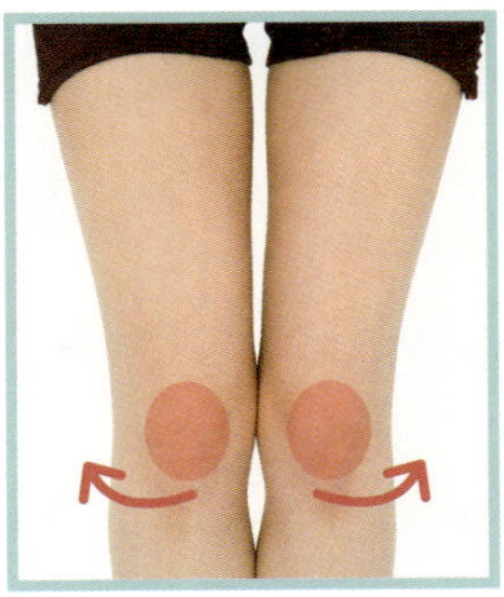

5 ひざを伸ばしてキープ

曲げていた脚を伸ばし、5～10呼吸キープします。*1*～*5*を1セットとして3～5セット繰り返します。

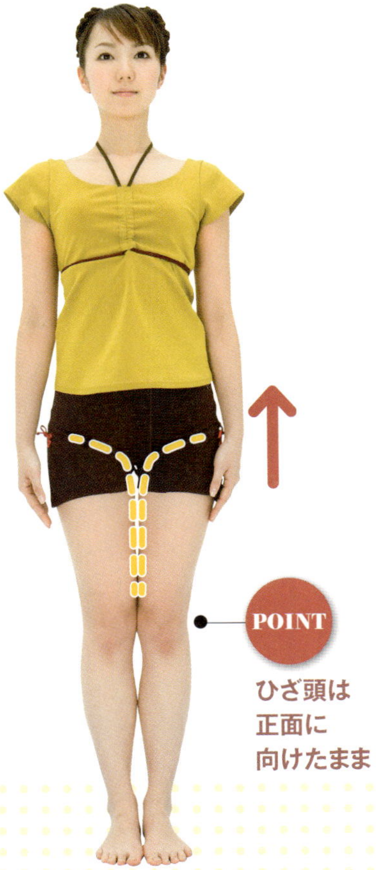
POINT
ひざ頭は
正面に
向けたまま

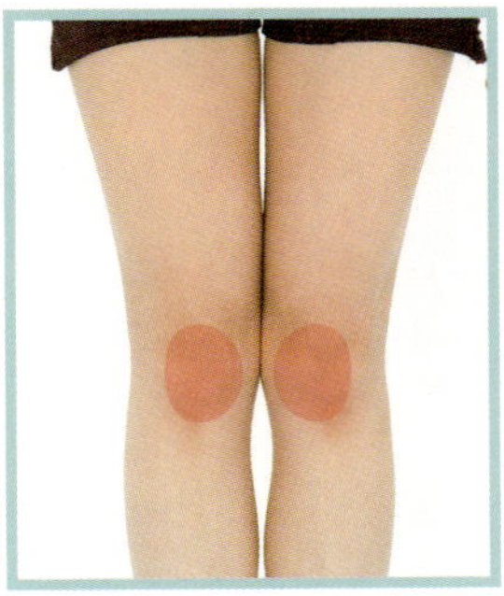

DVD no.4-4

脚を長く見せる

10～15回

脚のゆがみの元凶であるゆがんだ骨盤を締めます。骨盤が開くことで股関節（脚の付け根）も外側に開いてしまいます。股関節を正しい位置に戻し、もも内側から足首までまっすぐにすることで、脚は長く見えるのです。

from UNDER

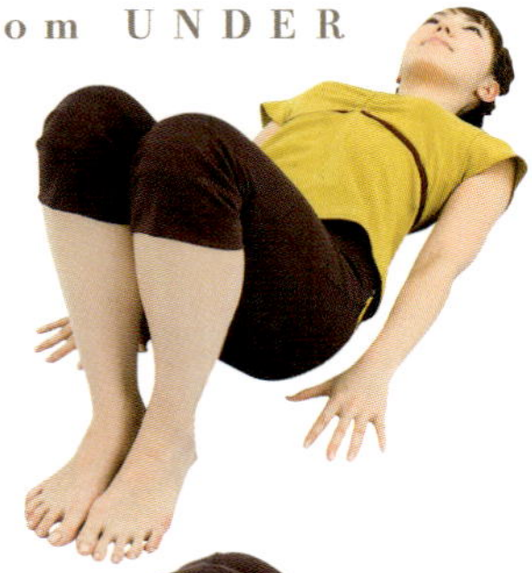

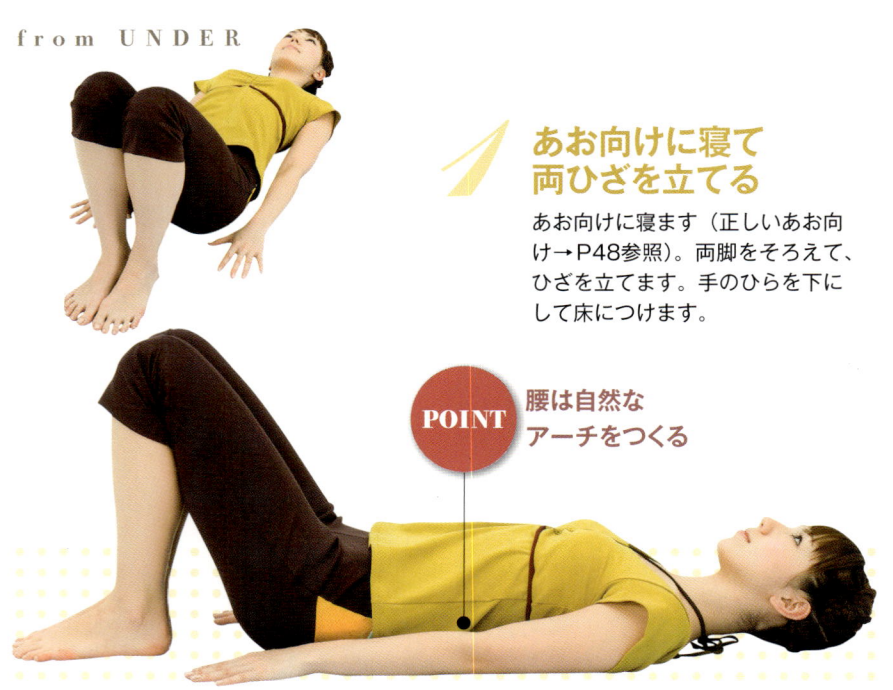

1 あお向けに寝て両ひざを立てる

あお向けに寝ます（正しいあお向け→P48参照）。両脚をそろえて、ひざを立てます。手のひらを下にして床につけます。

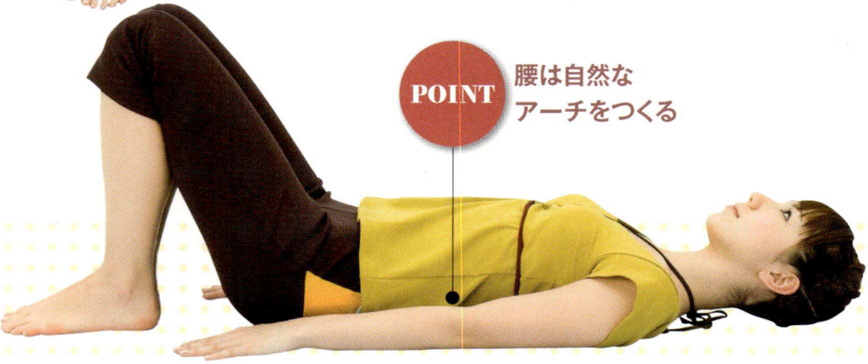

POINT
腰は自然なアーチをつくる

2 おしりを締めて腰を上げる

脚をそろえたまま、おしりを締めて腰を上げ、2呼吸ほどキープします。

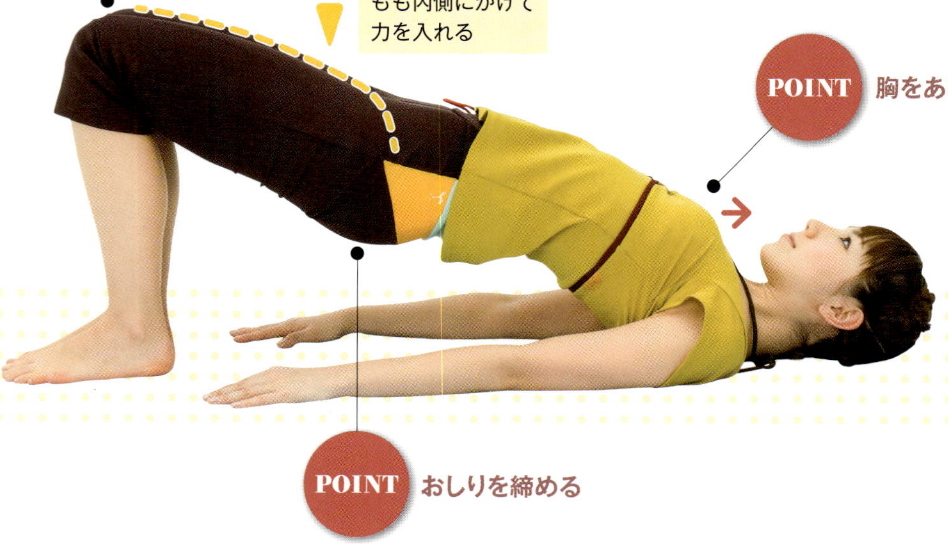

POINT
両ひざをつける
股関節の内側からもも内側にかけて力を入れる
POINT
胸をあごに近づける
POINT
おしりを締める

3 床につく直前まで腰を下げる

床につく直前まで腰を下げます。*2*～*3*の動作を10～15回繰り返します。

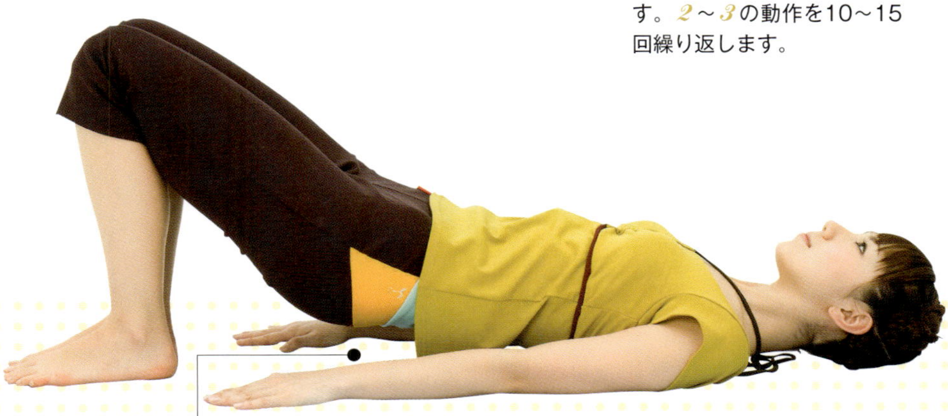

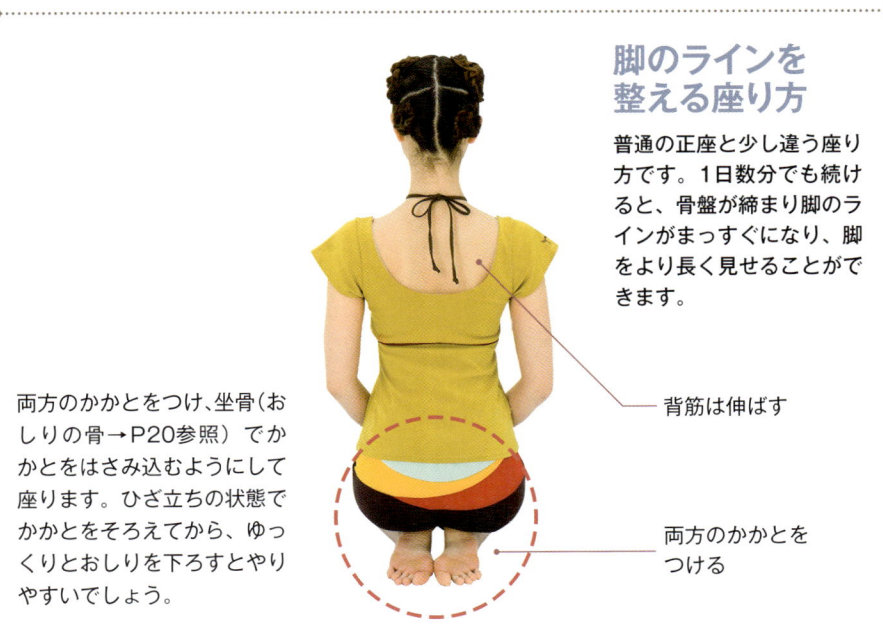

POINT おしりは床につけない

脚のラインを整える座り方

普通の正座と少し違う座り方です。1日数分でも続けると、骨盤が締まり脚のラインがまっすぐになり、脚をより長く見せることができます。

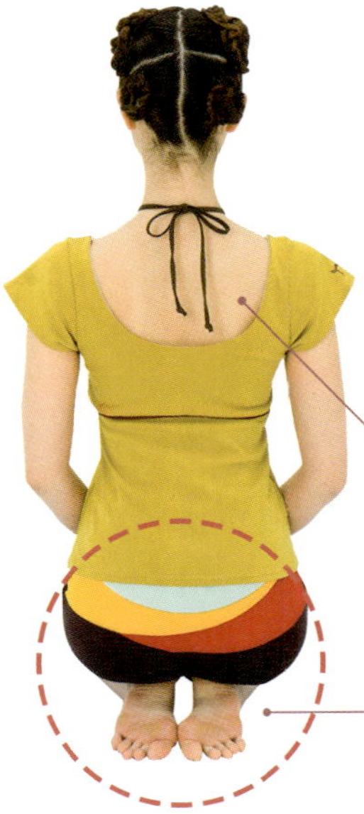

背筋は伸ばす

両方のかかとをつける

両方のかかとをつけ、坐骨（おしりの骨→P20参照）でかかとをはさみ込むようにして座ります。ひざ立ちの状態でかかとをそろえてから、ゆっくりとおしりを下ろすとやりやすいでしょう。

DVD no.4-5

太ももシェイプ

左右・各1セット

ひざの裏側を伸ばして、リンパの流れをスムーズにしてむくみを取りましょう。むくみがなくなるとセルライトもできにくくなります。筋肉が鍛えられ、ももが引き締まってきます。

1 片脚を曲げて座る

片脚を前に伸ばし、もう一方の脚を曲げて座ります。曲げた脚は、甲を床につけて、おしりの横にぴったりとそわせます。

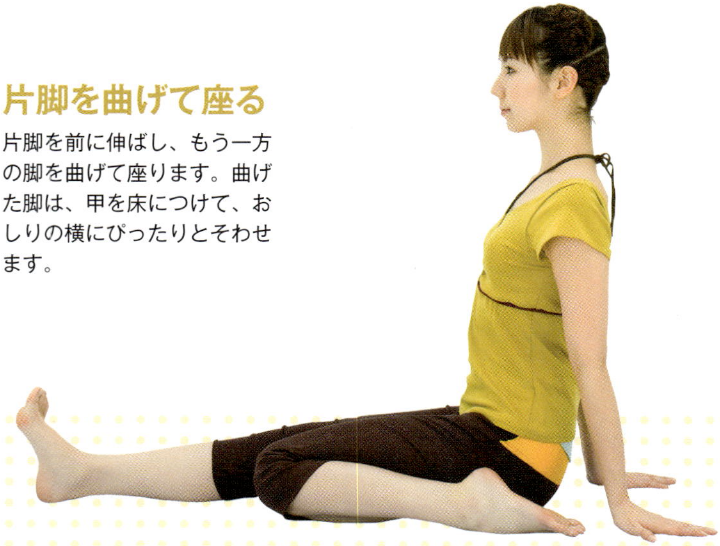

2 脚を持ち上げる

伸ばした脚を両手で持ち、体のほうへ引きつけて、3呼吸ほどキープします。

POINT 胸を張る

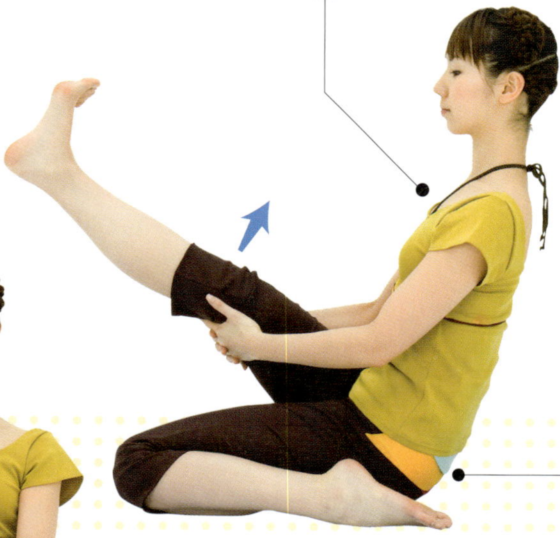

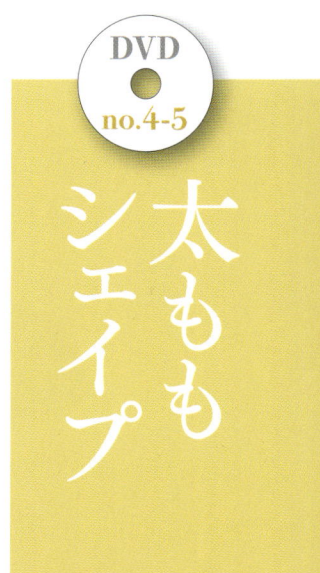

POINT 腰は真正面に向ける

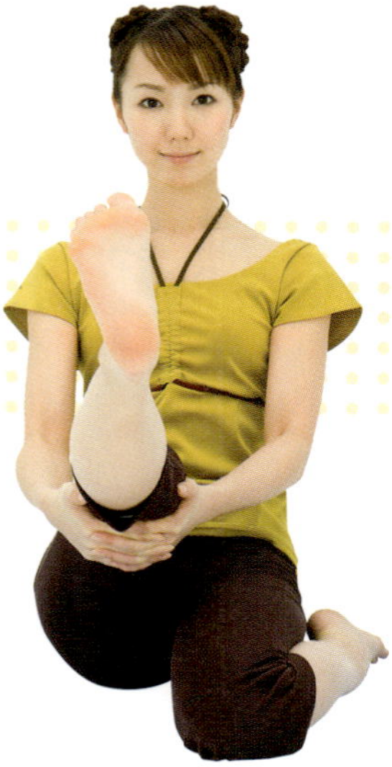

from FRONT

3 足首の曲げ伸ばしをする

足首を5～10回曲げ伸ばしします。足首はひねらず、伸ばしたときは足先までまっすぐに、曲げたときはかかとを突き出すようにします。

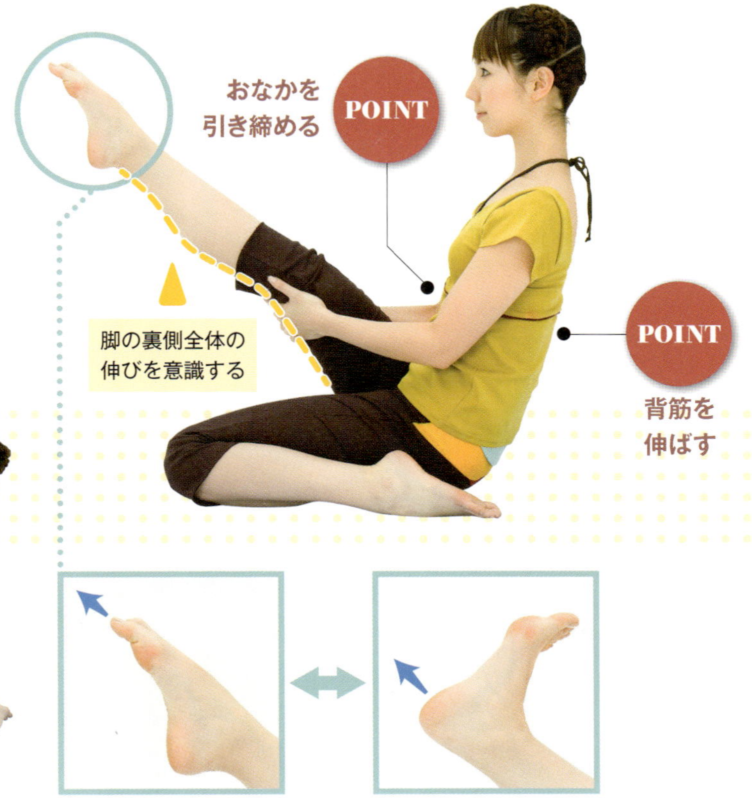
おなかを引き締める
POINT
脚の裏側全体の伸びを意識する
POINT
背筋を伸ばす

NG!

上半身が傾いたり、おしりが浮いたり、つま先が外を向いていては効果がありません。

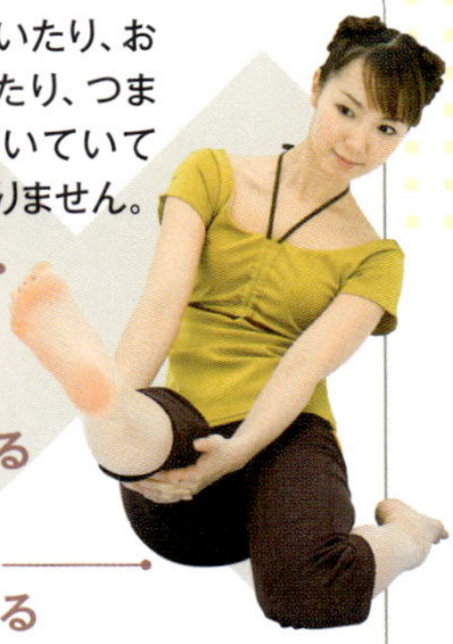
つま先が外側に向いている
おしりが浮いている

4 上体を倒してキープ

体を後ろに倒し、ひじをついて体を支え、5～10呼吸キープします。1～4を1セットとして、逆側の脚も同様に行います。

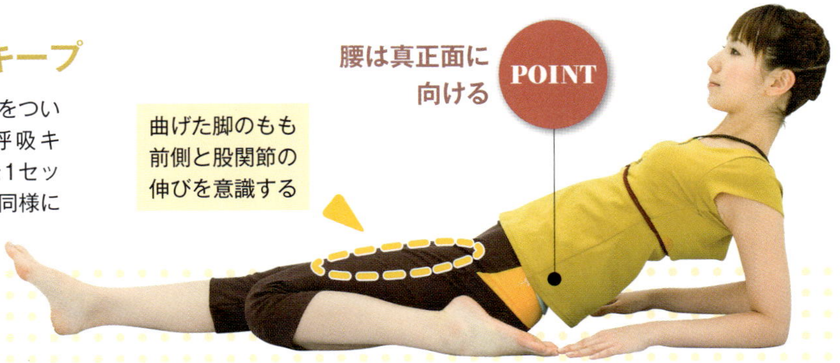
腰は真正面に向ける
POINT
曲げた脚のもも前側と股関節の伸びを意識する

4のもっと効くポーズ

あお向けで効果アップ

4の姿勢から、体を倒してあお向けに寝て、腕を上げて伸び上がると、もも前側から股関節がさらに刺激されます。

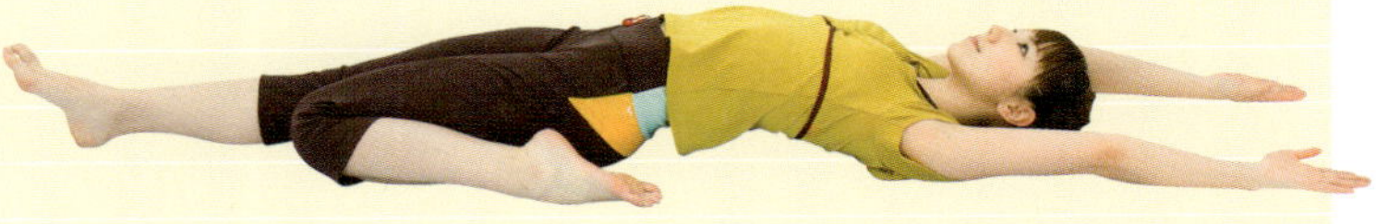

DVD no.4-6

バストアップ

各高さ10～30回

年齢とともにバストが下がってしまう理由のひとつは、胸部の筋肉が衰えるためです。バストの上部、中部、下部それぞれの筋肉を鍛えて、バストを引き上げます。日常生活ではあまり使わない筋肉なので、毎日行うと効果的です。

胸の前で両手を合わせて押す

足をそろえ、胸を張って立ちます。胸の前で両手を合わせ、左右から強く押します。そこからさらに力を入れて、リズミカルに10～30回強く押します。

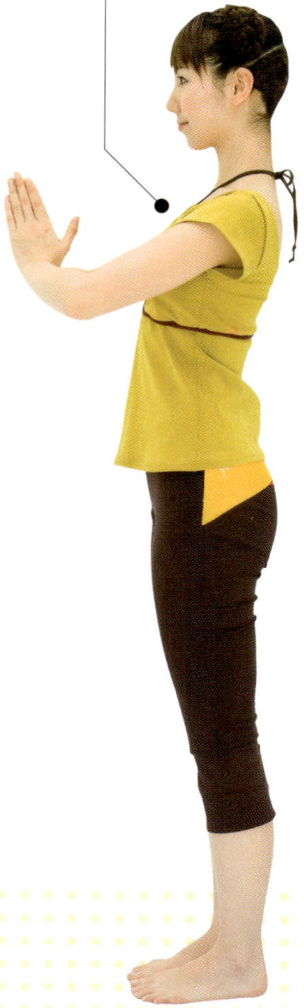

胸を張る
POINT

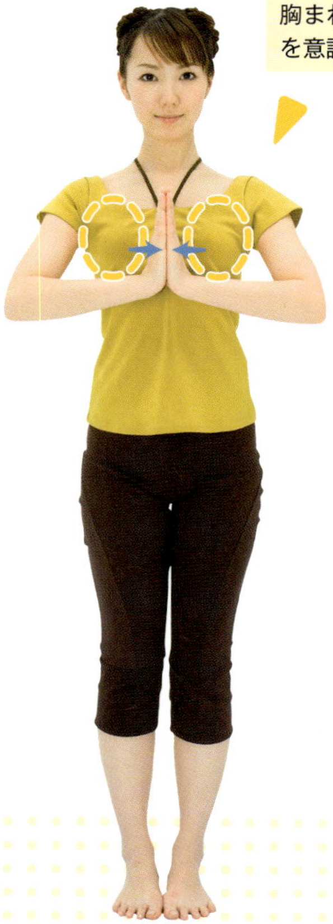

胸まわりの筋肉を意識する

NG!

肩が前に出て、猫背になっては効果がありません。

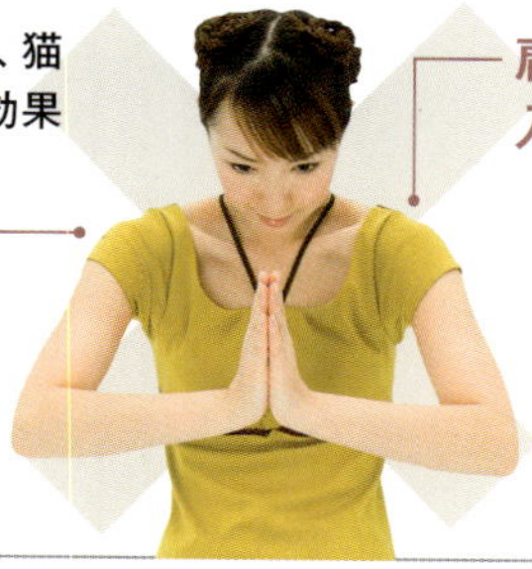

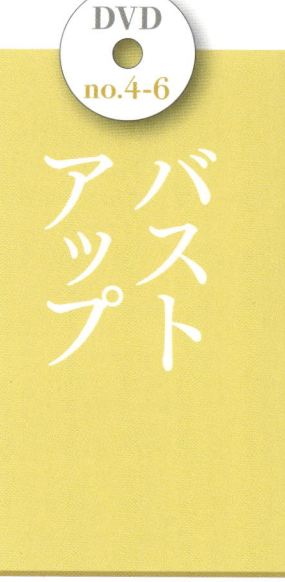

肩に力が入っている
前かがみになっている

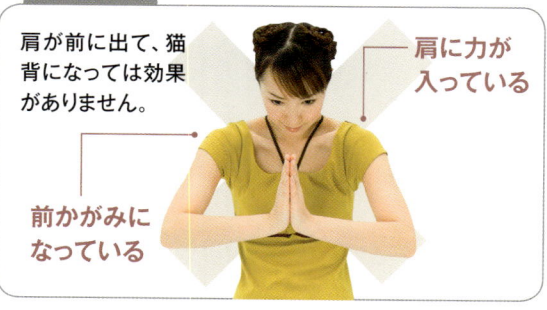

2 頭の前で両手を合わせて押す

合わせた手を頭の前まで上げ、1と同じように10～30回強く押します。

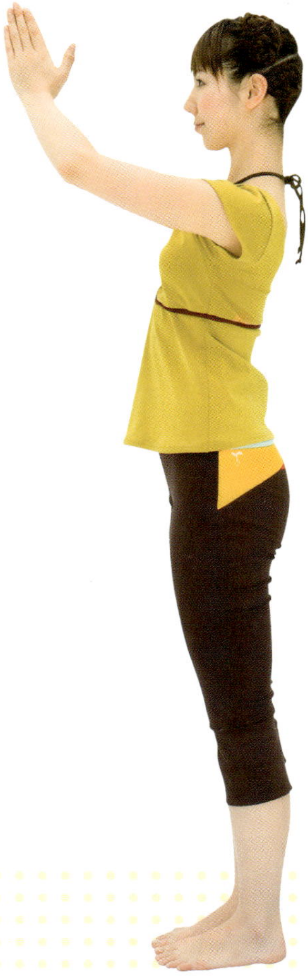

3 おへその前で両手を合わせて押す

合わせた手をおへその前に下げて、指先を下にして、1と同じように10～30回強く押します。

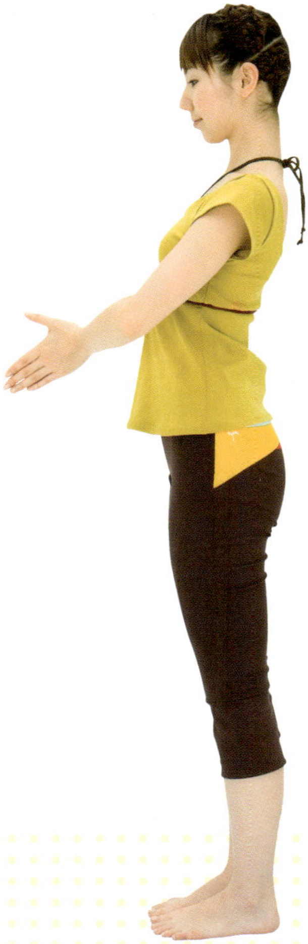

4 再び胸の前で両手を合わせて押す

再び合わせた手を胸の前に戻し、1と同じように10～30回強く押します。

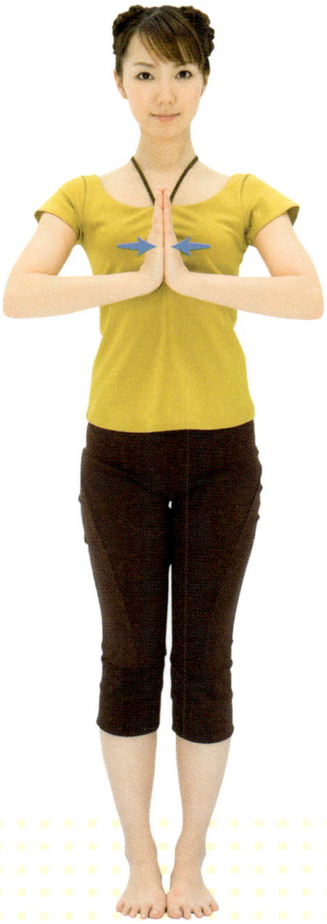

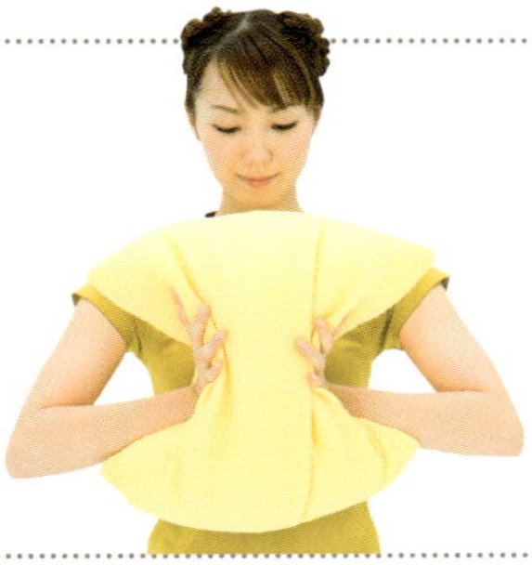

クッションで押す感覚をつかむ

両手を合わせて左右から強く押し、そこからさらに力を入れて押し合う感じは、クッションを使ってやってみると感触がつかめます。まずクッションを手の間にはさんで、これ以上は押せないところまで左右からぐーっと押します。そこをスタートとして、リズミカルにぐっぐっとさらに押し込みましょう。

DVD
no.4-7

ウエストシェイプ

各3~8回

わき腹の筋肉を伸び縮みさせて鍛えることで、ウエストをすっきりさせてくびれをつくります。深いゆっくりとした呼吸と合わせながらひねると、おなかに自然と力が入り効果的です。

1 頭の上で合掌

脚を肩幅に開いて立ち、両腕を上げて頭の上で手を合わせます。

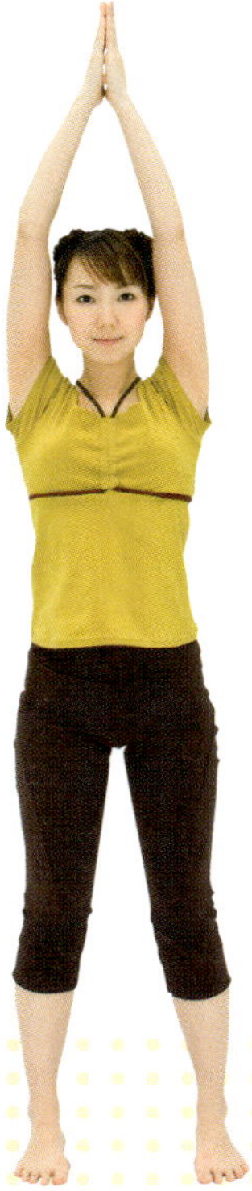

2 右に倒してウエストをひねる

息をはきながら上体を右に倒し、ウエストを左へひねります。胸を斜め上へ向けて息を大きくすいます。

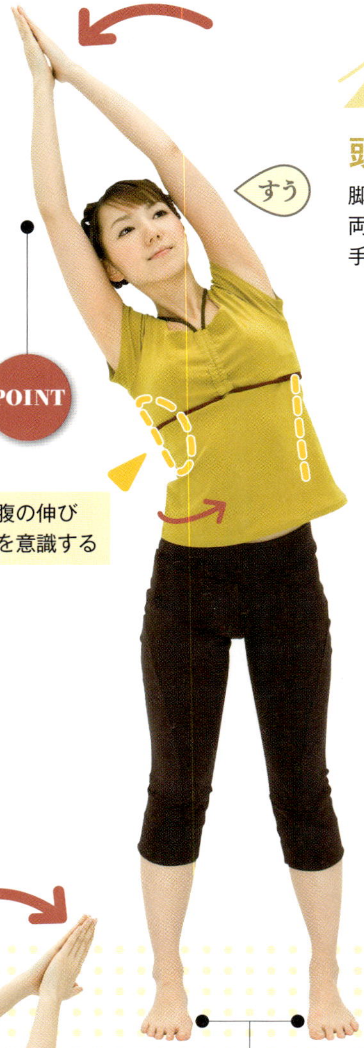

POINT 斜め上へ引っ張られる感じで

わき腹の伸び縮みを意識する

POINT 両脚にしっかり重心をかける

3 左に倒してウエストをひねる

息をはきながら上体を左に倒し、ウエストを右へひねります。胸を斜め上へ向けて息を大きくすいます。2～3の動作を3~8回繰り返します。

POINT 目線は斜め上に

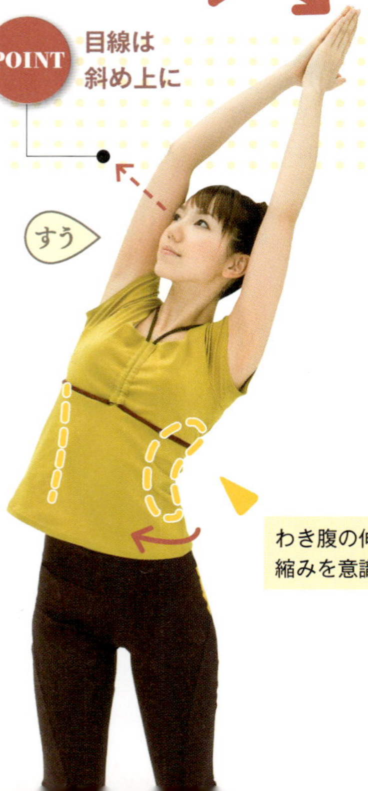

わき腹の伸び縮みを意識する

NG!

ひじが曲がったり、重心が片脚にのっていては効果がありません。

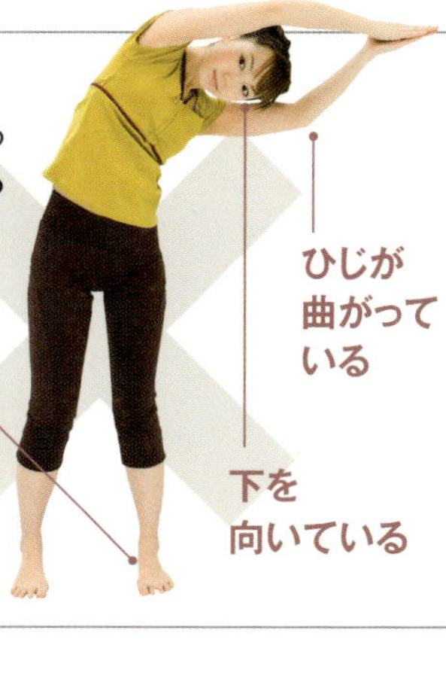

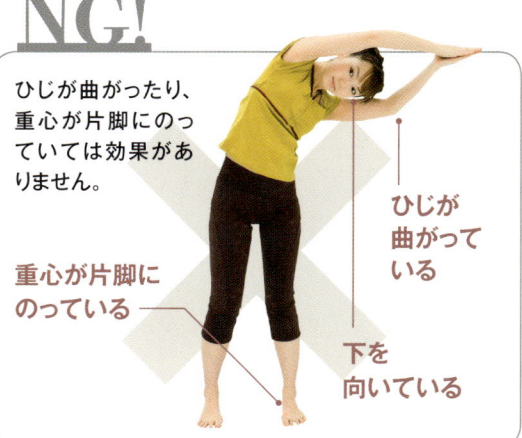

ひじが曲がっている

重心が片脚にのっている

下を向いている

4 合掌して胸につける

いったん*1*の姿勢に戻り，合わせた手を下ろして胸につけます。胸に手をつけるのは、肩だけをまわさないようにするためです。

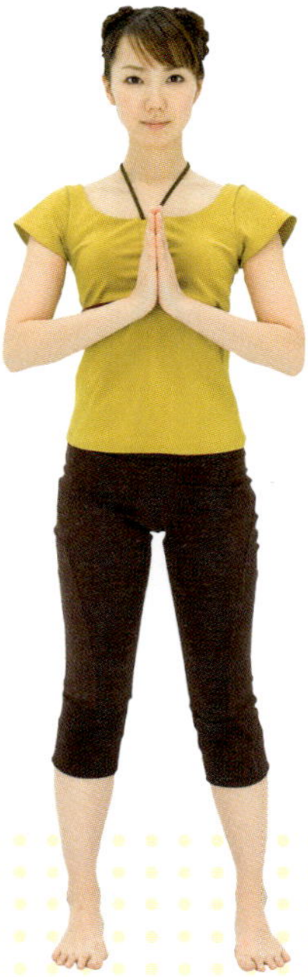

5 息をはきながらウエストをひねる

おなかを引き締め、まず息をすい、息をはきながらウエストを右へひねり、3～5呼吸キープします。

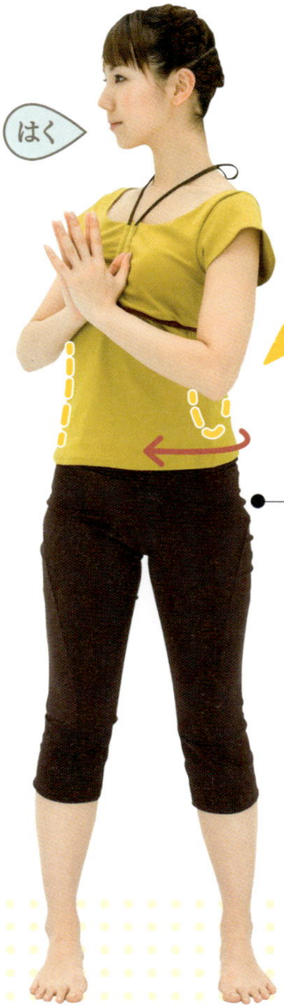
はく
わき腹の伸び縮みを意識する
POINT
腰は正面に向けたまま

6 反対方向へひねる

息をすいながら体を正面に戻し、息をはきながら左へ同様にひねり、3～5呼吸キープします。*5*～*6*の動作を3～8回繰り返します。

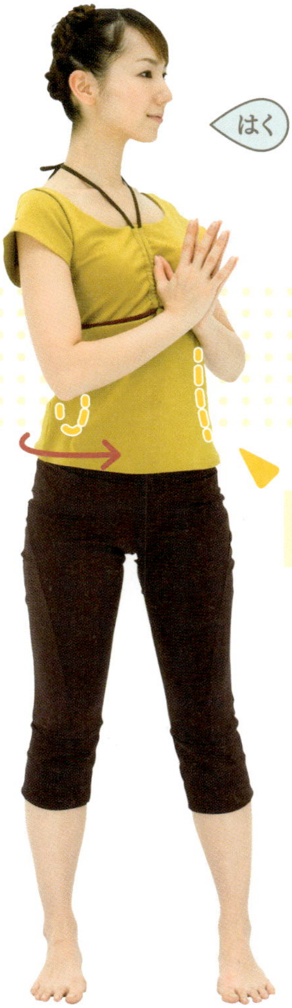
はく
わき腹の伸び縮みを意識する

NG!

ひざからひねってしまうと、腰がねじれて重心がぶれてしまい、効果がありません。

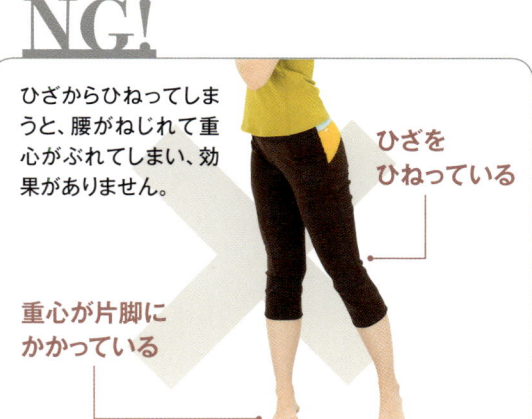

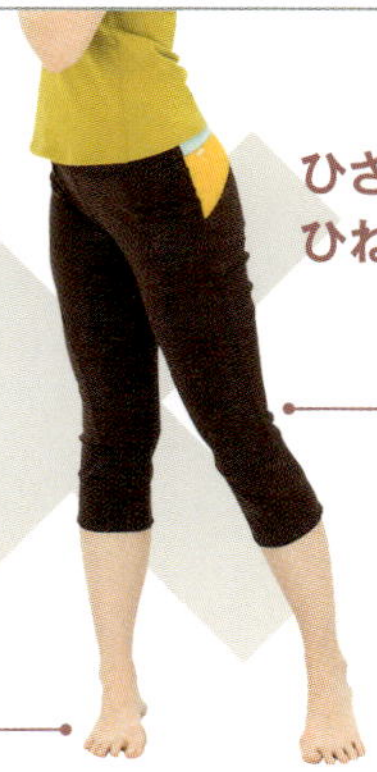
ひざをひねっている
重心が片脚にかかっている

DVD no.4-8

おなかを引き締める

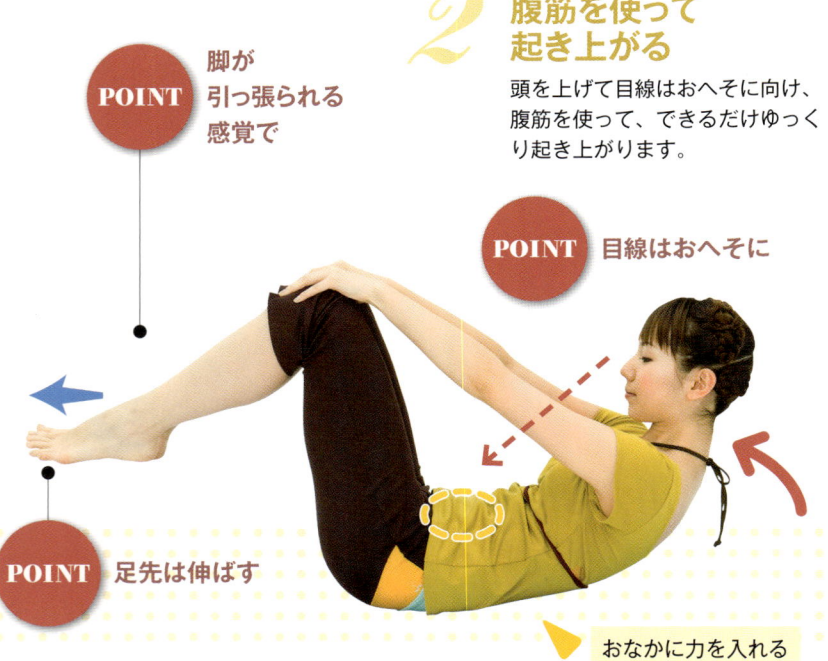

5~8回

おなかのまわりのさまざまな筋肉をバランスよく鍛えます。特に、おなかの深部の筋肉が強化され、血流がスムーズになります。また内臓が温まるので、脂肪が落ちやすくなります。

1 脚をそろえて上げる

あお向けに寝て、脚をそろえて両ひざを立てます。脚を上げて、手をひざに置きます。

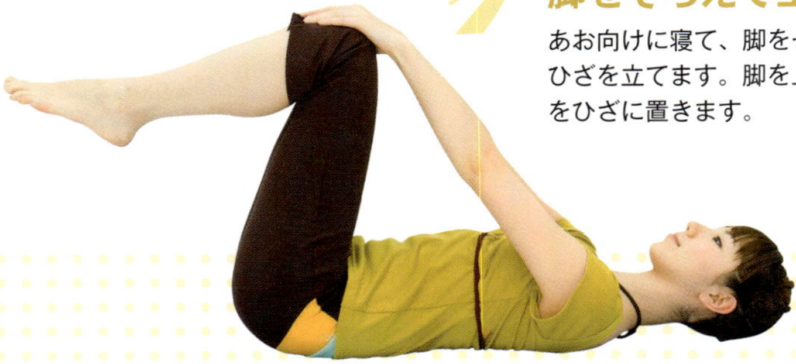

2 腹筋を使って起き上がる

頭を上げて目線はおへそに向け、腹筋を使って、できるだけゆっくり起き上がります。

POINT 脚が引っ張られる感覚で

POINT 目線はおへそに

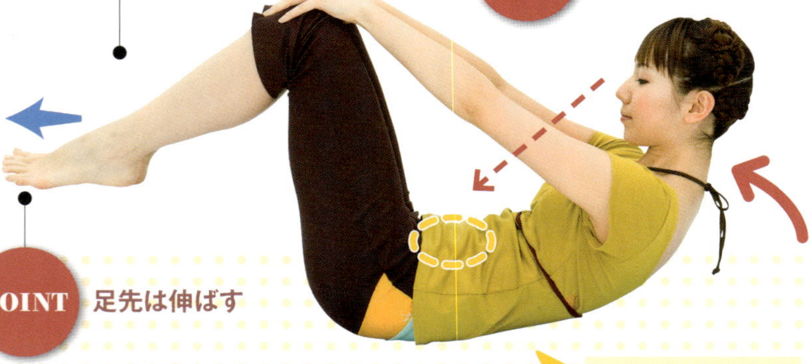

POINT 足先は伸ばす

おなかに力を入れる

2の簡単ポーズ

体を前後にゆらすだけでもOK

腹筋を使って起き上がれない場合は、できるところまで起き上がり、そこから少しだけ反動をつけて体を前後にゆらしてみましょう。ただし、反動で無理やり起き上がろうとするのは危険です。背中が硬く緊張していると、はじめはうまく起き上がれないこともあります。腹筋があまりなくても、コツさえつかめば起き上がれるようになるので、少しずつ慣らしていきましょう。

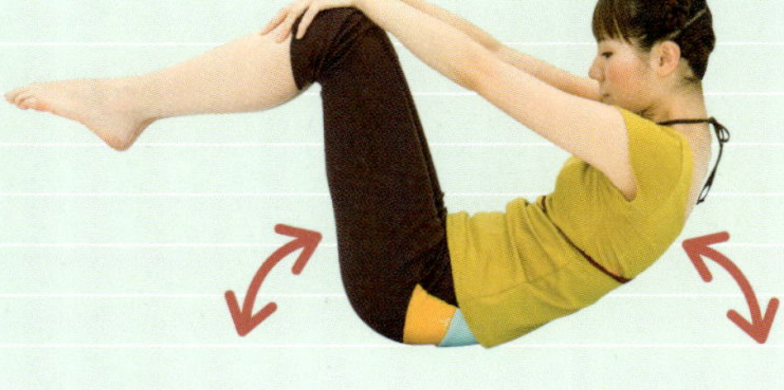

3 V字の状態でキープ

V字の状態でバランスを取り、腹筋に力を入れましょう。

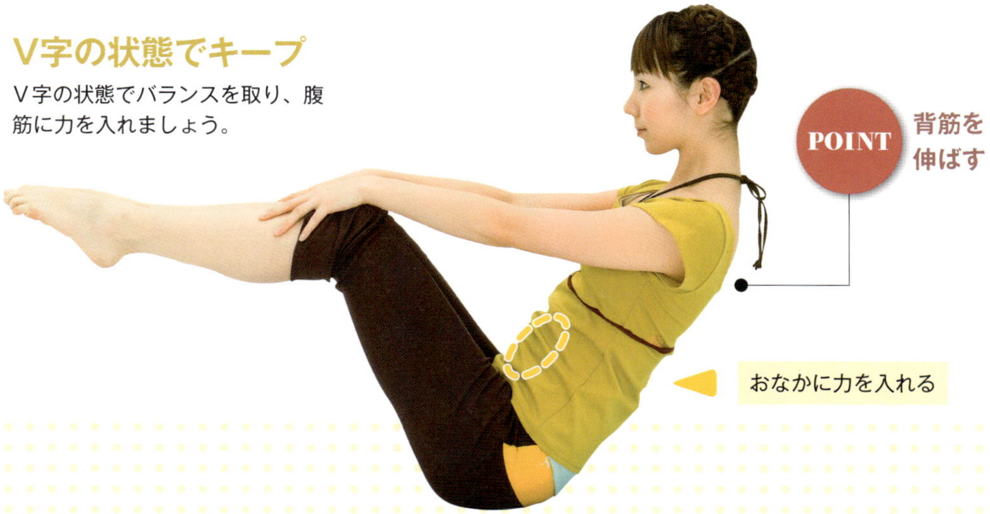
POINT
背筋を伸ばす
おなかに力を入れる

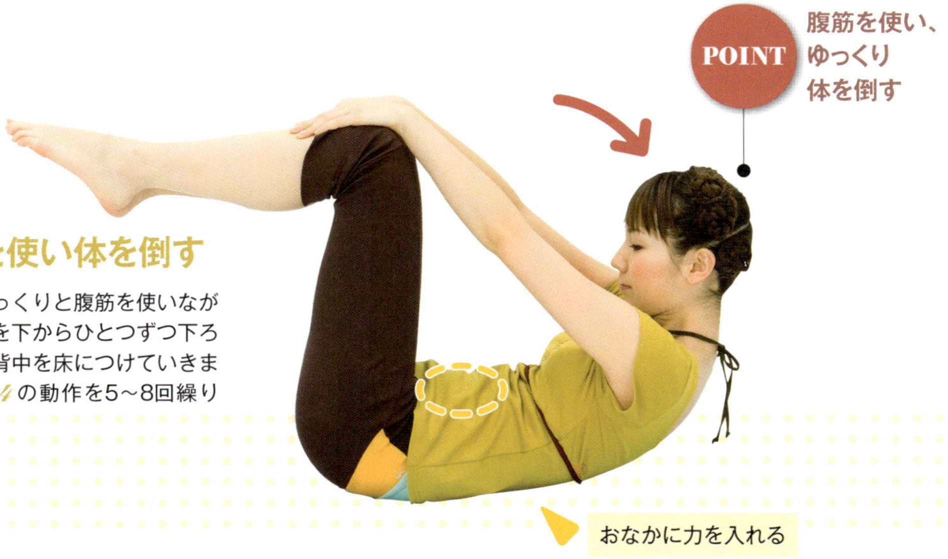
POINT
腹筋を使い、ゆっくり体を倒す
おなかに力を入れる

4 腹筋を使い体を倒す

次に、ゆっくりと腹筋を使いながら、背骨を下からひとつずつ下ろすように背中を床につけていきます。1～4の動作を5～8回繰り返します。

3のもっと効くポーズ

ひざから下を上下に動かす

3のポーズで止まったら、背筋を伸ばし胸をぐっと張り、左右のひざをつけて、ひざから下を上下に20～30回動かします。

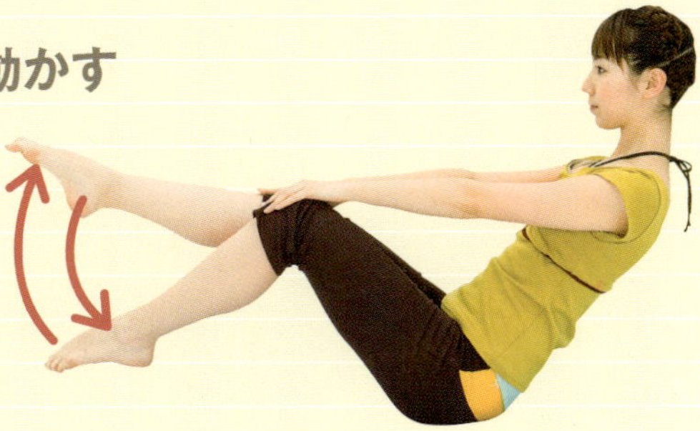

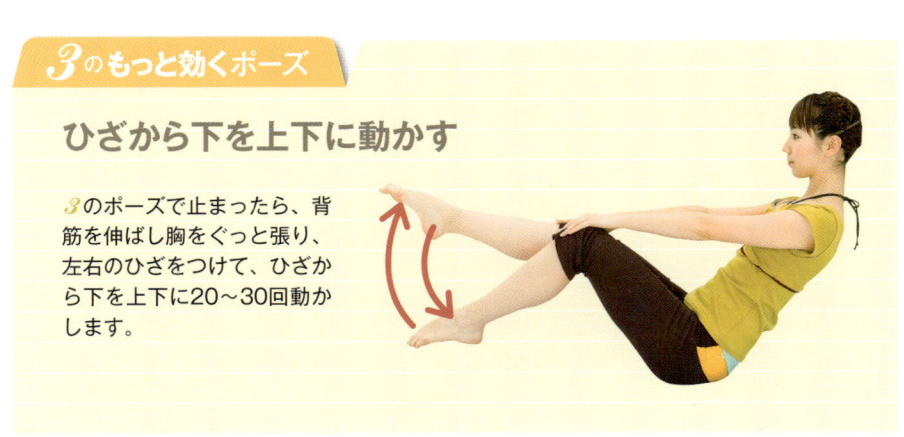

DVD no.4-9

ヒップアップ

5〜10回

おしりは筋肉も脂肪もたっぷりとついている部位。おしりが下がる原因のひとつは、筋肉の衰えです。筋肉を鍛えれば、再び引き締まったヒップラインが戻ってきます。

1 足の裏を合わせる

うつぶせに寝て、足の裏を合わせます。手のひらは床につけ、体を支えます。

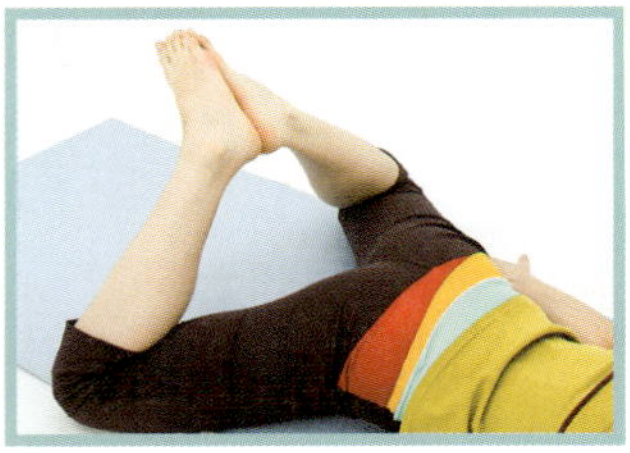

足の裏全体を合わせるようにしましょう。

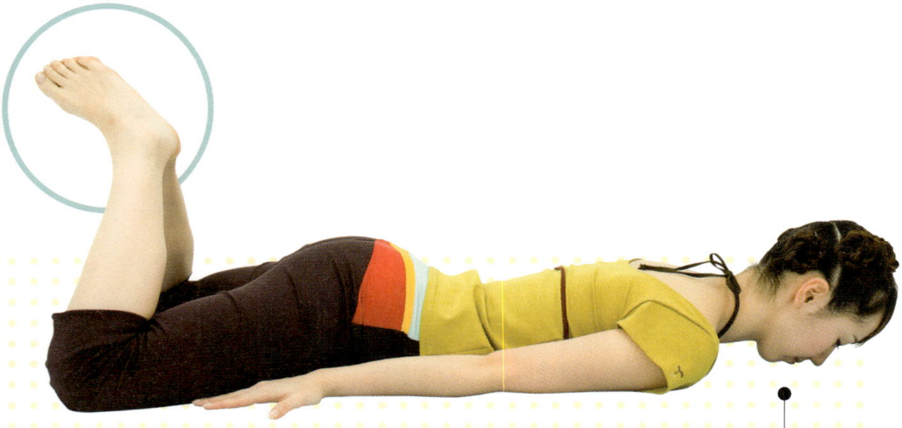

POINT 顔は床から少し上げる

腰に負担がかからない、ひざの角度を探す

1の姿勢のひざを曲げる角度によっては、腰に負担がかかることがあります。ひざの角度を変えることによって、効いてくる筋肉が変わるので、いろいろ試して、おしりから股関節に効果を感じられるひざの角度を探しましょう。

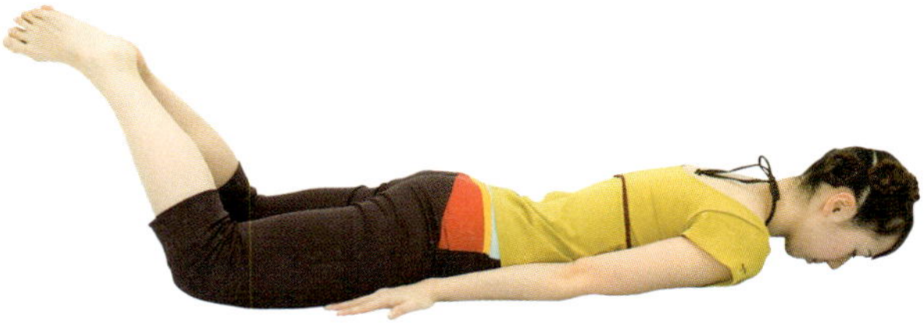

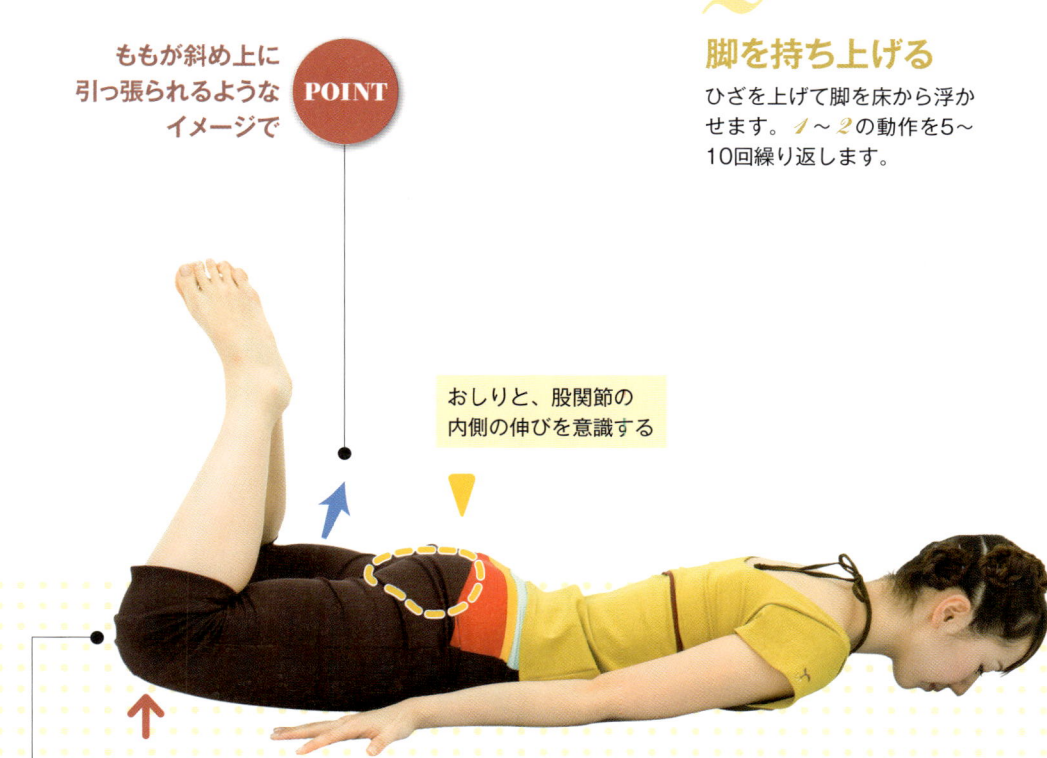

2
脚を持ち上げる

ひざを上げて脚を床から浮かせます。1～2の動作を5～10回繰り返します。

POINT ももが斜め上に引っ張られるようなイメージで

POINT ひざだけを少し上げる

簡単ポーズ

足の裏を合わせなくてもOK

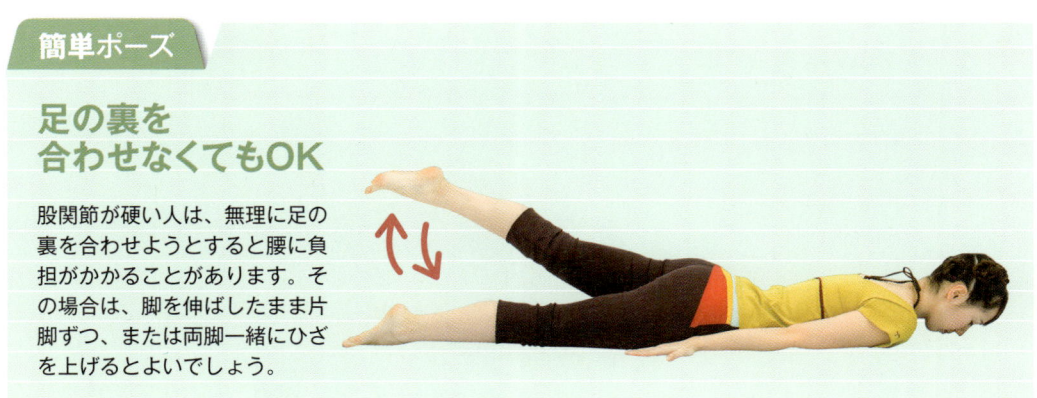

股関節が硬い人は、無理に足の裏を合わせようとすると腰に負担がかかることがあります。その場合は、脚を伸ばしたまま片脚ずつ、または両脚一緒にひざを上げるとよいでしょう。

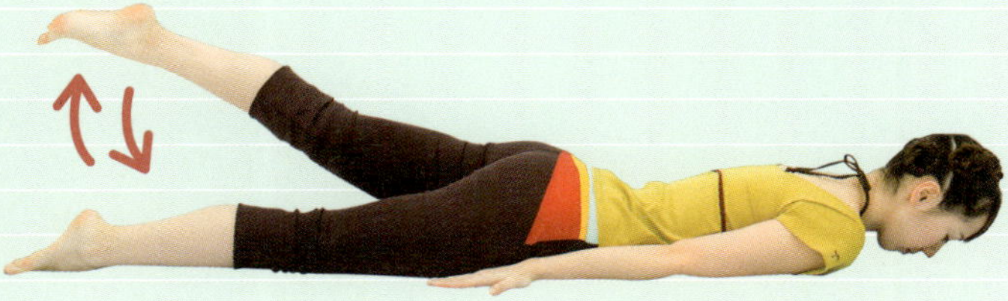

DVD no.4-10

二の腕を引き締める

体の後ろで腕をひねる

脚を肩幅に開いて立ち、両腕を斜め後ろに引き、手を開きます。腕全体を前後にねじるように5～10回、回転させます。

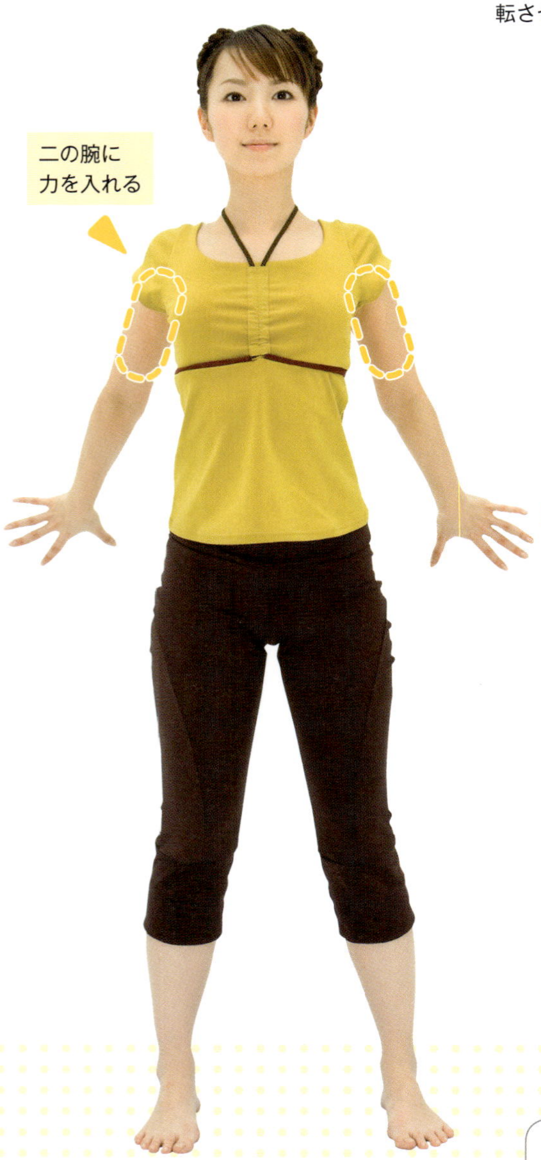

二の腕に
力を入れる

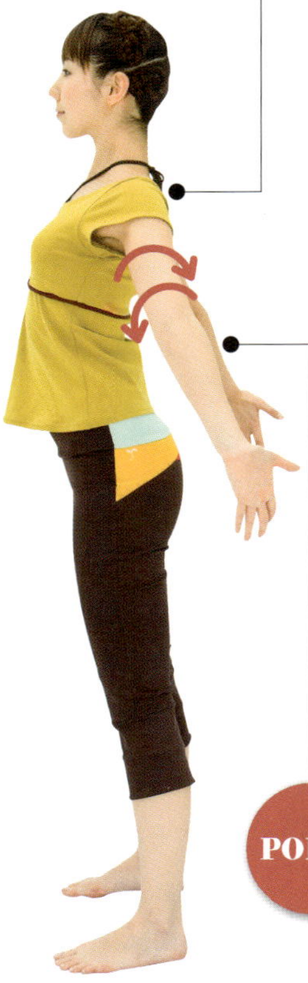

肩から大きく
動かす
POINT
POINT
限界まで
ねじる

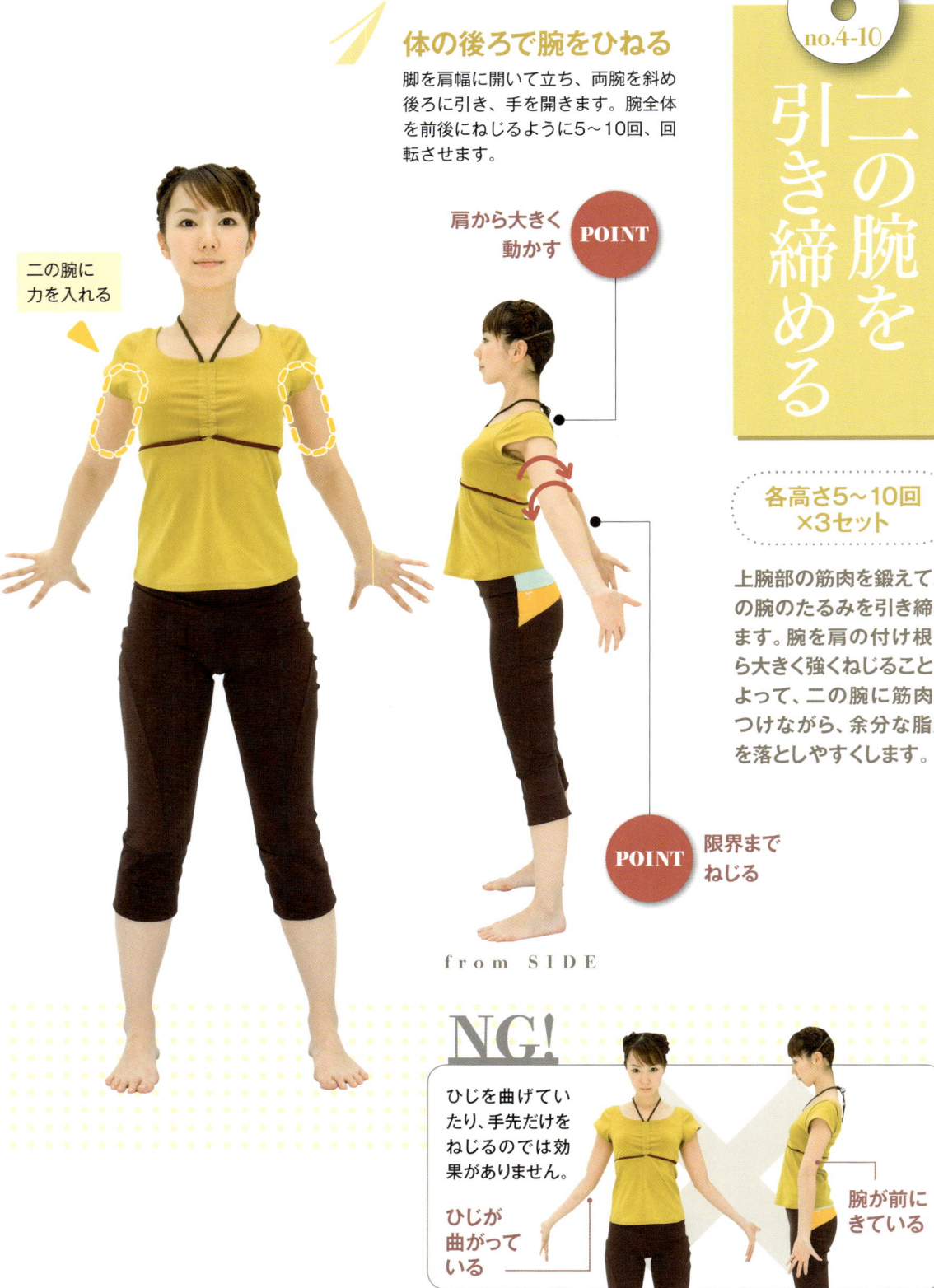

from SIDE

各高さ5～10回
×3セット

上腕部の筋肉を鍛えて二の腕のたるみを引き締めます。腕を肩の付け根から大きく強くねじることによって、二の腕に筋肉をつけながら、余分な脂肪を落としやすくします。

NG!

ひじを曲げていたり、手先だけをねじるのでは効果がありません。

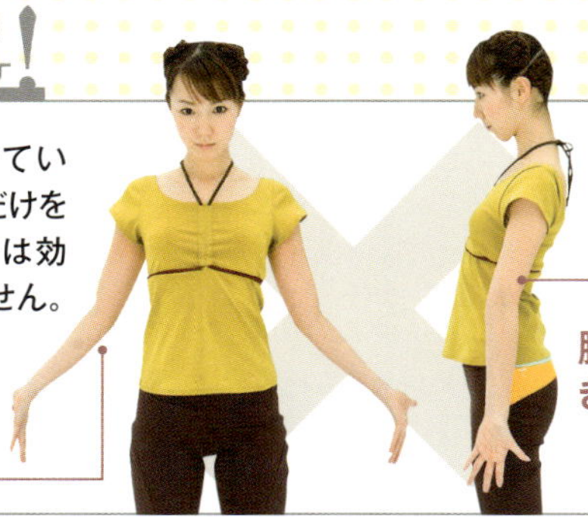

ひじが
曲がって
いる
腕が前に
きている

2 肩の高さで腕をひねる

両腕を肩の高さまで上げて少し後ろに引き、胸を張って、1と同様に腕をねじるように5~10回、回転させます。1~2を1セットとして3セット行います。

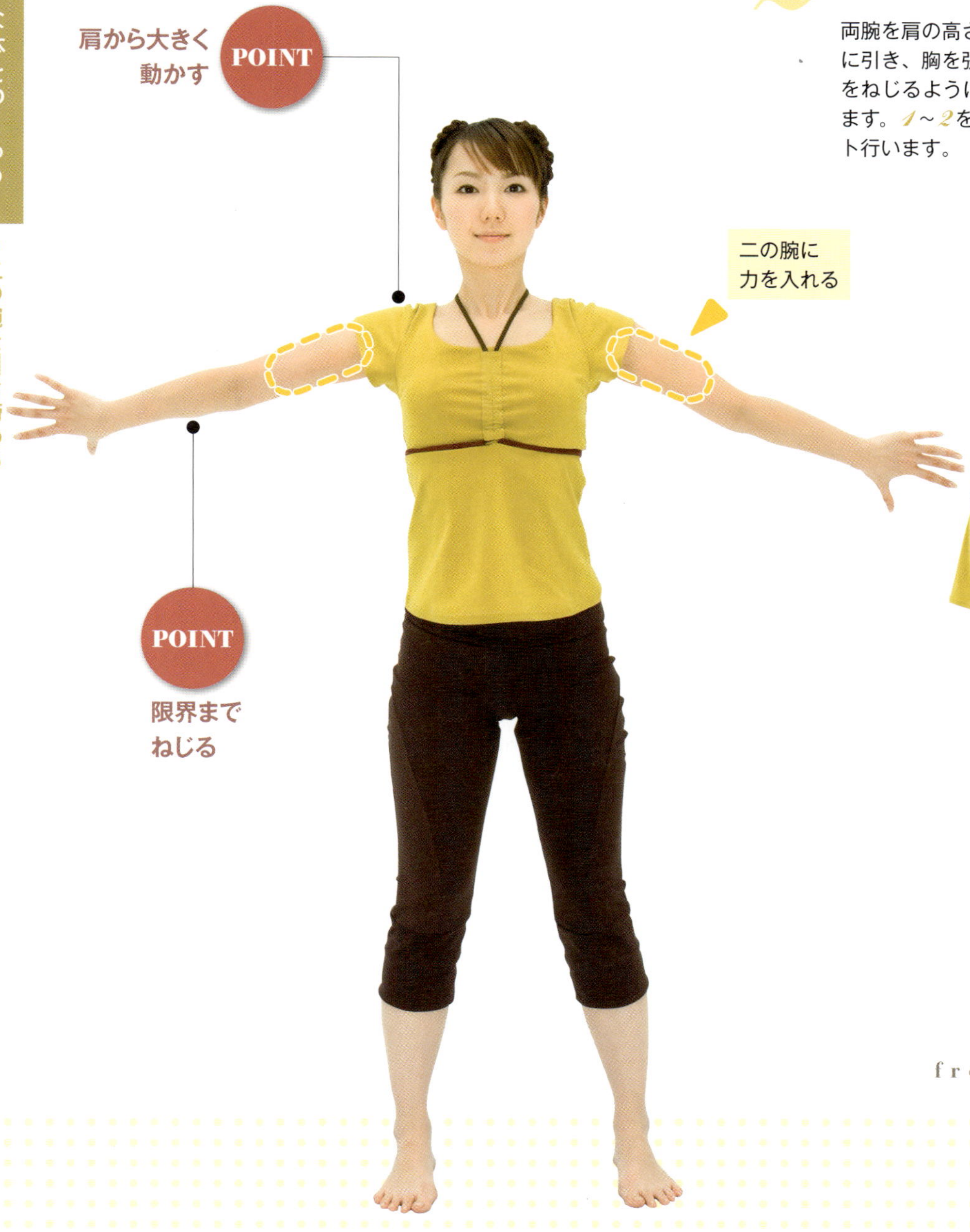
肩から大きく動かす
POINT
二の腕に力を入れる
POINT
限界までねじる

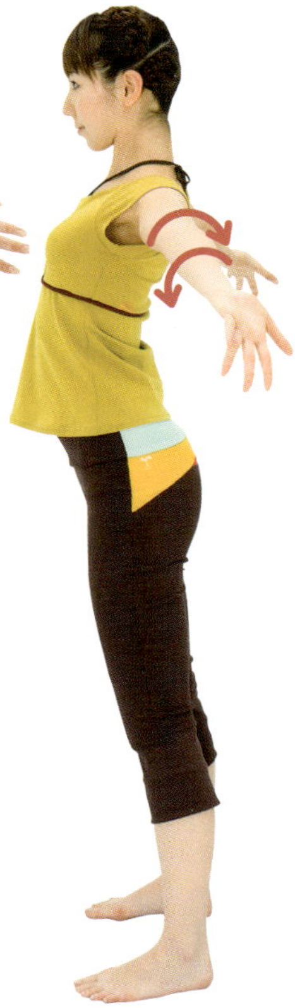

from SIDE

小顔にする

DVD no.4-11

10~20回

ほおの筋肉を鍛え、首のリンパを刺激してむくみを取り、ほおからあごのラインをシャープにします。即効性が期待できるので外出前に行うのもおすすめです。

1 唇を引き締める

両手を交差させて鎖骨の上に置き、上下の唇を内側に入れて口角を上げます。

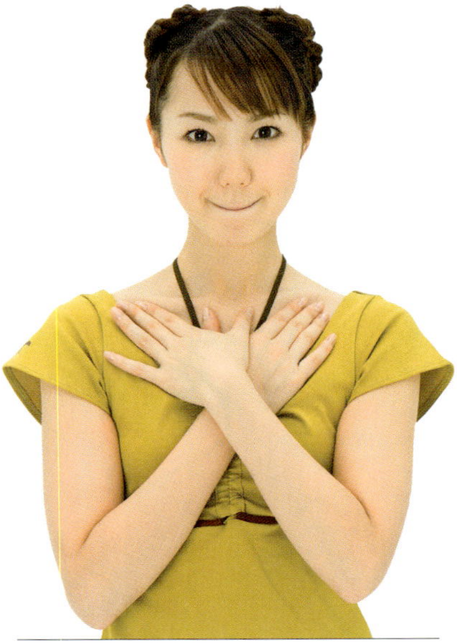

2 あごを上げる

鎖骨に置いた両手を少し下に引きながら、あごをできる限り上げます。そこからさらに、あごを上にくっくっとリズミカルに上げます。これを10~20回行います。

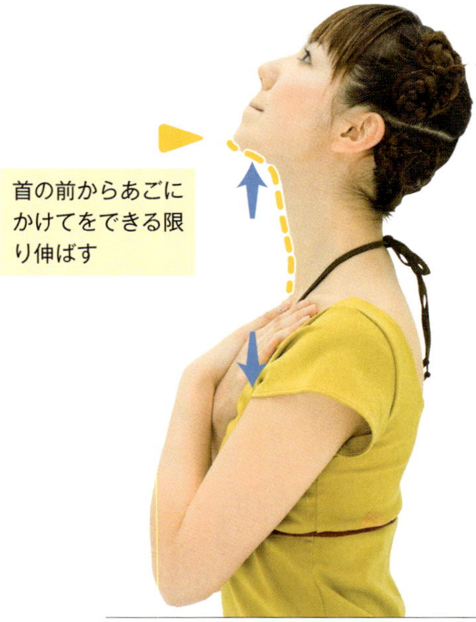
首の前からあごにかけてをできる限り伸ばす

1の顔の作り方

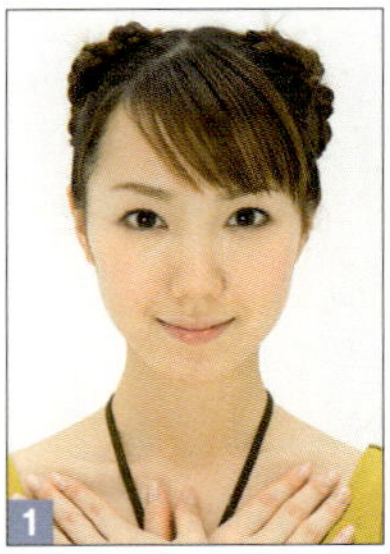
1
唇を軽く閉じます

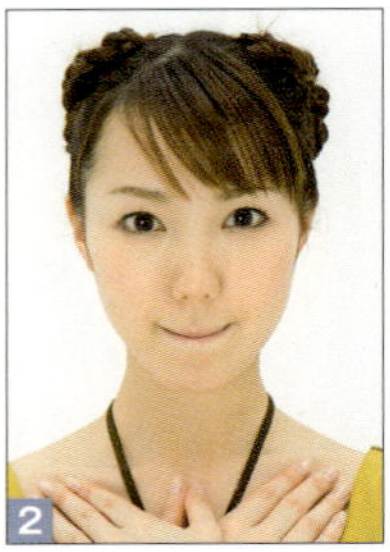
2
唇を内側に入れます

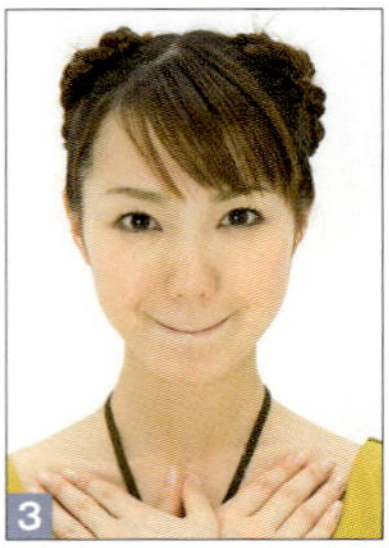
3
唇を左右に引っ張り、口角を上げます

Chapter 5

ゆがみにくい体をキープしよう

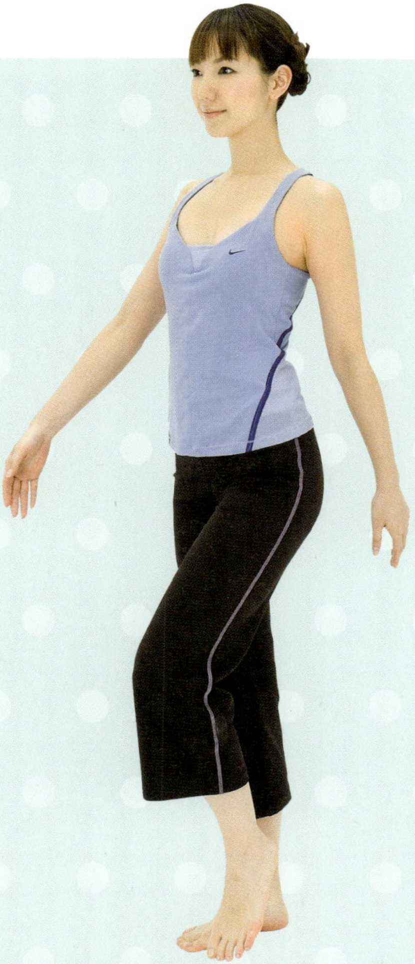

日常生活でのさまざまな行動はゆがみと密接に関係しています。
エクササイズでゆがみのない体を取り戻しても、ふだんの生活で
間違った体の使い方をしていては、すぐに元のゆがんだ体に戻ってしまいます。
立つ、歩く、座る、寝るなどの日常動作にも、
正しい姿勢や動きを取り入れて、ゆがみにくい体を維持しましょう。

体に負担のかからない

正しい立ち方

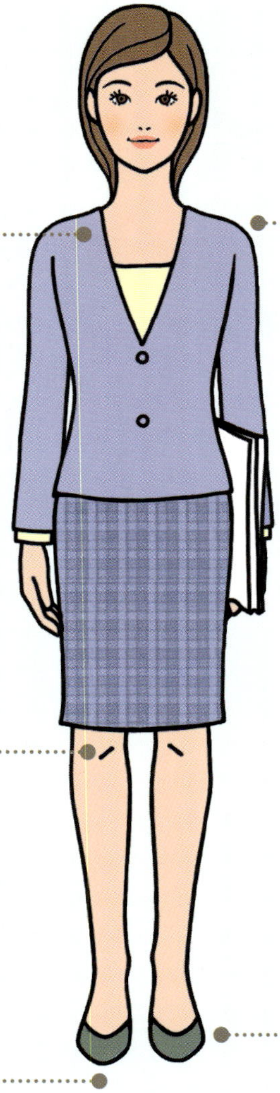
肩は力をぬいて
リラックス
鎖骨を
浮き上がらせない
＊肩が上がっていたり
前に出ていると、鎖骨
が浮き出てきます。
ひざ頭を正面に
向ける
体重は両足に
均等にかける
つま先を正面に
向ける

首と背骨が自然なS字ラインに

「立つ」は、日常生活での基本中の基本の動作のひとつです。それだけに、意識されることはほとんどありませんが、いつも間違った姿勢で立っていると、無意識にゆがみを助長してしまいます。

体をゆがませない正しい立ち方とは、体に負担のかからない自然な立ち方のこと。モデル立ちのような美しく見える立ち方とは違います。モデル立ちでは、あごを引き、胸とおしりを少し突き出す感じなので、体に負担がかかります。

自然な立ち方とは、背筋が伸びて背中は自然なS字ラインを描き、両足に均等に体重がかかっている状態です。地に足がしっかりついて下半身は安定し、上半身は無理な力が入らずにリラックスしているため、体に負担がかかりません。横から見ると、耳、腕、手の中指、ひざ、くるぶしが一直線になっています。

たとえば1日30分間、通勤、通学の電車の中で、自然な立ち方を意識してみてください。ゆがみが少しずつ改善されていくでしょう。

電車の中で美脚エクササイズ

通勤中の電車の中など、きちんと立てる状態なら、立ち方を意識してみましょう。正しい位置に重心をかけて、もも内側に力を入れて立ちます。通勤の20～30分間だけでも毎日意識すれば、O脚などの脚の悩みが改善されます。

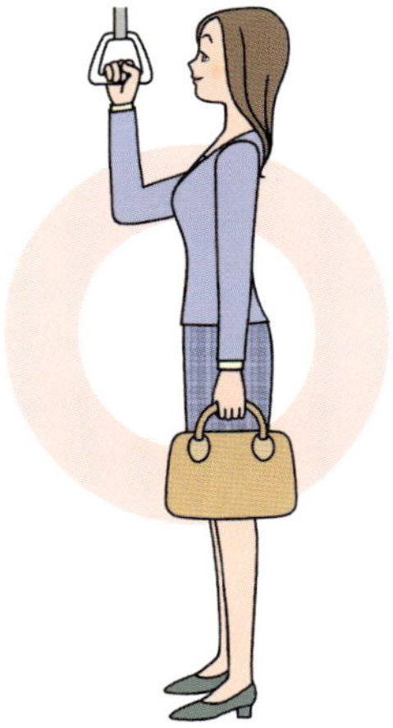

両足に均等に体重をかけ、もも内側に力を入れます。

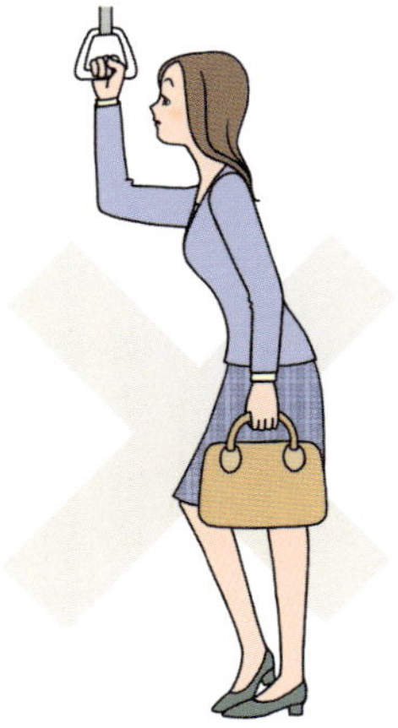

疲れているとこのような姿勢になりがちですが、このような立ち方が、脚だけでなく全身のゆがみを助長します。

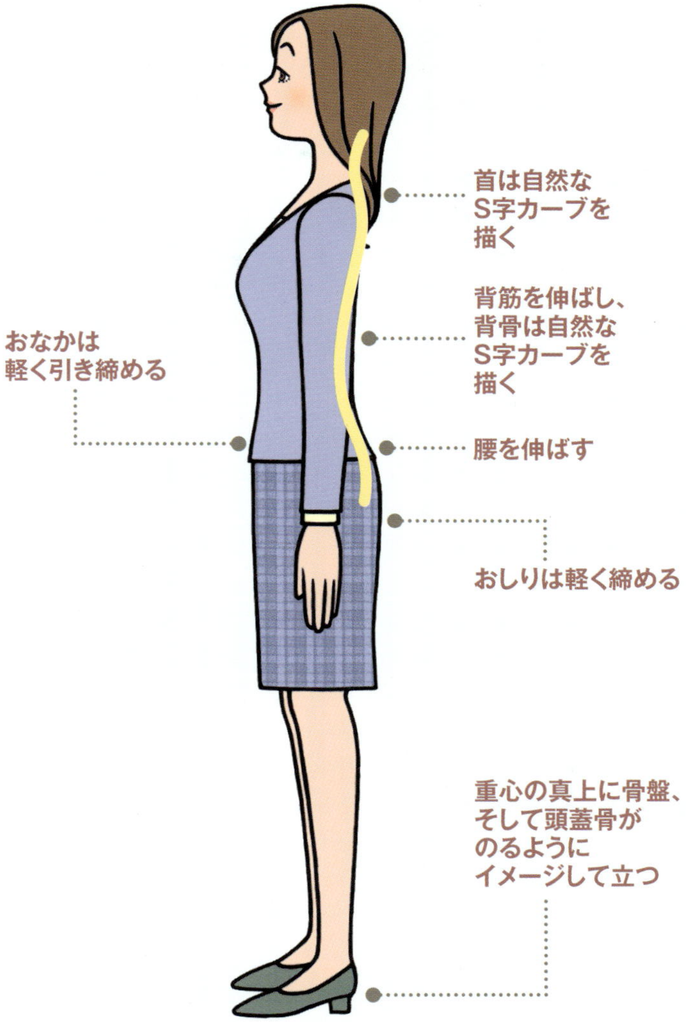
首は自然なS字カーブを描く
背筋を伸ばし、背骨は自然なS字カーブを描く
おなかは軽く引き締める
腰を伸ばす
おしりは軽く締める
重心の真上に骨盤、そして頭蓋骨がのるようにイメージして立つ

重心の正しい位置

正しい重心の位置は、足の裏の親指と小指の付け根のラインと、くるぶし真下のかかとに引いたラインでできる台形の対角線が交わるところです。通常のイメージよりやや後ろになります。重心が前にかかっていると、もも前側の筋肉が発達して、下半身太りの原因にもなります。

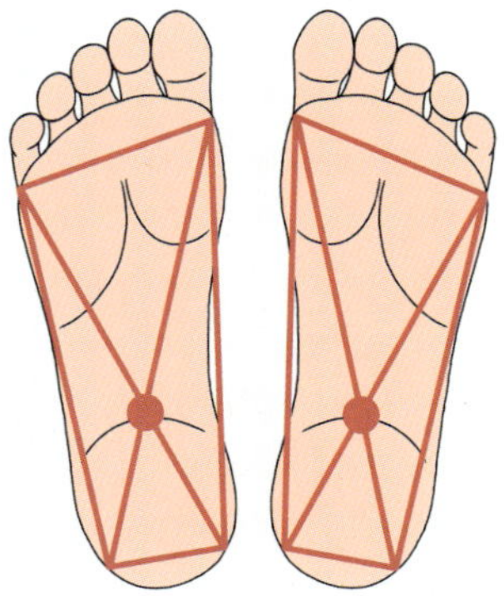

つま先で蹴って進む
正しい歩き方

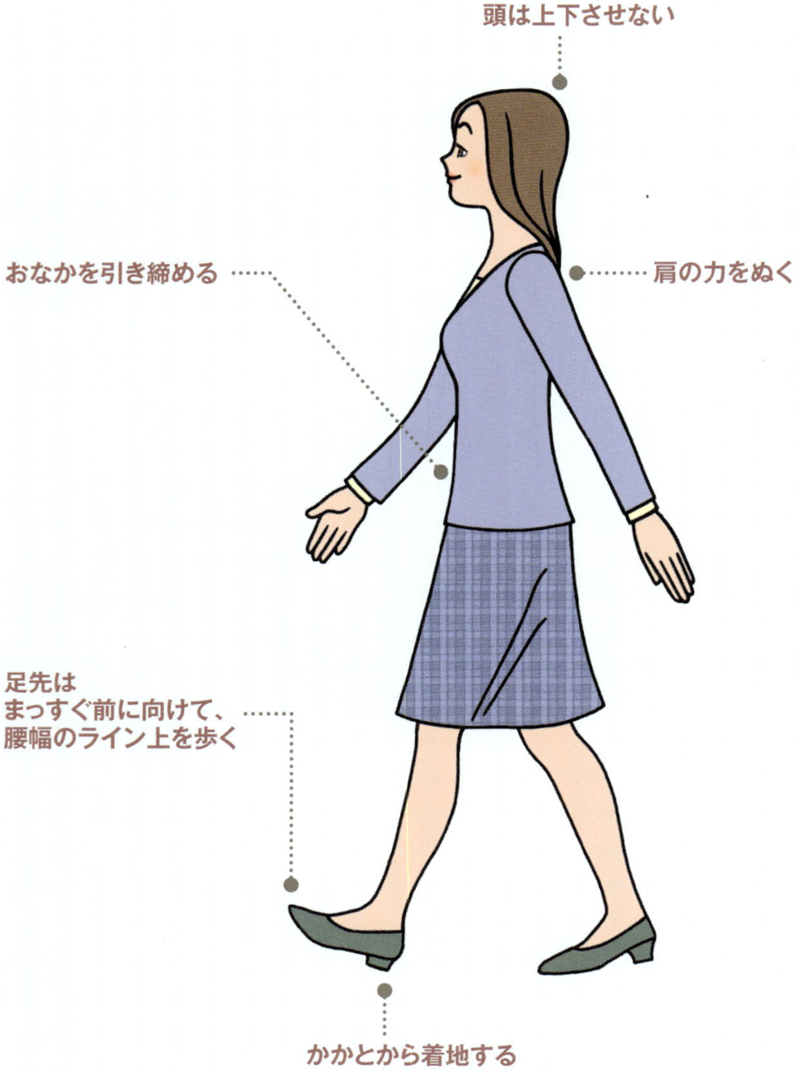
頭は上下させない
肩の力をぬく
おなかを引き締める
足先は
まっすぐ前に向けて、
腰幅のライン上を歩く
かかとから着地する

ももからおなかを伸ばし、つま先で蹴る

自分がどんな歩き方をしているか、あまり気にしていないし、知らないという人は多いもの。

周囲を見回してみてください。前傾姿勢でひざを曲げて、せまい歩幅で歩いている人を見かけませんか？かっこうも悪いですが、ゆがみにもかなり影響します。

正しい歩き方の第一のポイントは、後ろの脚をしっかり伸ばして、つま先で地面を蹴って歩くことです。もも前側から股関節（脚の付け根）、おなかにかけてをしっかり伸ばし、つま先で強く地面を蹴って踏み出し、かかとから着地することが大事です。

そして、もうひとつのポイントは、腰幅のラインにそって足先をまっすぐ前に運ぶこと。モデルのように、一直線上を歩くのは、骨盤をゆがませてしまうのでやめましょう。

上半身の姿勢は、正しい立ち方（→P120参照）と基本的に同じです。前かがみにならないように、軽くおなかを引き締めて背筋を伸ばし、さっそうと歩きましょう。

バッグは左右交互に持つ

バッグをいつも同じ肩にかけるなど、左右でかたよった使い方をするのも、体のゆがみの原因になります。バッグや荷物を持つときは、意識して左右交互で持つようにしましょう。

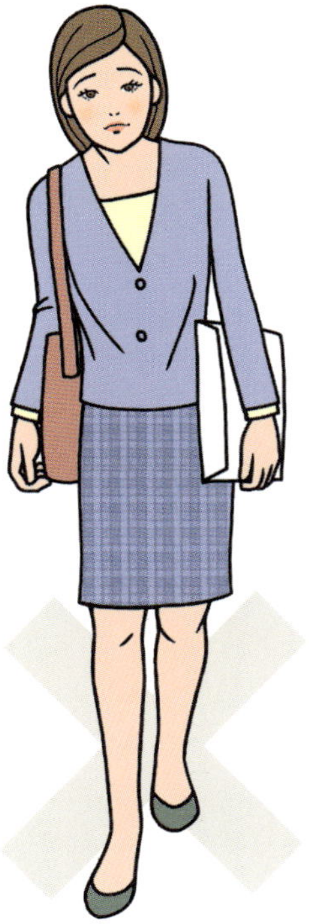

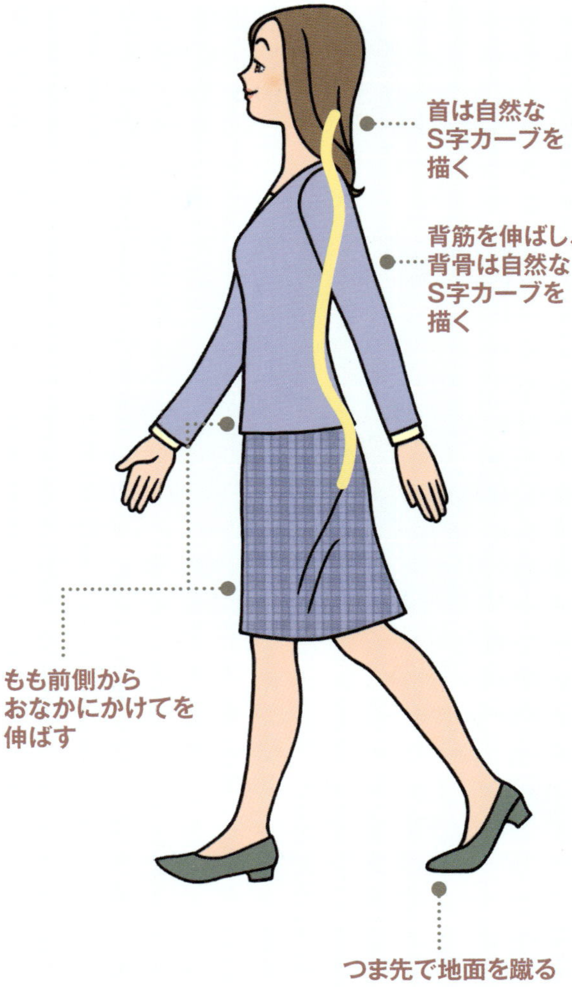
首は自然なS字カーブを描く
背筋を伸ばし、背骨は自然なS字カーブを描く
もも前側からおなかにかけてを伸ばす
つま先で地面を蹴る

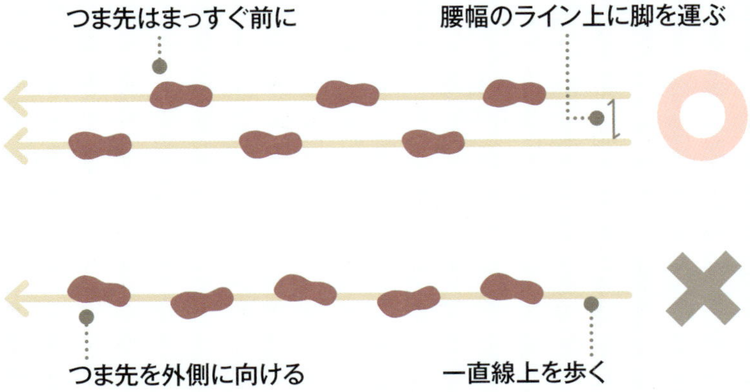
つま先はまっすぐ前に
腰幅のライン上に脚を運ぶ
つま先を外側に向ける
一直線上を歩く

正しい足の運び方

一直線のライン上を歩く、いわゆるモデルウォークはかっこよく見えますが、体にとって決してよいとは言えません。腰幅の２本のライン上を、つま先をまっすぐにして運ぶのが理想的な歩き方です。

正しい座り方

おしりに均等に体重をのせる

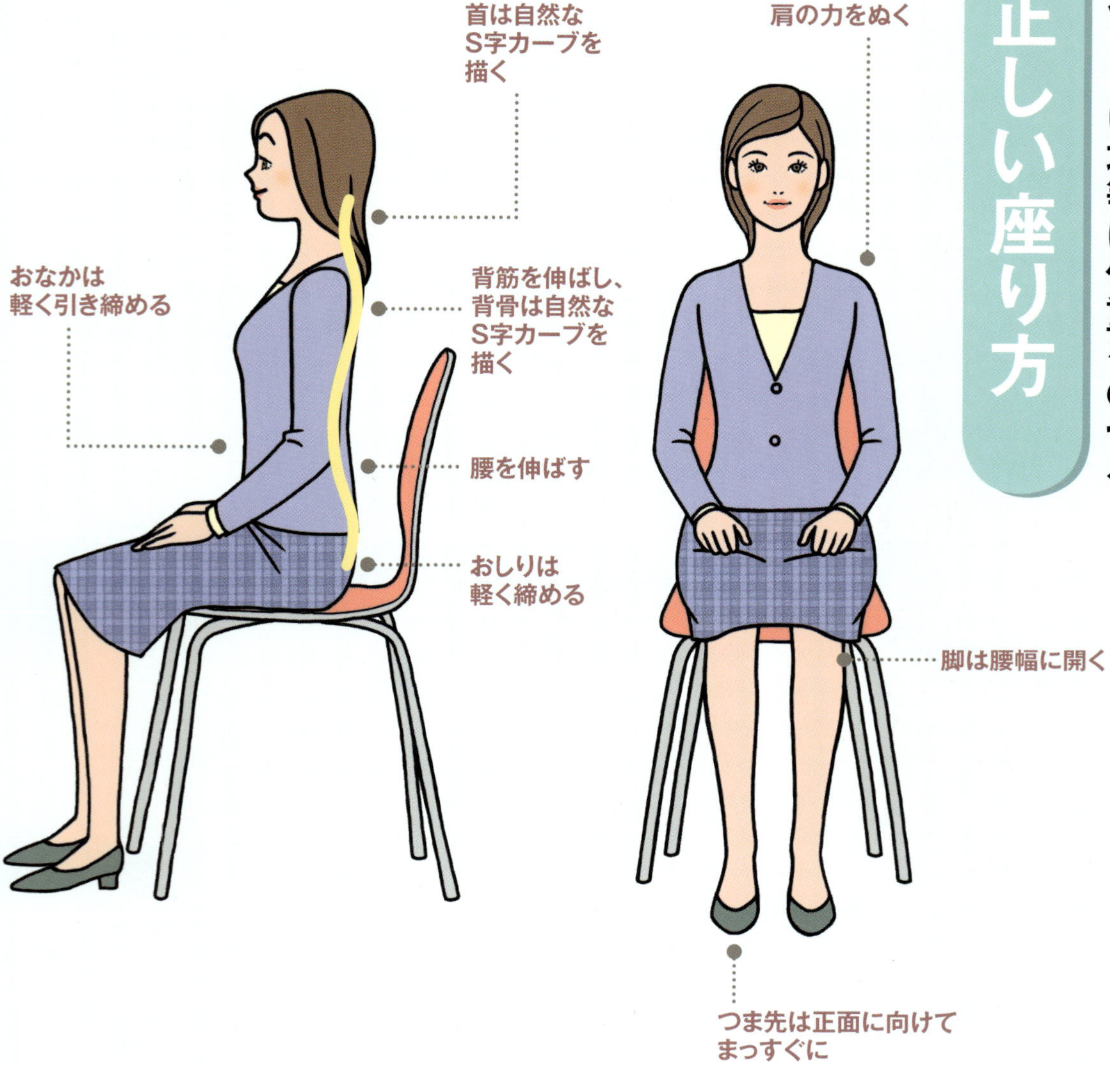
首は自然な
S字カーブを
描く
おなかは
軽く引き締める
背筋を伸ばし、
背骨は自然な
S字カーブを
描く
腰を伸ばす
おしりは
軽く締める
肩の力をぬく
脚は腰幅に開く
つま先は正面に向けて
まっすぐに

背筋を伸ばし、背骨は自然なS字カーブを描く

座る動作もゆがみと深いかかわりがあるので、正しい座り方をマスターすることが大事です。正しい座り方も、美しい座り方とは異なります。

椅子に座る場合も畳や床に直接座る場合も基本の姿勢は同じです。

上半身は、立つときと同様に肩の力を抜いて背筋と腰を伸ばし、背骨は自然なS字カーブを描くようにします。そして、左右のおしり（坐骨→P20参照）に均等に体重をのせます。立っているときの足の役割が、おしりに変わると考えてください。前かがみになって太ももに体重がかかったり、猫背になっておしりの後ろのほうに重心が寄らないように気をつけましょう。

椅子に座る場合は、脚は腰幅に開き、つま先をまっすぐ前に向けてください。床に座る場合は、上半身がねじれるような横座りはさけて、安楽座（→P44参照）や正座（普通の正座や、本書「脚のラインを整える座り方」→P１０５参照）などを心がけましょう。

脚を組むクセがゆがみの原因に

脚を組むことによって骨盤にねじれが生じます。さらにこれが原因となって、背骨もゆがみ、体全体が徐々にゆがんでいく場合もあります。いつもついクセで組んでしまうという人は、意識して直しましょう。

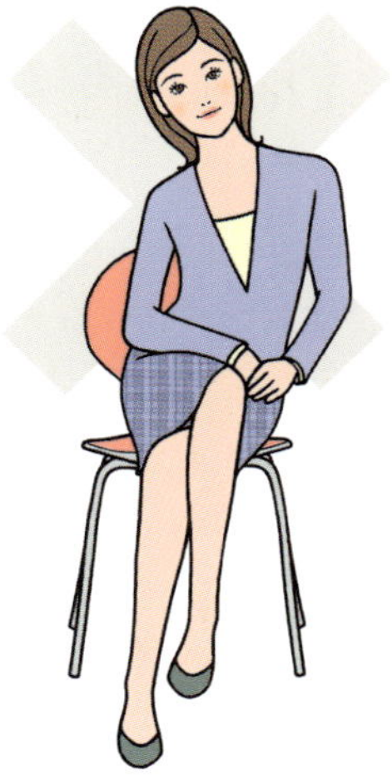

1時間を目安に体を動かす

仕事や作業で、長時間同じ姿勢を続けていると、筋肉が硬くなり、ゆがみのもとになります。1時間を目安に、体を動かすようにしましょう。大きく伸びをする、背中を反らす、腰をねじるなど、ちょっとしたことでも筋肉はほぐれ、集中力も続きます。

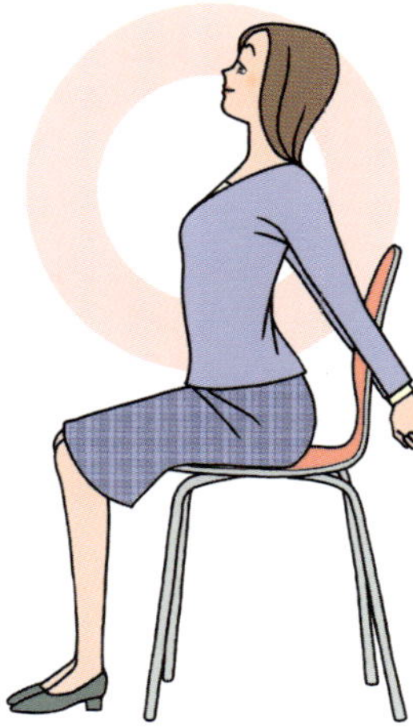

イスに座って両ひざをつける

オフィスや電車の中などで座っているときに、ときどき意識して両ひざに力を入れてぴったり脚をつけてみましょう。筋肉の柔軟性を取りもどすとともに、バランスよく筋肉をつけることができます。

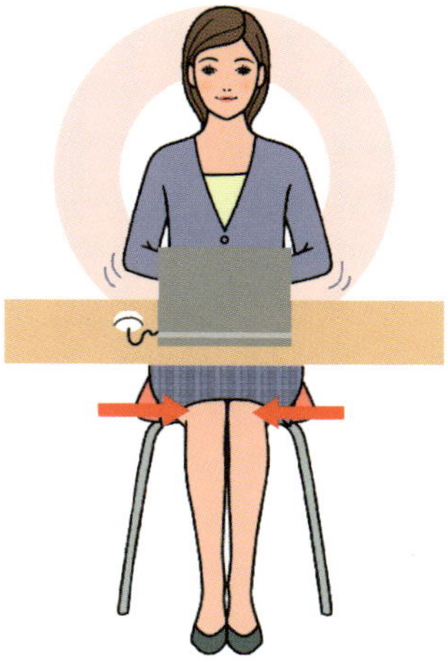

ねじりの習慣を改善しよう

座る位置に対してテレビやパソコンなどの位置が正面ではない場合、体はいつも同じ方向を向くことになり、ねじれてしまいます。体をねじらずに見られる位置に変えるのがいちばんですが、無理な場合は座る位置をときどき変えるなどして対処しましょう。

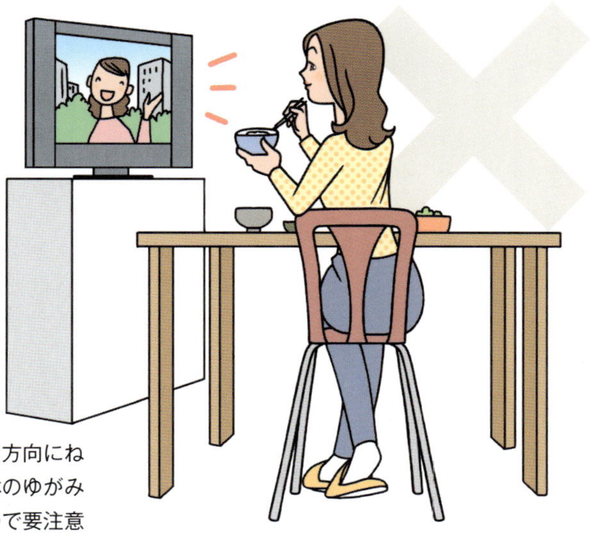

体をいつも同じ方向にねじっていると体のゆがみが助長されるので要注意

自然にゆがみが調整される
正しい寝方

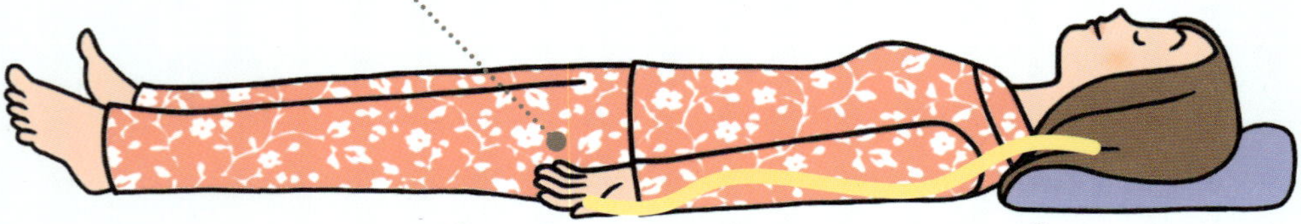
※腕を上や左右に伸ばせるスペースがあり、自由に寝返りを打てる広さが理想的です。
手のひらを上にしてあお向けに寝る
敷布団やマットは、背骨のS字カーブが保てる硬さのものを。体が沈みこむ柔らかいものは避ける。ただし、体の節々が痛くなるほど硬すぎるものもNG
枕は、首の自然なS字カーブを保てる高さに調整する

ゆがみをリセットしてくれる睡眠

睡眠は、ゆがみをリセットするための大事な時間です。体を横にすると、全身の筋肉や関節がゆるみ、本来の状態に戻ろうとする力が働きます。ただ、うまく体から力が抜けていないと、ゆがみがリセットされないまま朝を迎え、その積み重ねがゆがみを助長させてしまいます。

体の力を抜くには、手のひらを上に向けてあお向けに寝るのがいちばんです。横向き寝やうつぶせ寝では、ゆがみが改善しないどころか、かえって悪化してしまうこともあります。

寝具にも気をつけましょう。実は寝るときの姿勢は、正しい立ち方（↓Ｐ１２０参照）と同じ形が理想的なのです。首と背中が自然なS字カーブを保てるように、高すぎる枕や、体が沈み込むような柔らかい敷布団やマットは避けましょう。

寝ている間の無意識の動きに、ゆがみを調整する働きがあるので、自由に寝返りを打てるスペースも必要です。畳に布団を敷くという日本式の寝方は、実はとても理にかなっているのです。

湯船につかってリラックス

バスタイムはシャワーだけですませないで、湯船につかって1日の疲れを取りましょう。つかっているだけで血行や新陳代謝が促され、より眠りに入りやすくなります。さらに湯につかりながら足の指をまわしてほぐしたり（→P38参照）、ふくらはぎやひざ裏を下から上へさすり上げると、より体がほぐれます。

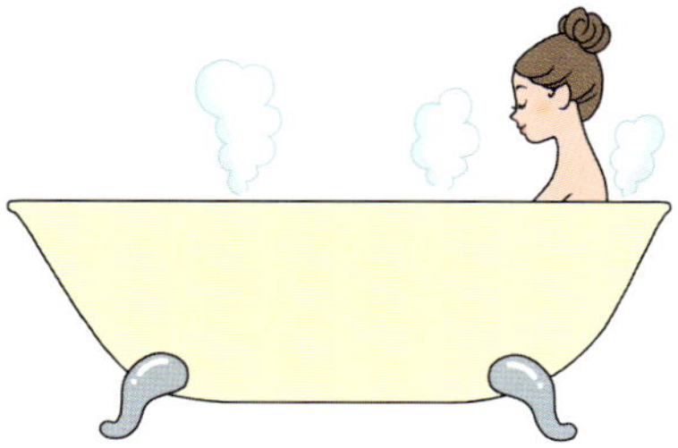

呼吸法は睡眠導入剤

体は座ったままでもあお向けに寝てもかまいません。体をリラックスさせて、4つ数えながらゆっくりと鼻から息をすい、8つ数えながらやはりゆっくりと鼻からはきます。息をはくときに、今日1日のいやなことを追い出すイメージで行えば心身ともに安らぎ、眠りやすくなります。

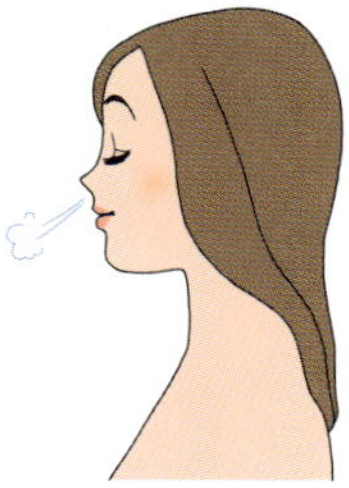

骨盤を締めて、目覚めもスッキリ

朝目が覚めたら、起き上がる前に骨盤を締めるエクササイズをしましょう。あお向けで脚を腰幅に開き、両手を骨盤にのせます。息をはきながらかかとを強く押し出し、脚の付け根を内側にひねり、骨盤を締めます（→P90参照）。骨盤と頭は連動しているので、後頭部がシャキッと引き締まって目覚めもスッキリします。

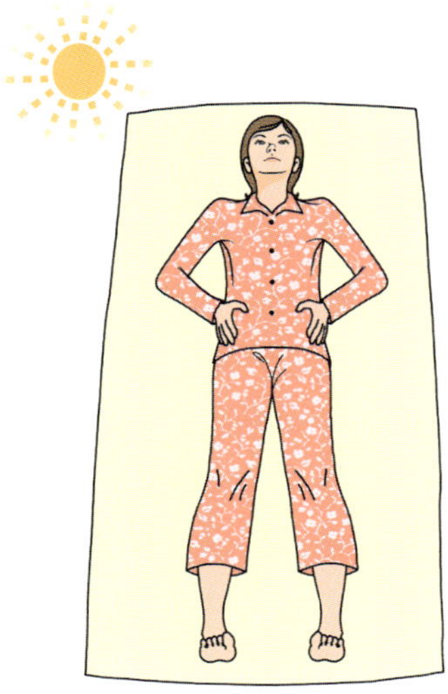

全身をゆるめて、上質な眠りへと導く

呼吸法とともに、寝る前に全身をゆすって関節をゆるめておくと、睡眠時のゆがみをリセットする働きが、さらにアップします。あお向けに寝て、全身の力を抜き、左右に全身を小刻みにゆらします。ゆらしてもうまく体の緊張が取れないときは、手を強く握り全身に力を入れてから脱力してみてください。心身ともにリラックスします。

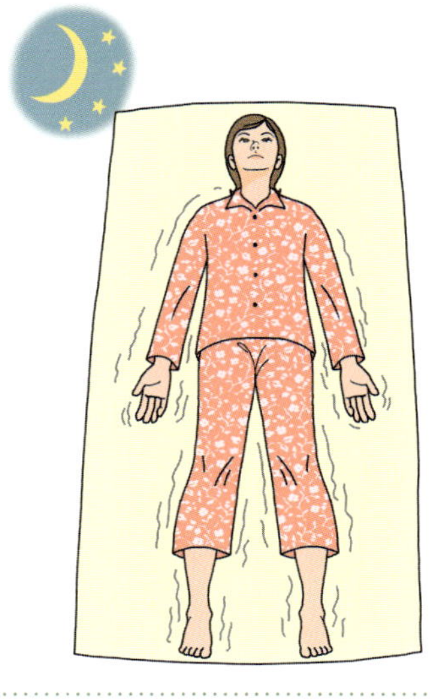

監修者

今井 まお（いまい まお）

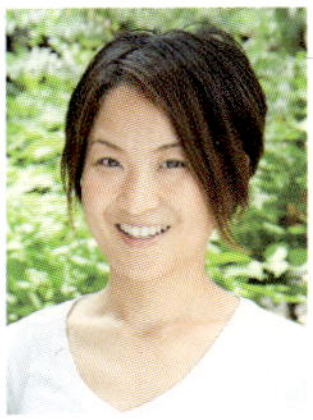

高校時代に米国でインド哲学と出会い、ヨガ哲学を学び始める。ヨガインストラクター、ヨガスタジオの企画運営などを経て、ヨガインストラクター養成スクールを立ち上げ、これまでに250名以上のヨガインストラクターを養成する。多くの方と向き合う中で、骨格のゆがみが体や心の健康と密接に関連していることを痛感し、2008年に吉祥寺にカラダバランス調整サロンPrana Gardenを開設するに至る。ヨガ指導員・ヨガ療法士・オステオパシー療法士・加圧トレーニングインストラクターの資格も持つ。

Prana Garden ホームページ
http://prana-garden.com/

STAFF

モデル	遠藤栄理香（Prana Garden）
写真撮影	野澤雅史（CUES）
ヘアメイク	渡辺雅江　大野麻紀　角尾ひとみ（イーズ）
衣装協力	ボディーアートジャパン
イラスト	うかいえいこ（MS企画）
デザイン・DTP	室田敏江、古屋真樹（志岐デザイン事務所）
執筆協力	木下曜子
編集・DVD制作協力	坂田和代（CUES）
映像制作	DNP映像センター

DVD見《み》ながらできる！　背骨《せぼね》・骨盤《こつばん》ゆがみ直《なお》し健康法《けんこうほう》

●監修者 ―――― 今井 まお［いまい まお］
●発行者 ―――― 若松 和紀
●発行所 ―――― 株式会社西東社《せいとうしゃ》

〒113-0034 東京都文京区湯島 2-3-13
営業部： TEL (03) 5800-3120　FAX (03) 5800-3128
編集部： TEL (03) 5800-3121　FAX (03) 5800-3125
URL： http://www.seitosha.co.jp/

本書の内容の一部あるいは全部を無断でコピー、データファイル化することは、法律で認められた場合をのぞき、著作者および出版社の権利を侵害することになります。第三者による電子データ化、電子書籍化はいかなる場合も認められておりません。
落丁・乱丁本は、小社「営業部」宛にご送付下さい。送料小社負担にて、お取り替えいたします。

ISBN978-4-7916-1629-9